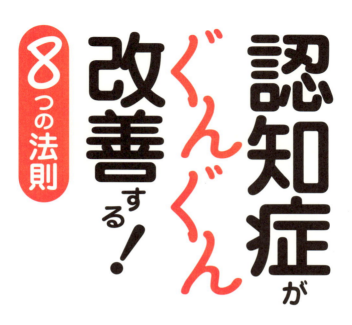

認知症がぐんぐん改善する！

8つの法則

[総合監修]
森 惟明
高知大学 名誉教授 脳神経外科医

[監修]
河野 和彦
名古屋フォレストクリニック 院長
学習療法センター

日東書院

はじめに

私と認知症との関わりは、「認知症」という病名が一般的に知られる以前、厚生省（現厚生労働省）「難治性水頭症調査研究班」の班長として、「治すことが可能な痴呆」として知られている「正常圧水頭症」の調査研究に携わらせていただいたことに端を発します。

これまで認知症の人ならびに家族の皆さんにとって、認知症の福音書となるような書籍の出版を長年考えてきました。

あらゆる分野で、様々な「法則」とよばれるものが知られています。それらは必ずしも絶対性を持つとは限りませんが、調査・研究・実験で検証された事実に基づき、示された基準ともいうべきものです。

認知症は生活習慣病の1つとして捉えられていますが、その病態はまだ十分には解明されていません。しかし、これまで世界中の研究者によって大規模追跡調査が行われ、認知症の危険因子や、進行を抑制させるための因子は、ある程度分かってきています。

また、認知症は根治しないといわれていますが、軽度から中等度の認知症に対しては、その進行を遅らせる薬剤があります。そして認知症のタイプや病期によって、その最も効

果的な投与法も分かっています。

さらに手探りで始まった認知症ケアの研究は、長年にわたる介護者の経験から、そのノウハウが蓄積してきました。認知症の症状の現れ方は、認知症の人が暮らす環境やケアする人の対応によっても、大きく違ってくることが分かっています。

本書は、これらの積年にわたる研究から得られた知見と、私自身の半世紀以上にわたる経験を、「認知症を改善させる8つの法則」としてまとめさせていただきました。

日頃、診療で心掛けていることは、「話をよく聴く」ことです。話を聴いてほしい患者さんが、とても多いのです。家族の皆さんもまた同様です。そして、「先生の笑顔を見にきました」という患者さんもいらっしゃいます。「先生の笑顔を見ると元気になります」と。

認知症の人にとっては、傾聴と笑顔が一番の治療薬なのかもしれません。しかし、本書もまた、認知症の人をケアしている方々の悩みにお応えし、認知症の人にとってよき治療薬になるものと確信しております。

近未来に認知症が治せるようになることを願って

平成27年2月吉日

総合監修者　高知大学名誉教授　**森　惟明**

認知症がぐんぐん改善する！8つの法則
正しい知識と理解で、症状が驚くほど改善！

はじめに …… 2

序章 そのもの忘れ、老化？ それとも認知症？

老化による「もの忘れ」と、認知症による「もの忘れ」 …… 12
こんなことがあったら認知症かも …… 14
認知症の兆候ともいえる様々な症状 …… 16
家庭でも簡単にできる認知症テスト …… 18

1章 知っておきたい認知症の基礎知識

認知症の症状が様々なのはなぜか？ …… 22

「老化した脳」と「認知症の脳」の違い……26
認知症のタイプ❶ アルツハイマー型認知症……28
認知症のタイプ❷ 脳血管性認知症……30
認知症のタイプ❸ レビー小体型認知症……32
認知症のタイプ❹ 前頭側頭型認知症（ピック病）……34
認知症の主な症状❶ 中核症状……36
認知症の主な症状❷ 周辺症状（行動・心理症状）……38
周辺症状（行動・心理症状）はなぜ現れるのか？……40
コラム 若年性認知症って？……44

2章 認知症は脳の病変だけが原因ではない？

脳に病変があっても認知症になるとは限らない？……46
コラム 寝る子は海馬も育つ……54

3章　認知症がぐんぐん改善する8つの法則

法則1

早期診断で、治療できる認知症を見逃さない……56
❶専門医の探し方……58
❷受診を嫌がるときはどうしたらよいか……60
❸手術で治る認知症もある……62
❹認知症と間違えられやすい病気がある……66
コラム　1滴の血液で認知症の検査・診断が可能に……68

法則2

治療薬のことを知っておく……70
薬の実態❶アリセプト（一般名：ドネペジル塩酸塩）……72
薬の実態❷メマリー（一般名：メマンチン塩酸塩）……74
薬の実態❸レミニール（一般名：ガランタミン臭化水素酸塩）……76
薬の実態❹イクセロンパッチ／リバスタッチパッチ（一般名：リバスチグミン）……78

薬の実態❺ 周辺症状を抑えるその他の薬……80

法則3
処方薬の投与量は、家族が決める……82
❶症状によって処方薬を使い分ける……84
❷「家庭天秤法」で周辺症状をコントロールする……86

法則4
認知症のタイプによって治療法は異なる……88
❶「アルツハイマー型」は一刻も早く治療する……90
❷「レビー小体型」は症状に応じた薬をピンポイントで処方……92
❸「脳血管性」は脳梗塞を再発させない……94
❹「前頭側頭型」は慎重な診断と治療が必要……96
❺「混合型」は最も診断・治療が難しい……98
❻全国コウノメソッド実践医リスト……100

法則5
指摘しない、議論しない、叱らない

指摘しない、議論しない、叱らない …… 104
❶ できるだけ不安を取り除く …… 106
❷ できないことだけを手助けする …… 108
❸ さりげなく口添えをする …… 110
❹ 孤独を感じさせない …… 112
❺ 過去の体験を大切にする …… 114

法則6
問題と思える行動には理由があることを知る

問題と思える行動には理由があることを知る …… 116
● 進行度別 対応のポイント …… 118
「こんな行動、なぜ?」対応のヒント
❶ 常にボーっとしている、趣味に興味がなくなった …… 120
❷ ものの位置やもの事の順番が違うと不機嫌になる …… 122
❸ 食事をしたばかりなのに「ご飯はまだ?」と言う …… 124
❹ 季節に合わない服を着ようとする …… 126
❺ 家族が誰だか分からなくなる …… 128

❻ いるはずのない人が見える …… 130
❼ 「財布を盗られた」と家族を責める …… 132
❽ 何をしても楽しくなさそう、いつも暗い顔をしている …… 134
❾ 眠ってくれない、眠ってもすぐに起きてしまう …… 136
❿ 家にいるのに「帰る」と言って家を出て行く …… 138
⓫ 土や新聞など食べられないものを食べる …… 140
⓬ トイレに行けずもらしてしまう …… 142
⓭ 便をして壁にこすり付けた、便を食べた …… 144
⓮ 家族に暴力をふるう …… 146
⓯ 外出する回数が減った、家から出ようとしない …… 148

法則7 認知症に負けない脳をつくる …… 150
❶ 生活リズムを整える …… 152
❷ 食習慣を見直す …… 156
❸ 基礎疾患を克服する …… 160

❹ 運動習慣を見直す …… 164
❺ 人とコミュニケーションをとる …… 168
❻ 知的活動を心掛ける …… 172
❼ 学習療法で認知症を改善する …… 176
❽ 「脳の健康教室」で認知症を予防する …… 182
コラム　マッサージ療法は「耳つぼ指圧」が特に効果的 …… 184

法則8
人の手を借りることを割り切る …… 186
❶ 介護保険制度とは？ …… 190
❷ 介護保険を受給するには？ …… 192
❸ 介護サービスの活用 …… 194
❹ 施設を検討する …… 196
❺ 支援ネットワークを利用する …… 200
コラム　ますます増える老老介護 …… 204
参考文献 …… 206

序章

1

2

3

そのもの忘れ、老化？それとも認知症？

「もの忘れ」は誰にでもよくあることですが、「今までと何かが違う…」と感じたら、もしかすると、それは認知症かもしれません。

認知症は、早期に適切な対応をするほど、症状を緩和・改善できる可能性が高くなります。

まずは1日でも早く認知症に気付くことが、治療の第一歩となります。

老化による「もの忘れ」と、認知症による「もの忘れ」

人は誰でも年を取ると、「忘れる」ことが多くなります。今朝は何を食べたっけ？　さっき道端で挨拶された人は誰だっけ？　これは多くの人に起こることですが、**何かヒントがあれば思い出せるのであれば、単なる「老化によるもの忘れ」**であるといえるでしょう。この場合は、些細なことは忘れていても、判断力や思考力はありますので、基本的な時間の感覚まで失うことはありません。

しかし、今朝ご飯を食べたこと自体を忘れてしまう、道端で知人に挨拶されたのに知らない人に挨拶されたと思い込む……。これは、体験そのものを抜け落ちたように忘れてしまう「認知症」の特徴です。**ヒントがあっても思い出せず、忘れたという自覚すらありません。これは「忘れた」のではなく「全く覚えていない」**のです。始めは小さなもの忘れだと思っていても、徐々に人の顔が分からなくなり、時間的・季節的な感覚がなくなり、自分の年齢すら分からなくなります。これでは日常生活にも支障が出てきますよね。これが老化による「もの忘れ」と認知症による「もの忘れ」の大きな違いです。

認知症による「もの忘れ」

体験の全てを忘れる

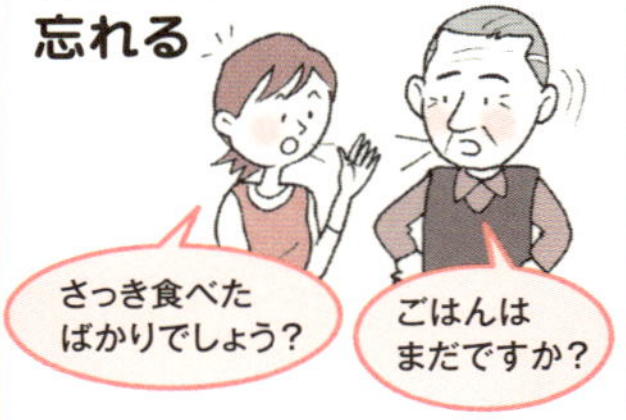

忘れたことの自覚がない

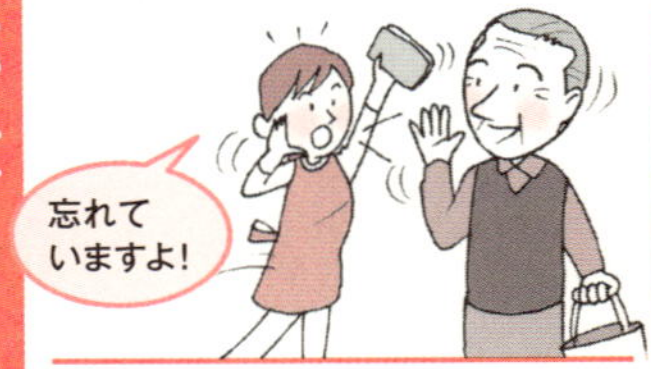

人・時間・場所がわからなくなる

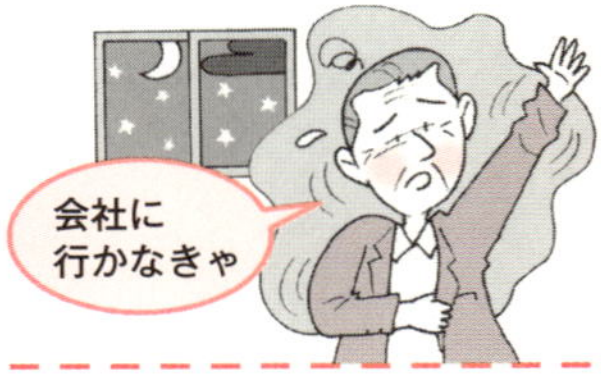

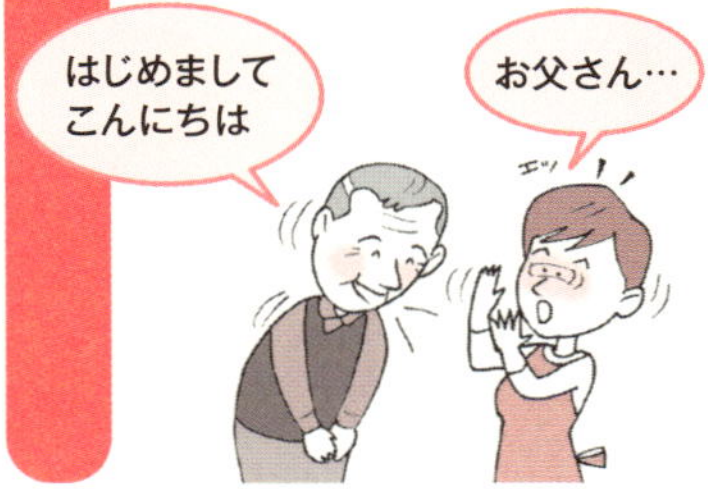

老化による「もの忘れ」

体験の一部を忘れる

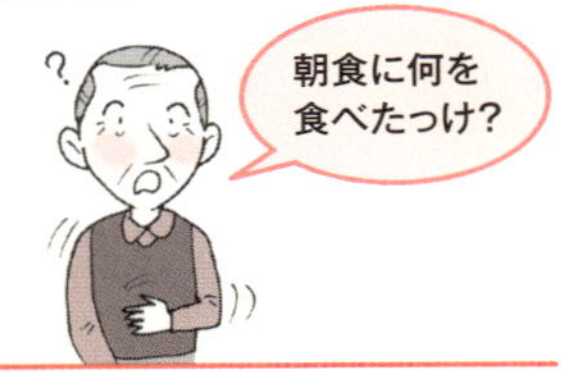

忘れたことを自覚している

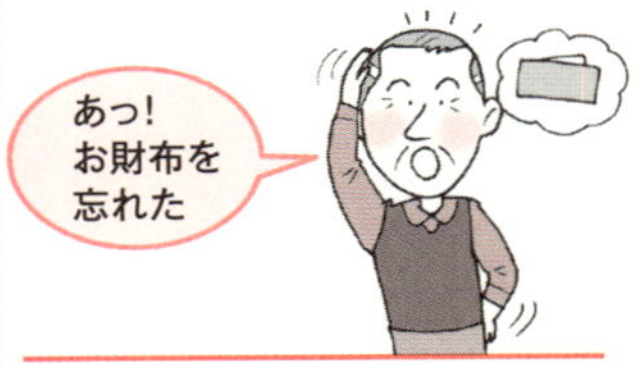

人・時間・場所がわからなくなるようなことはない

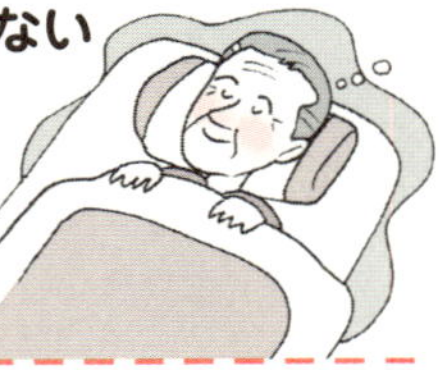

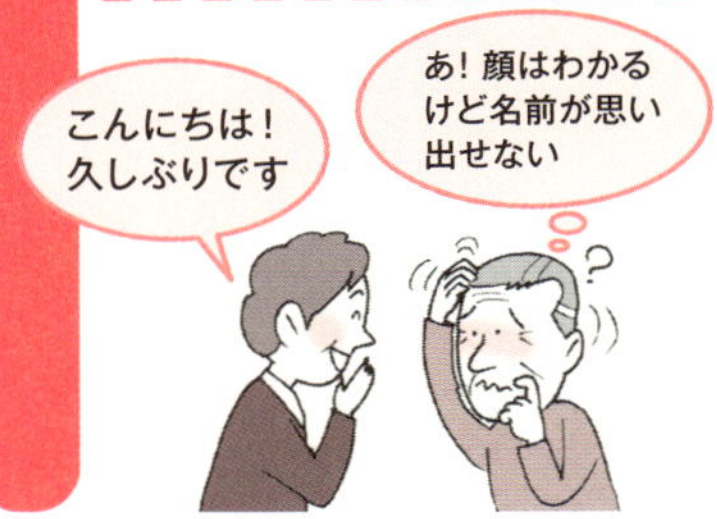

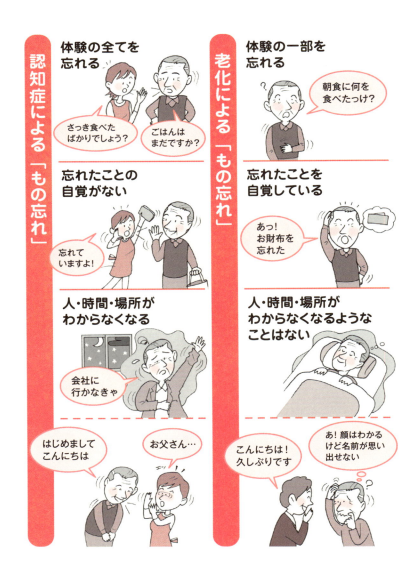

こんなことがあったら認知症かも

ある調査によると、認知症を疑われる人のおよそ4分の1は、1人暮らしだそうです。多くの場合、認知症の始まりは「もの忘れ」なのですが、**高齢者が1人で生活している場合**、毎日のように「もの忘れ」があっても、年を取ったからだと考えたり、忘れたこと自体を忘れてしまったりするので、**自分で変化に気付くことはまずありません。**また、認知症のごく初期の段階では社交性や理性がまだ保たれているため、その場を取り繕うので、たまに会う家族でも気付かないことが多いのです。

ところが、家族が一緒に生活している場合、家族が認知症の人の「おや？」と感じる言動を覚えているので、だんだんと不思議な言動が増えていることに気付きます。認知症の発症に気付くのは、本人ではなく家族であるケースがほとんどです。家族の方も「まさか」と思うかもしれません。でも**単なる老化による「もの忘れ」とは少し違う言動がみられたら、認知症を疑ってみる**ことが必要です。

一人暮らしの場合、認知症に気付きにくい

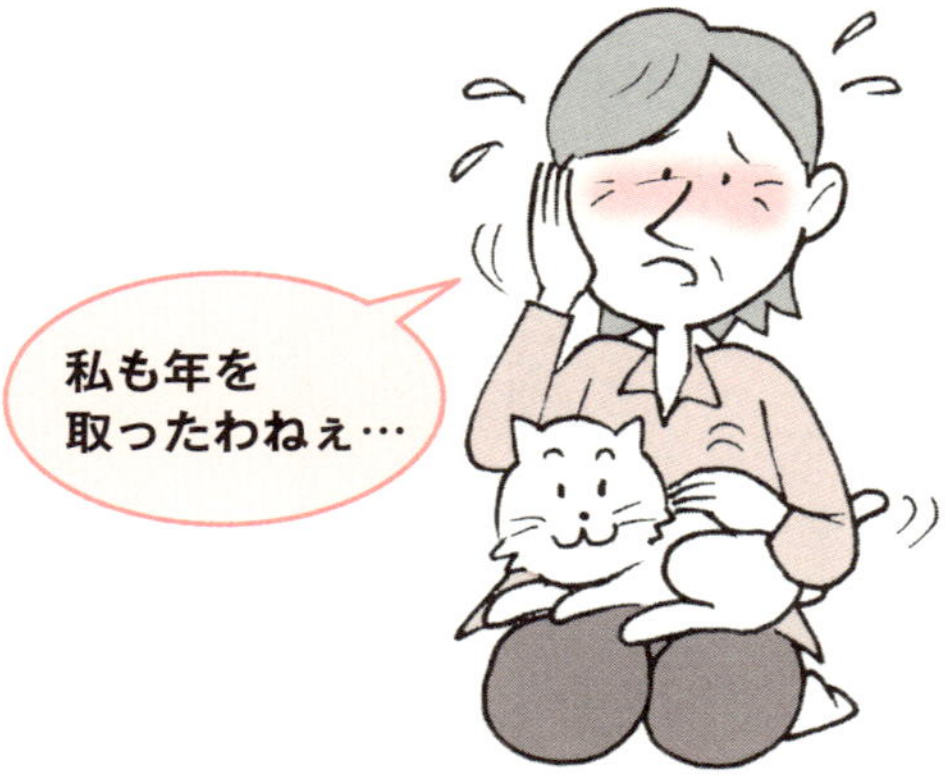

同居家族が認知症に気付くことが多い

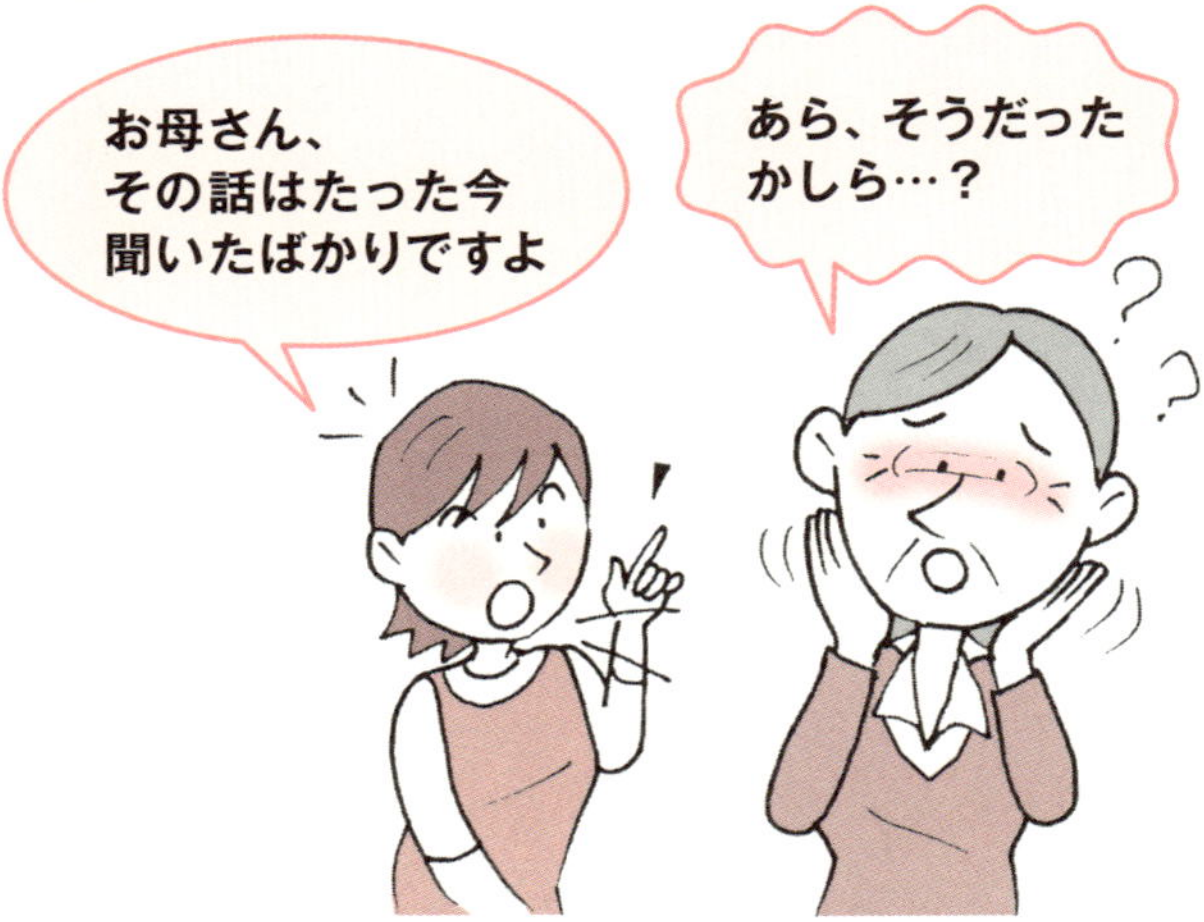

「まさか…」と思ったら、認知症かもしれません

認知症の兆候ともいえる様々な症状

認知症の初期によくみられる症状の一例を挙げてみましょう。

- **もの忘れがひどい、同じことを何回も繰り返す、会話がかみ合わない。**
- **人やものの名前を思い出せない。**
- **ものの置き忘れ、しまい忘れが目立ち、大事なものを「盗られた」と騒ぐ。**
- **家で何もせずじっとしていることが多い、人に会いたがらない。**
- **時間や季節、場所が分からなくなった。**
- **今までできていたことが、手順通りにできなくなった。**

また、医師からの質問などに対して同行者の方を振り向きながら確認を求めることがあります。これを**「振り返り兆候」**といいますが、自分の記憶に自信がないときにフォローしてほしくて起きる行動です。さらに、「一見するとニコニコして医師の話を聞くもの分かりのよい患者さん」に見えることがありますが、実は、医師の説明が分からなくて、笑って誤魔化していることがあります。

認知症の様々な症状

今までできていたことが
手順通りにできない

人やものの名前が
思い出せない

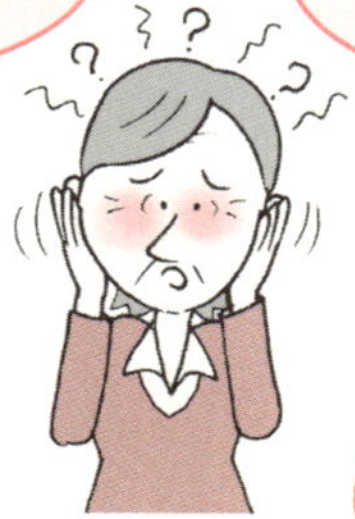

ひどい
「もの忘れ」

ものを置き忘れる
しまい忘れる

人格が変わる

家にこもりがち
人に会いたがらない

時間や季節、場所の
感覚が分からない

振り返り兆候

自分の記憶に自信がないため、何度も家族を振り返る

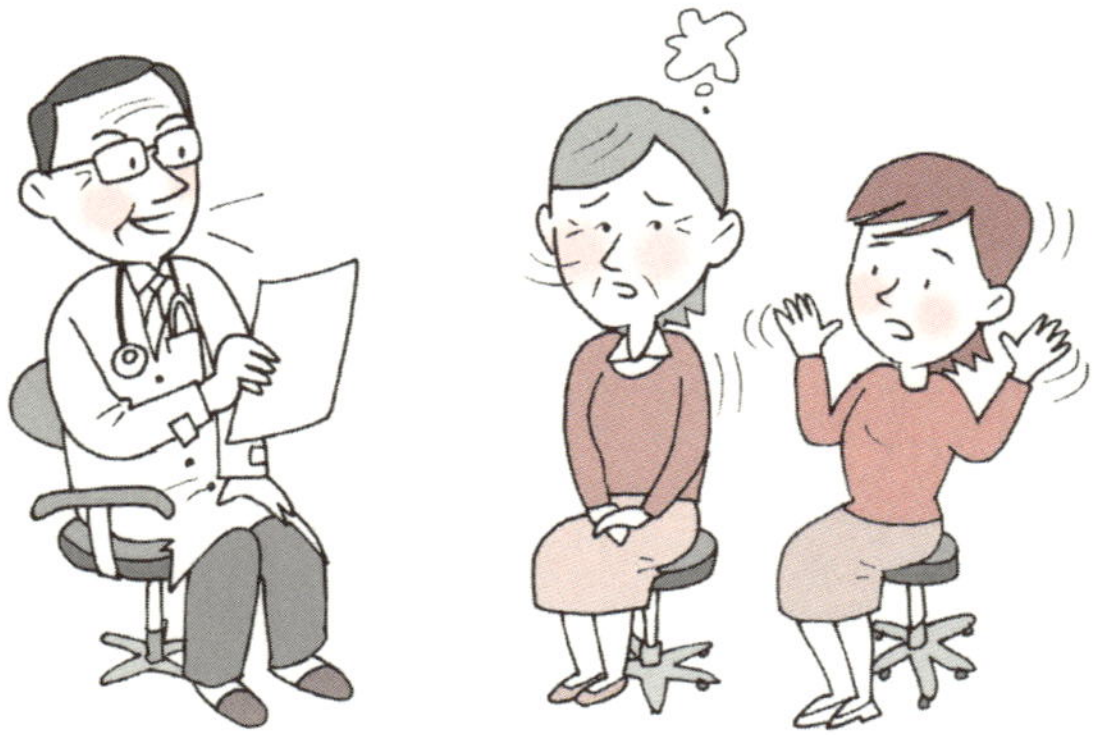

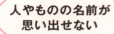

家庭でも簡単にできる認知症テスト

認知症かもしれない……と思っても、なかなかすぐには行動できないかもしれません。ここでは家庭でも簡単にできる「時計描画テスト」を紹介します。まずは、時計のない部屋で、Ｂ５サイズの紙とペンを用意しましょう。

●**紙に円、そのなかに数字（時刻）、さらに10時10分を指す針を描いてもらいます。15分以内で、時計を見ないで描いてもらいます（腕時計などを見てしまったら、認知症の疑いがあります）。**

たったこれだけのことですが、このテストでは、「判断能力」がその時点でどれくらいあるのかをチェックできます。

例えば、円が小さい（直径２・８㎝以下）、数字の配列が逆、数字が丸く並ばない、数字が足りない、数字が多い、針の方向が違う、針が３本以上ある、時間を数字で描く（デジタル時計のように）、どれか１つでも当てはまるようなら認知症を疑います。必ずしも発症しているわけではありませんが、認知症の可能性が高いと考えてよいでしょう。

時計描画テスト（Clock Drawing Test CDT）と判定例

準備するもの

B5サイズくらいの紙1枚と
筆記用具

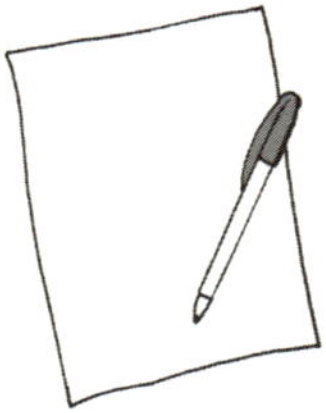

やり方

紙に文字盤の数字を描いてもらい、さらに10時10分を示す針を描いてもらう

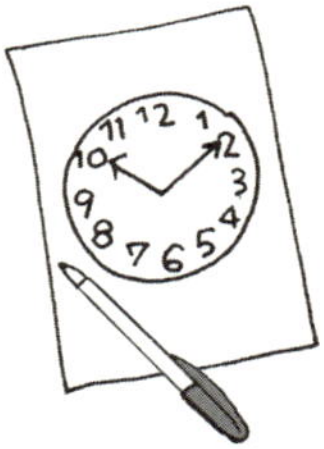

判定例

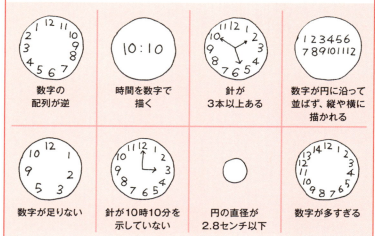

数字の
配列が逆

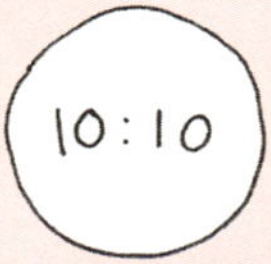

時間を数字で
描く

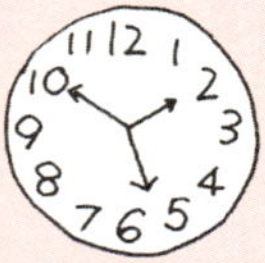

針が
3本以上ある

数字が円に沿って
並ばず、縦や横に
描かれる

数字が足りない

針が10時10分を
示していない

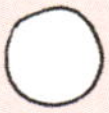

円の直径が
2.8センチ以下

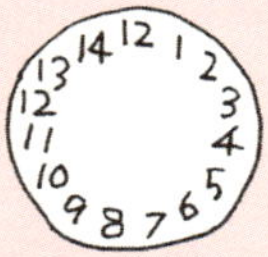

数字が多すぎる

知っておきたい認知症の基礎知識

まずは認知症を正しく理解することから始めましょう。
どうして認知症は起こるのか？　どのような症状が現れるのか？
どのような薬があるのか？　治る認知症もあるのか？
この章では、有効な治療法を選択する上でも欠かせない、
認知症の基礎知識を身に付けます。

認知症の症状が様々なのはなぜか？

認知症であれば必ずみられるのが「もの忘れ」などの**記憶障害**ですが、他にも、時間・場所・人が分からなくなる**見当識障害**、できていたことができなくなる**実行機能障害**があります。さらには歩行が困難になったり、言葉が出なくなったり、人によっては暴力的になったりすることもあります。**認知症の人には、どうしてこのように様々な症状がみられるのでしょうか。**それは、**脳がそれぞれの部位で異なった役割を持っているため**です。これを**「脳の機能局在」**といいます。

大脳の内側には喜怒哀楽や意欲などを司る**「大脳辺縁系」**とよばれる部位があります。記憶と密接に関わる**「海馬」**も、ここにあります。大脳の一番外側にあるのが、新しい脳といわれる**「大脳新皮質」**です。大脳辺縁系の働きを制御し、思考や判断などの人間らしい働きに関わっています。大脳新皮質のなかでも、眼で見たものを認識する**「視覚野」**、言葉を聴いて理解する**「感覚性言語野」**など、部位ごとに違う働きをしているのです。

このように、**脳には機能局在があるため、脳のどの部分を障害されたかによって、症状**

脳は部位ごとに異った働きを持っている（機能局在）

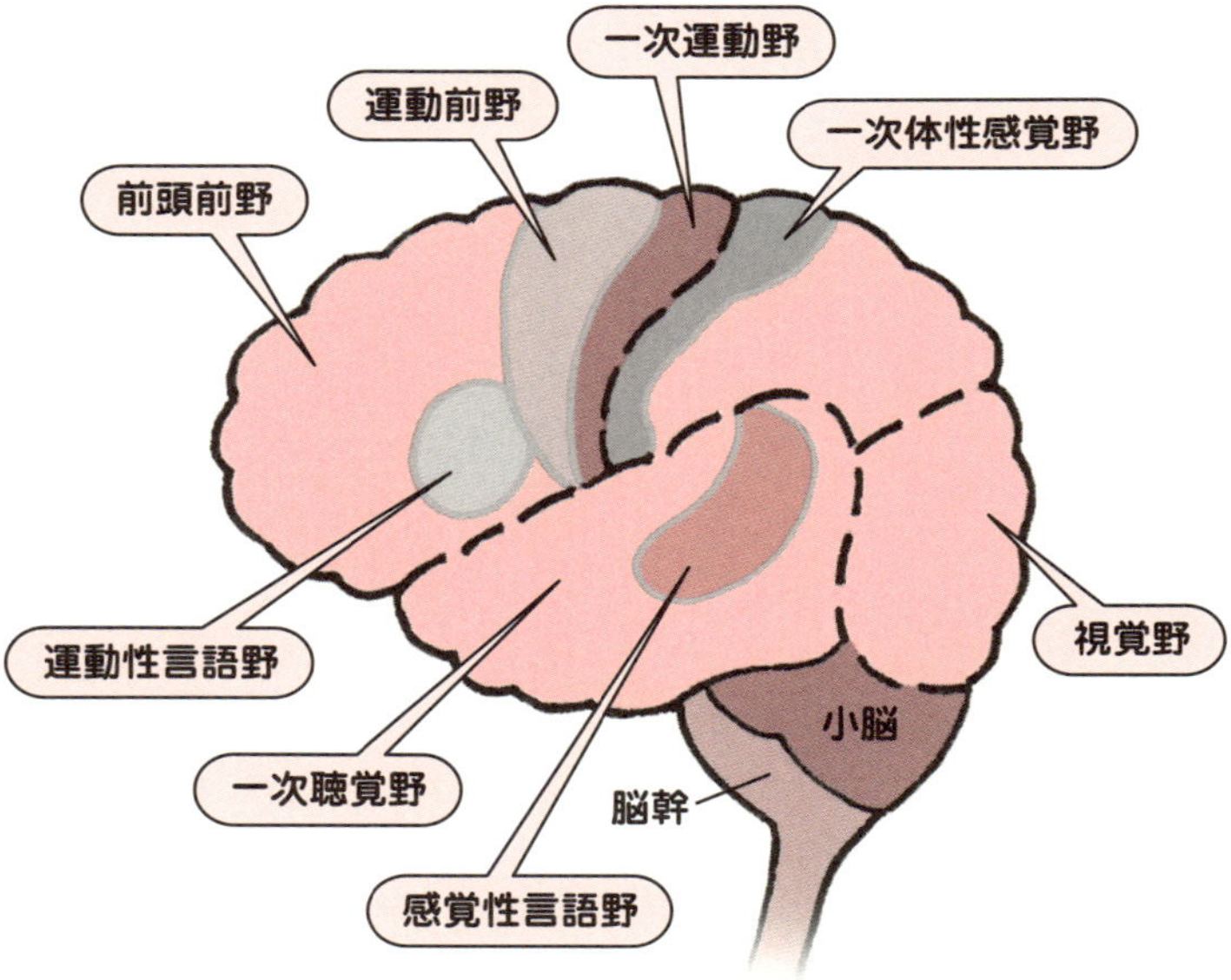

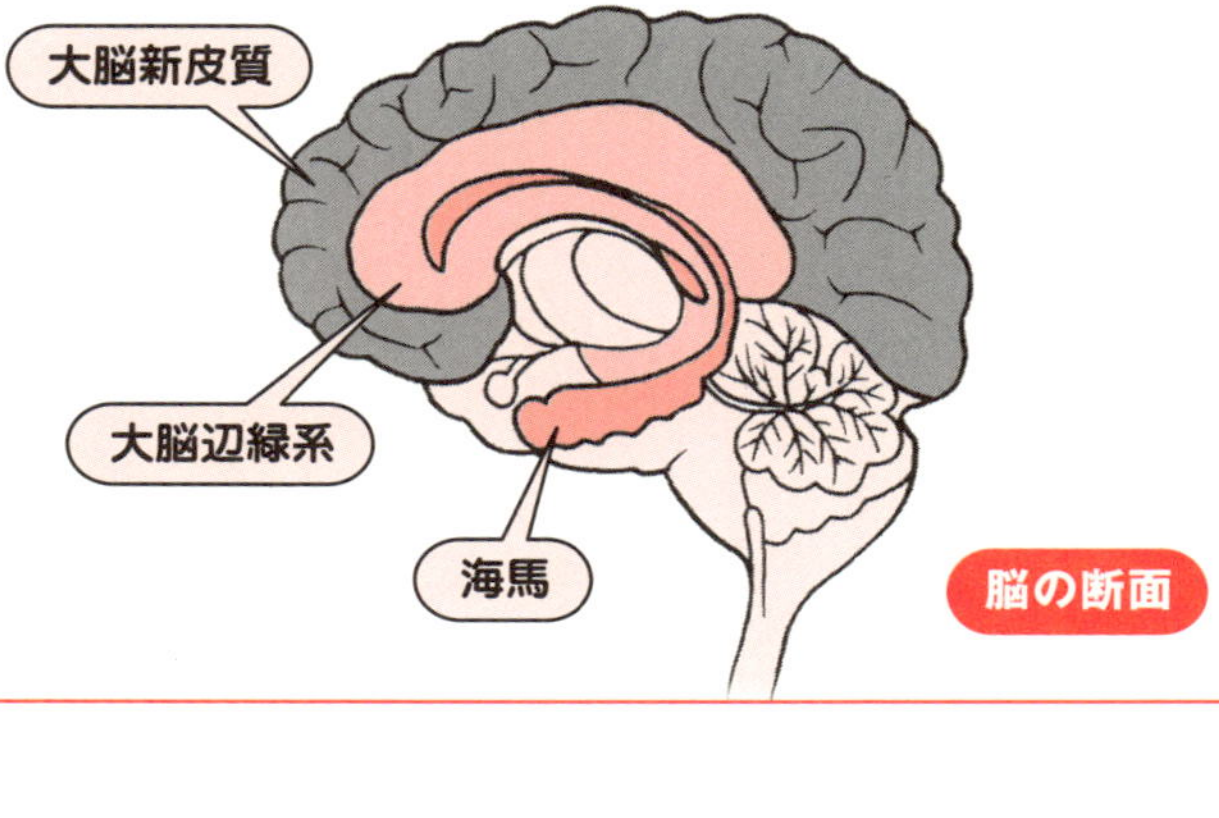

に違いが出てくるのです。

認知症にはいくつかのタイプがあります（詳しくは後述します）が、なかでも認知症の原因として最も多い**アルツハイマー型認知症の場合、大脳皮質の神経細胞が死滅・脱落して、徐々に脳が萎縮する**ことが分かっています。どこから萎縮が始まるかによっても変わりますが、初期の頃は思い出す機能が低下しやすいため、ものの名前が思い出せず「あれ」「これ」などの言葉が多くなります。**いきなり言語に関する部分が障害されることは少なく、比較的流暢な会話ができます。**このため発症したばかりの頃は、「老化によるもの忘れ」との区別がつきにくいという特徴があります。

しかし、**脳血管障害による認知症の場合は、いきなり言語に関する機能が障害されて、急に人とのコミュニケーションが難しくなることも**あります。また、運動に関する部位が障害されると、足を引きずって歩いたり、すぐにものを落としたりするようになります。感情に関する部位の障害では、感情の抑制ができなくなるなどの症状が現れます。

このように、**認知症の原因は様々であり、障害を受ける部位や、進行する速度も人それぞれです。**さらに、環境によっても症状の現れ方が違ってくることが知られています。ですから、**認知症に関する治療も、全員が一様に全く同じではないのです。**

認知症のタイプによって脳の病変部位が異なる

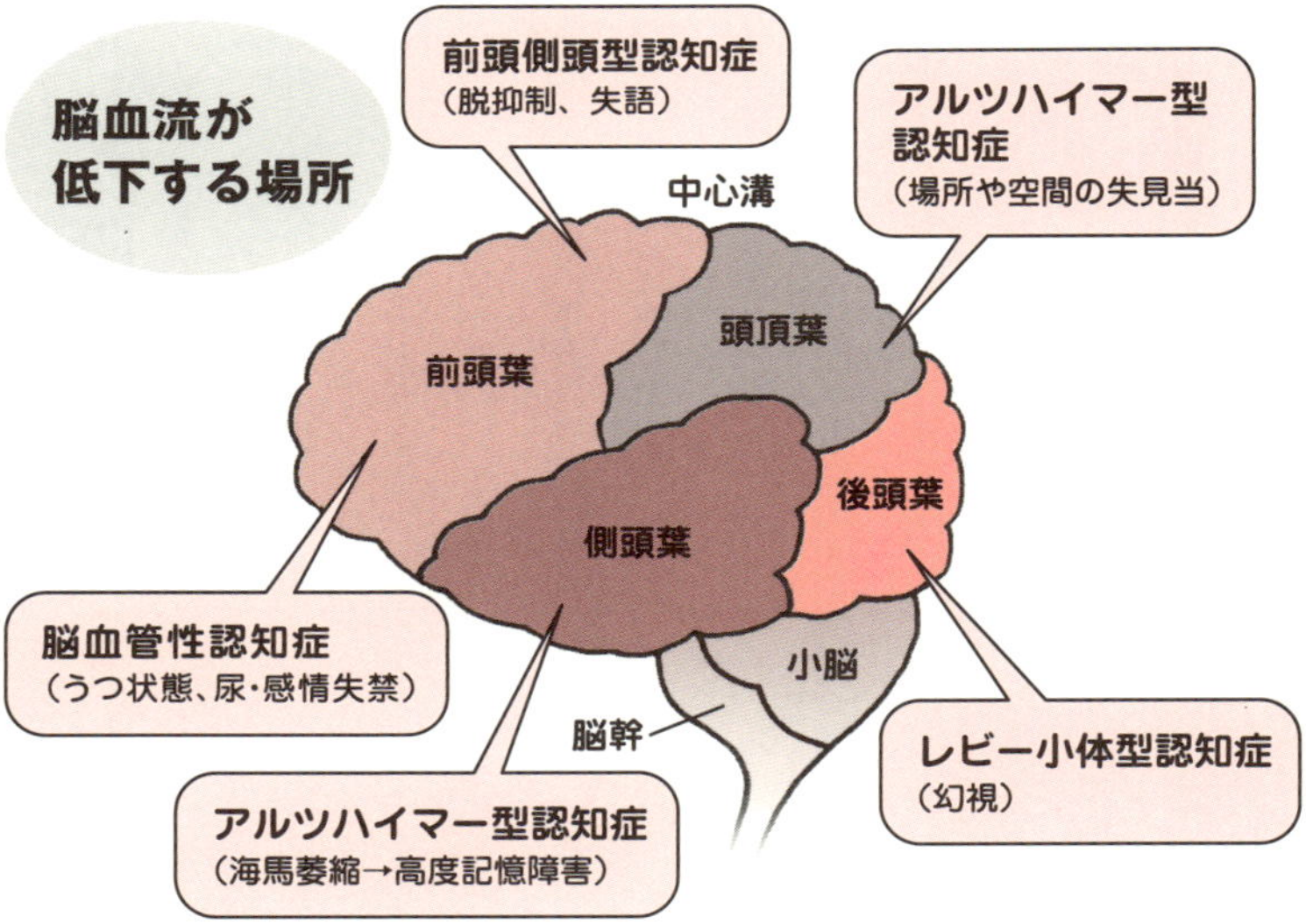

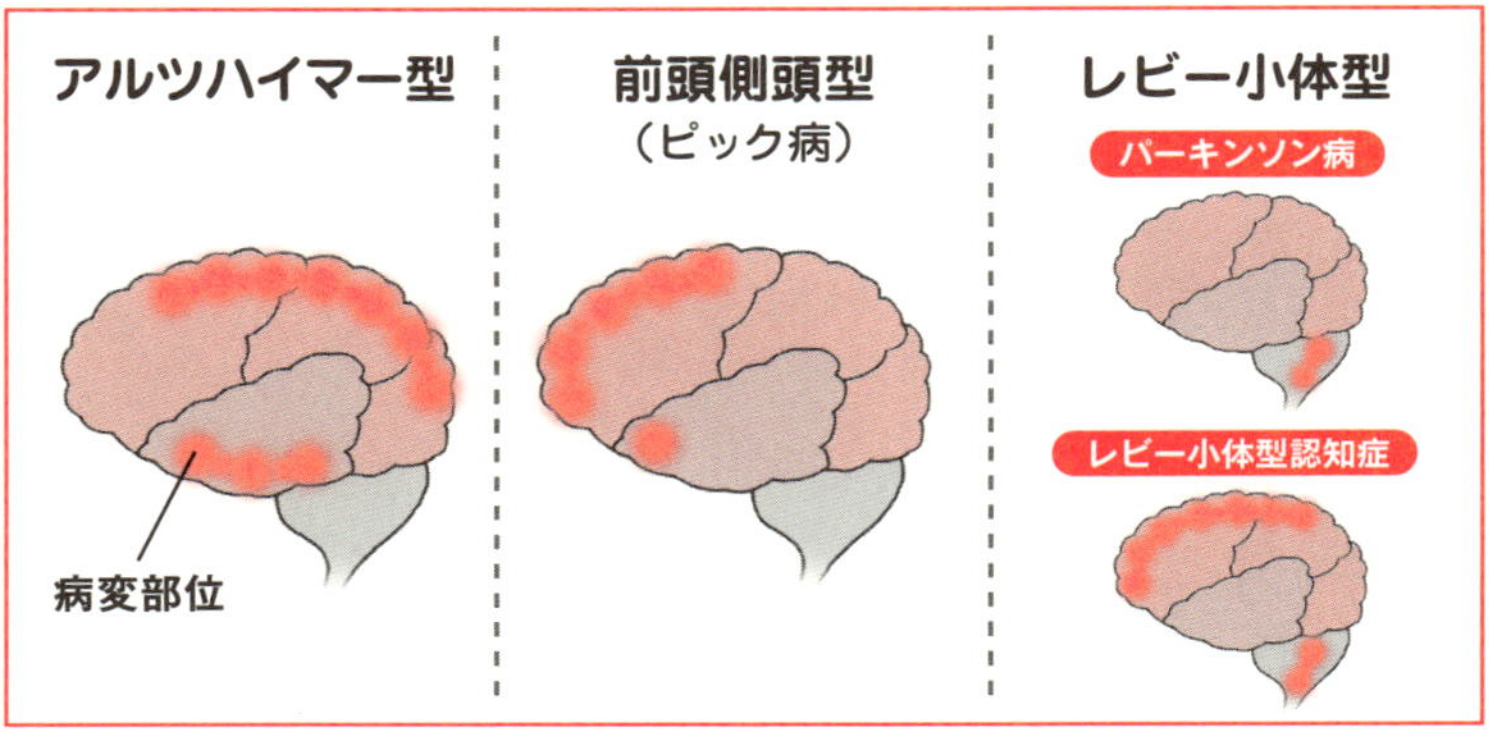

「老化した脳」と「認知症の脳」の違い

脳には神経細胞とよばれる細胞があり、お互いに刺激を与え合うことで、脳の持つ機能を発揮しています。人間の脳にはこの神経細胞がおよそ１４０億個あるといわれていますが、１日におよそ10万個ずつ減少していくともいわれています。そのため、ある程度の年齢になると記憶力が低下して**「覚えられない」「思い出せない」ことが増えてきますが、これは誰にでも起こる自然な変化**です。

一方の認知症は、脳に何らかの病変が生じることで、脳が上手く機能しなくなって起こります。例えば**アルツハイマー型の認知症では、脳のなかに「アミロイドβ」とよばれるたんぱく質が蓄積することで、認知症になる**ことが分かっています。しかし脳には、一部の神経細胞が機能しなくなっても、周りの神経細胞がその機能を補う「代償機能」が備わっているため、すぐに発症するわけではありません。それでも**長年（20年以上）にわたってアミロイドβが蓄積すると、神経細胞が徐々に死滅していき、脳が萎縮してしまいます。**特に大脳辺縁系の**「海馬」とよばれる部分が萎縮することで、記憶の障害が著しくなります。**

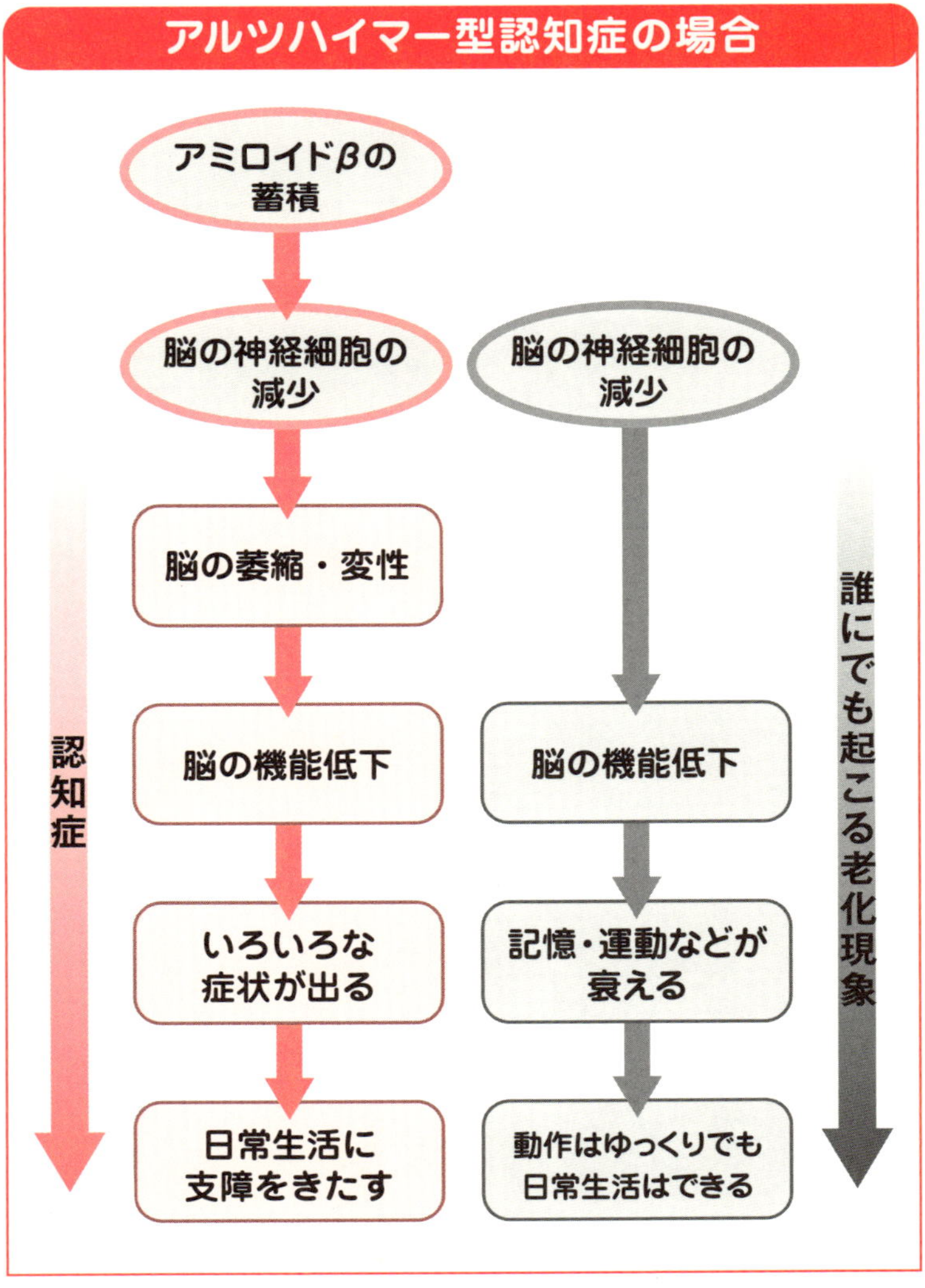
アルツハイマー型認知症の場合
アミロイドβの蓄積
脳の神経細胞の減少
脳の萎縮・変性
脳の機能低下
いろいろな症状が出る
日常生活に支障をきたす
認知症
脳の神経細胞の減少
脳の機能低下
記憶・運動などが衰える
動作はゆっくりでも日常生活はできる
誰にでも起こる老化現象

認知症のタイプ❶

アルツハイマー型認知症

認知症のなかで最も患者数が多いのが「アルツハイマー型認知症」です。アルツハイマー型認知症の人の脳を調べると、4つの特徴があることが分かります。

❶人間らしさを司る大脳皮質の萎縮が著しい。

❷アミロイドβというたんぱく質が脳に沈着し、「老人斑（シミ）」ができる。

❸神経線維が神経原線維変化（らせん状の変化）を起こす。

❹神経細胞の死滅が広範囲でみられる。

アルツハイマー型認知症は大脳皮質が障害されることで、脳全体の機能が衰えていくのが特徴です。症状としては、記憶障害・見当識障害（時間・場所・人やものの順番で分からなくなる）・意欲の低下などから始まって、会話が難しくなる・暴力的になる・引きこもる・徘徊するなど、だんだんと日常生活に支障が出るようになってきます。後期になると、家族が分からなくなったり、無言・失禁などもみられるようになります。進行はとても遅く、ゆるやかな坂を下るようにゆっくりと変化していきます。

アルツハイマー型認知症はどのように進行するか

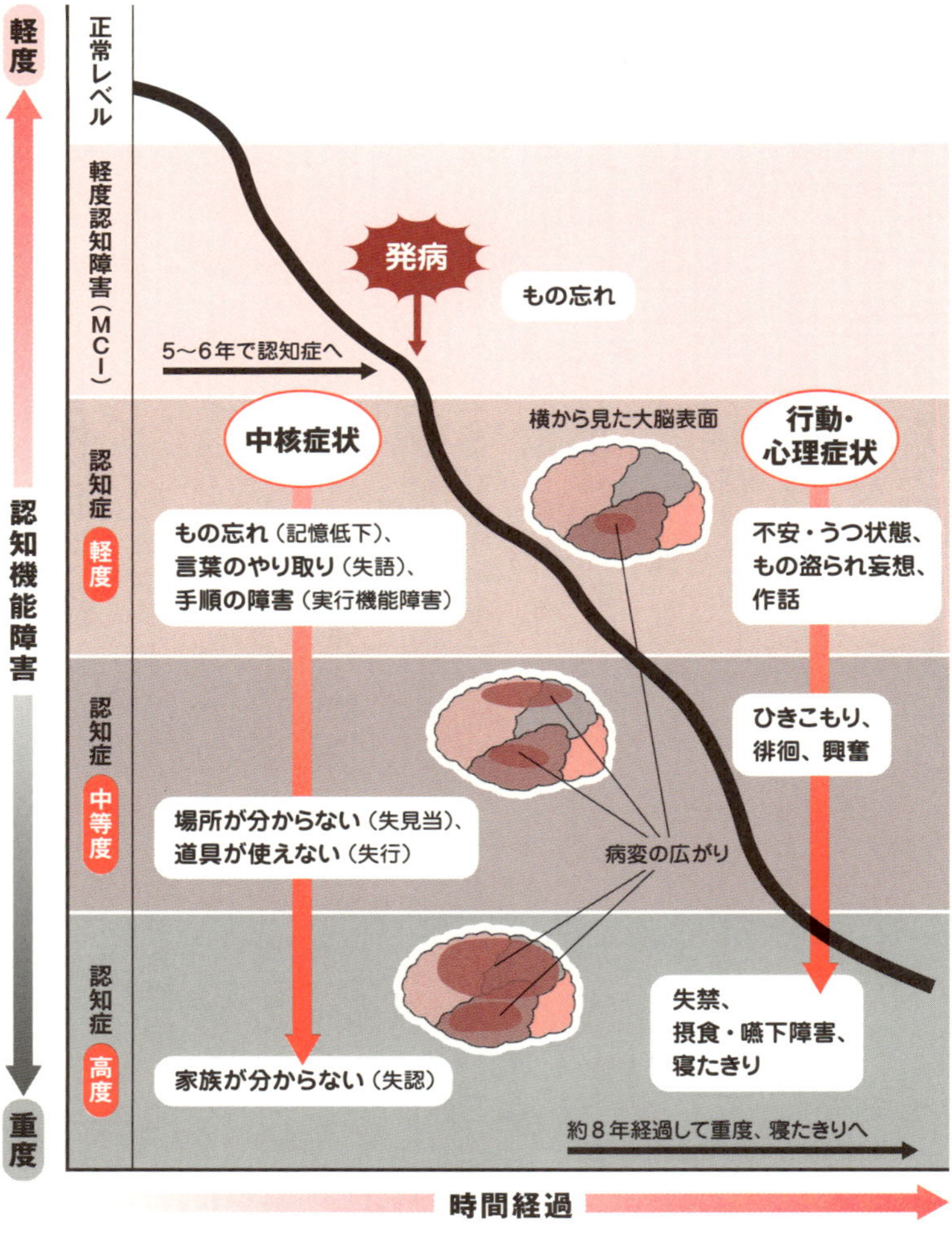

認知症のタイプ❷ 脳血管性認知症

脳血管性認知症は、認知症全体の2〜3割を占めるといわれています（他のタイプとの混合型を含む）。アルツハイマー型とは違い、脳の血管に障害が起こることで結果的に脳細胞そのものが障害されます。多くの場合、**脳梗塞・脳出血などが原因**となります。

脳血管障害のなかでも小さな脳梗塞を何度も起こす「多発性脳梗塞」の場合、目に見える障害がなく、自覚症状もないので発症しても気付かないことが多いのですが、発症から10年以上が経過すると、高い確率で脳血管性認知症になるといわれています。

症状は障害を受けた脳の部位によって違います。脳は左右に大きく2つに分かれており、脳血管障害が左で起こると右半身に、右で起こると左半身に運動障害（マヒ）が起こり、ある機能は全くダメでも、ある機能は非常にしっかりしている、いわゆる**「まだらボケ」**の状態になります。ある日（＝脳血管障害が起こった日）突然始まり、ちょうど階段を1段ずつ降りるように、脳血管障害の発作が起こるたびに症状が増えていきます。ですから、**脳血管障害の再発予防が、最大の認知症の進行抑制策**になります。

脳血管性認知症はどのように進行するか

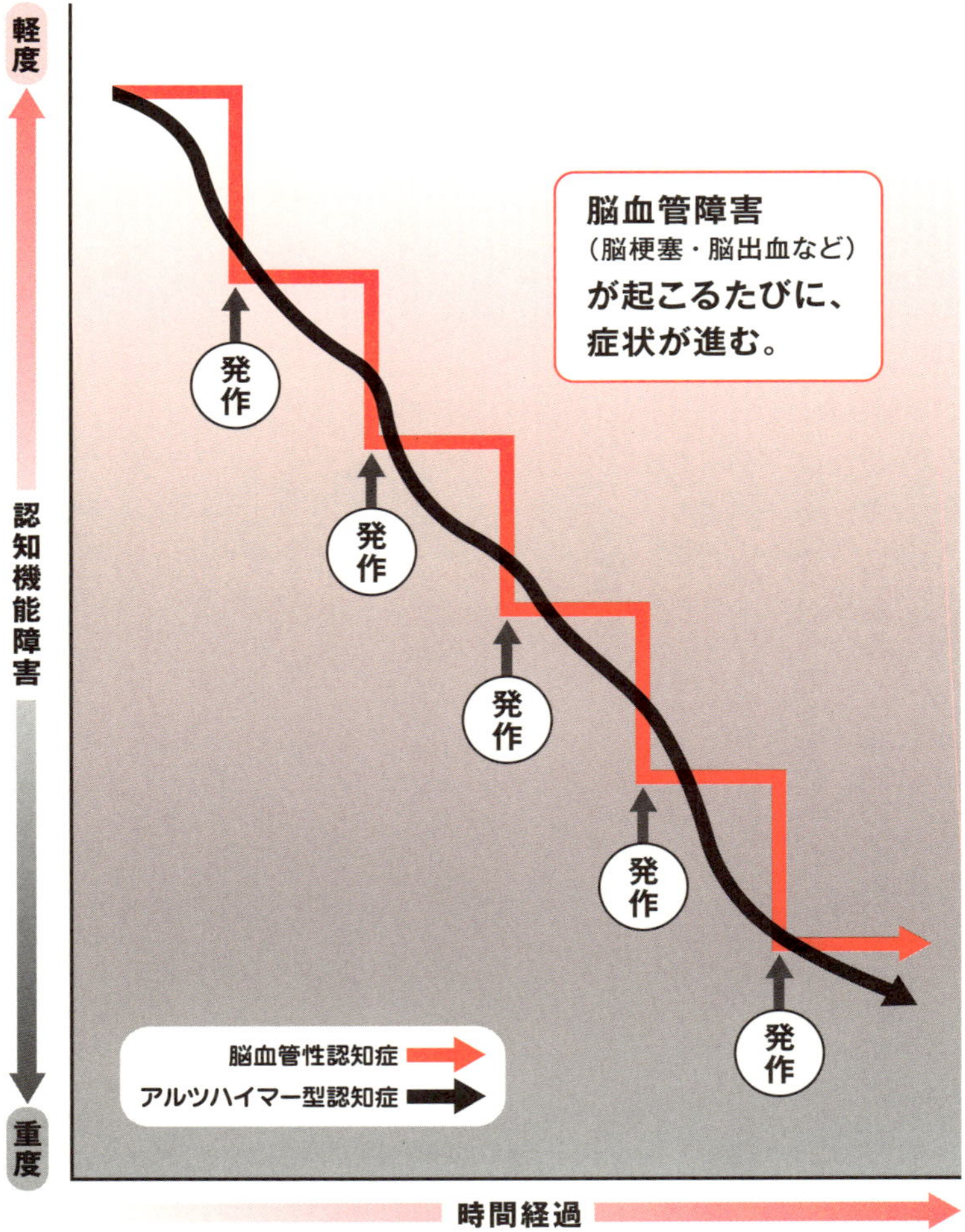

認知症のタイプ❸ レビー小体型認知症

認知症全体の15～20％程度（他のタイプとの混合型を合わせると全体の20％程度）が、このレビー小体型認知症といわれています。

脳の神経伝達物質が減少することで起こりますが、アルツハイマー型やパーキンソン病との鑑別が難しいことがあります。パーキンソン病とはLードーパという神経伝達物質が減少することによって起こる病気で、筋肉を上手く動かすことができずに歩行障害が起きたり、手足の震え・硬直などが起こったりします。パーキンソン病は脳幹にレビー小体という特殊な物質ができますが、レビー小体型認知症では、脳幹から大脳皮質全体にまでこれが拡がります。そのため、**パーキンソン病と似たような症状がみられます。**

レビー小体型認知症は、もの忘れ、幻視（あるはずのないものが見える）、うつ症状、パーキンソン様症状（小刻みに歩く、安静時に体の一部が震える、最初の1歩が出ない、転ぶと起きられない）などの症状があります。**日あるいは時間帯によって、症状の現れ方が違う**という特徴もあります。

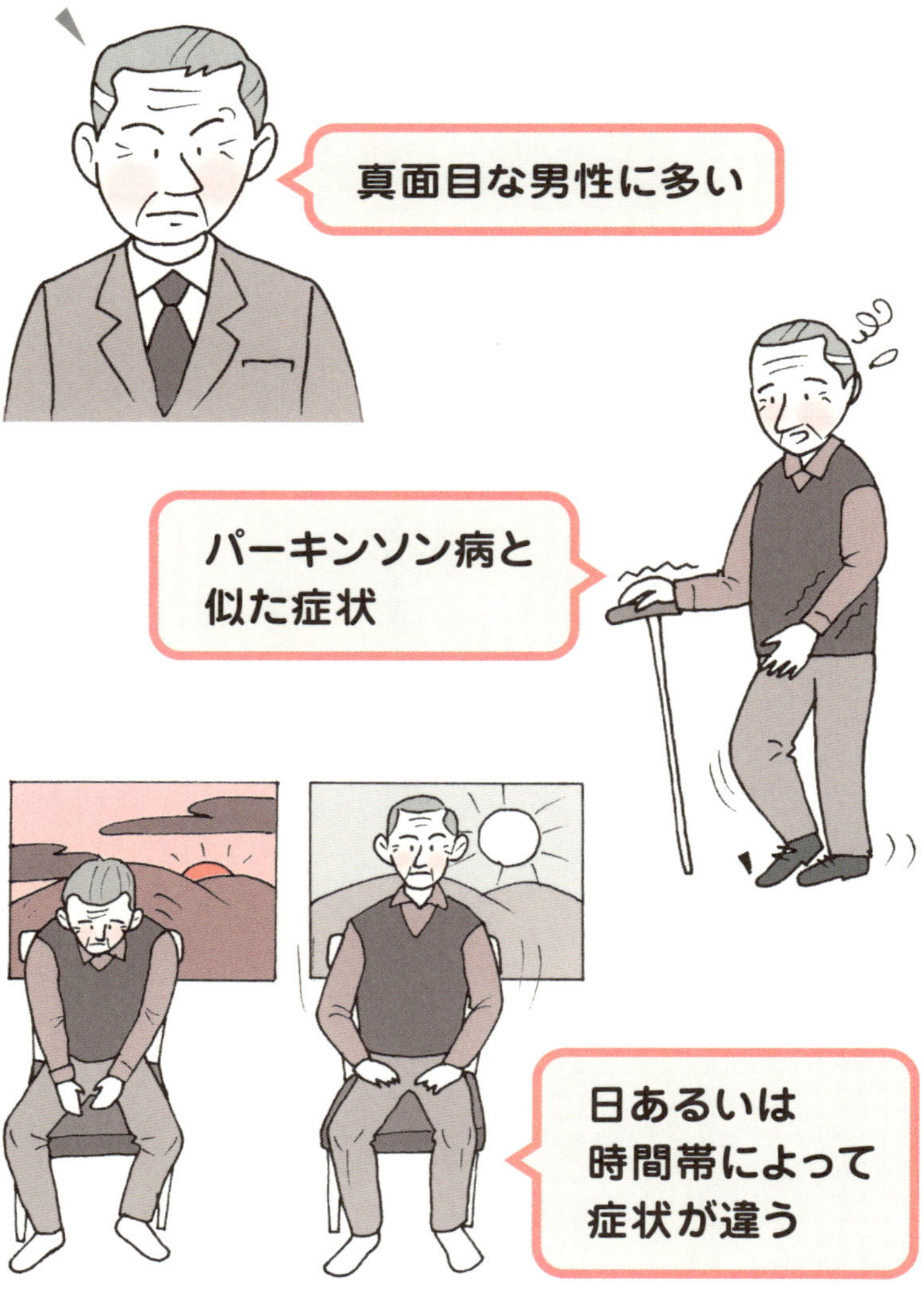
真面目な男性に多い
パーキンソン病と似た症状
日あるいは時間帯によって症状が違う

認知症のタイプ❹

前頭側頭型認知症（ピック病）

このタイプの認知症は、文字通り脳の前頭部と側頭部が障害されて起こります。前頭葉や側頭葉とはいわゆる「人間らしさ」を司る部位で、主に前頭葉では意志・思考・感情を、側頭葉では聴覚・味覚・判断力・記憶を司っています。このいずれか（もしくは複数）が障害されるため、**ピック病では「人格の変化」が最も特徴的**な症状となります。他人の気持ちを思いやることや、善悪の判断が難しくなるので、万引きや信号無視などの社会的ルールを無視した行動をするようになります。また性的な理性が働かなくなり痴漢行為をする、不潔でも気にならないので何日も入浴しない、気に入らないことがあると周りの人を殴ってしまう、などの症状が現れることもあります。

「ピック病は暴力的」という面があるようにみえますが、**ピック病の人は「常同行動」という「毎日同じことを繰り返すと落ち着く」**という一面もあります。毎日同じ道を散歩する、毎日同じ時間に入浴する、毎日食事の後に同じ言葉をかけるなど、「いつもと同じ」働きかけをすれば、無意味に暴れるわけではない、という特徴もあるのです。

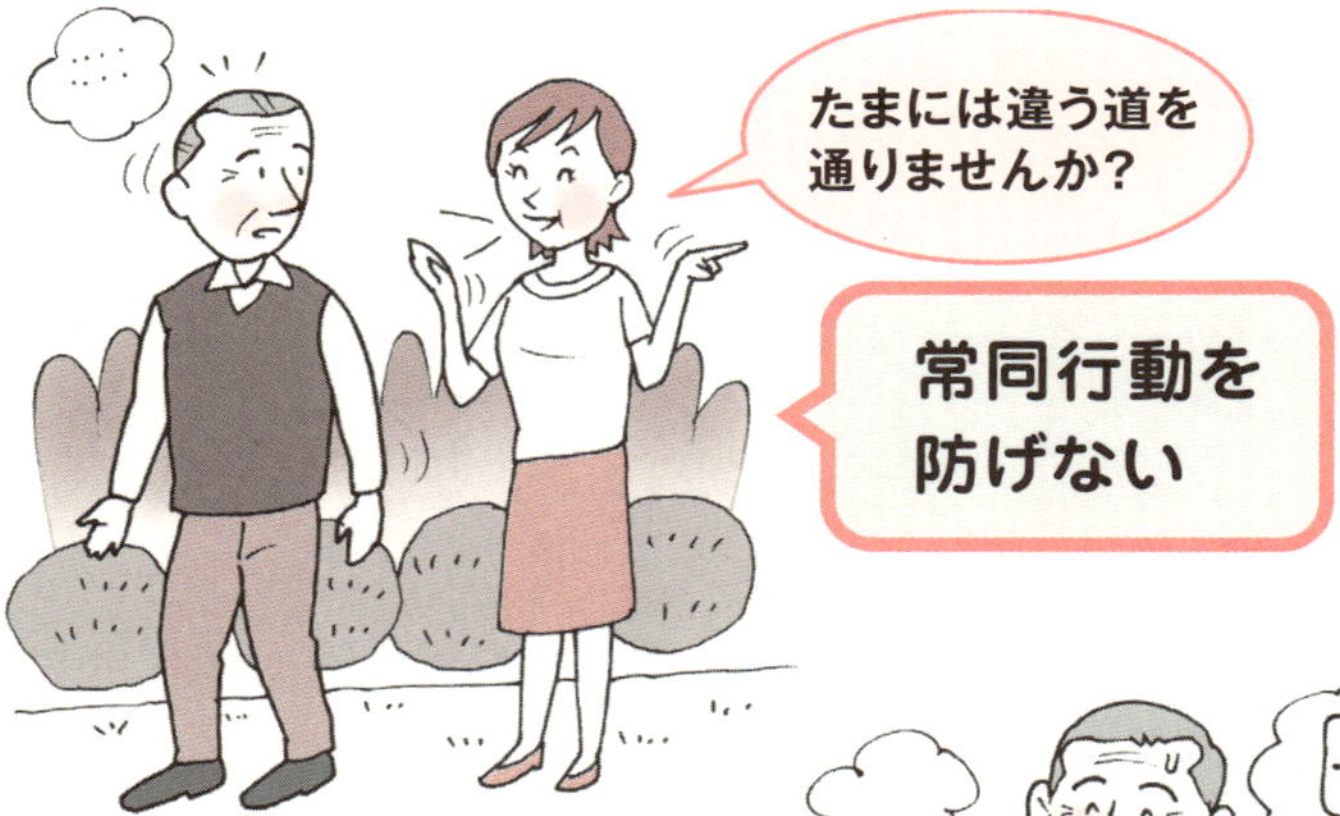
たまには違う道を
通りませんか？
常同行動を
防げない

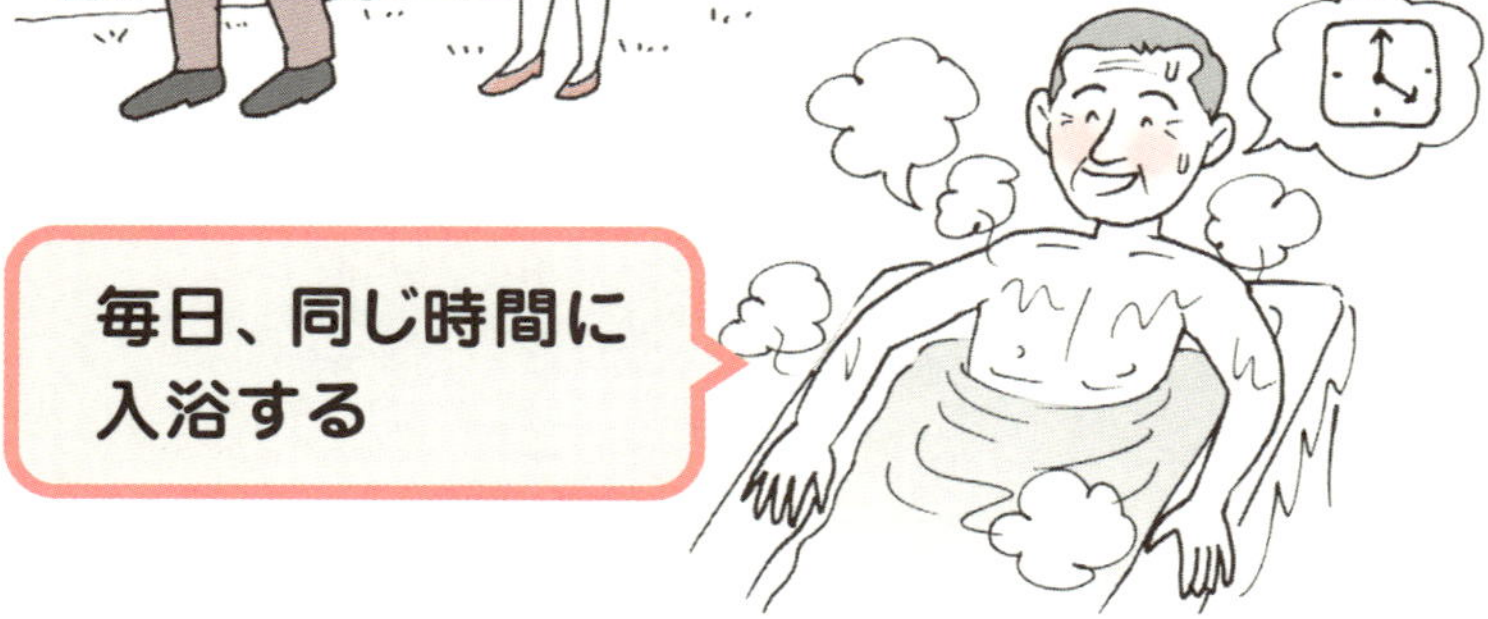
毎日、同じ時間に
入浴する

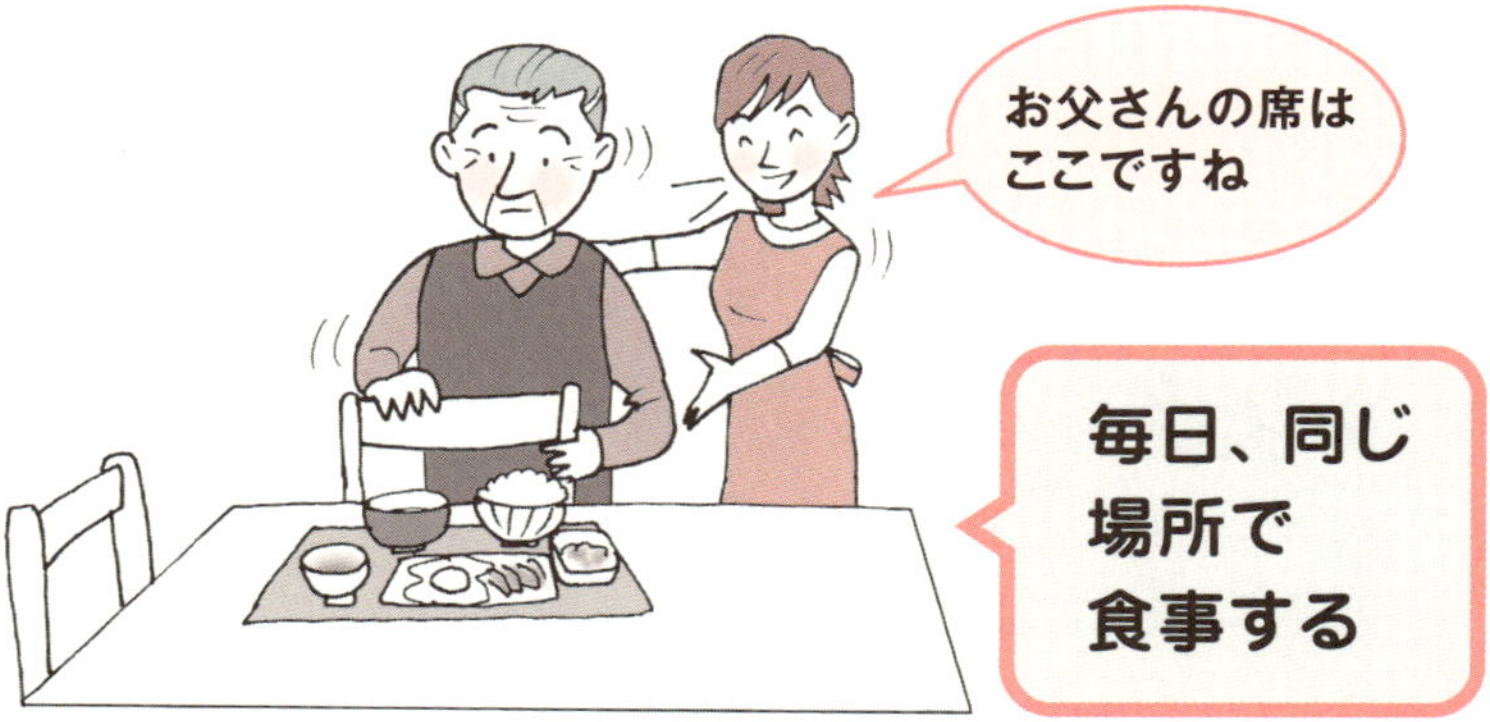
お父さんの席は
ここですね
毎日、同じ
場所で
食事する

認知症の主な症状❶ 中核症状

認知症の症状は**「中核症状」**と**「周辺症状」**の2つに大きく分かれます。ここでは中核症状についてみてみましょう。

中核症状は、脳の機能障害そのものによる症状で、どのタイプの認知症でも必ずみられます。具体的には**「記憶障害」**の他、広い意味での**「認知障害」**が起こります。例えば、月日や時間が分からない・今いる場所が分からないといった**「見当識障害」**、善悪の区別がつかない・季節に合う服の判断ができないといった**「判断力障害」**、計画を立てる・抽象化することができなくなる**「実行機能障害」**などがあります。また、ものの言葉が出ない・ものの名前を間違えるといった**「失語」**、思った通りの図形が描けない（例えば、時計を描くことができない）・服をきちんと着ることができないといった**「失行」**、見えているものを判断できない・使い慣れた道具が使えなくなるといった**「失認」**もあります。

中核症状によって、生活上様々な支障が出てきますから、まずは**周りの人が中核症状をよく理解して、本人がどのような状態であるかを見極める**ことが大切です。

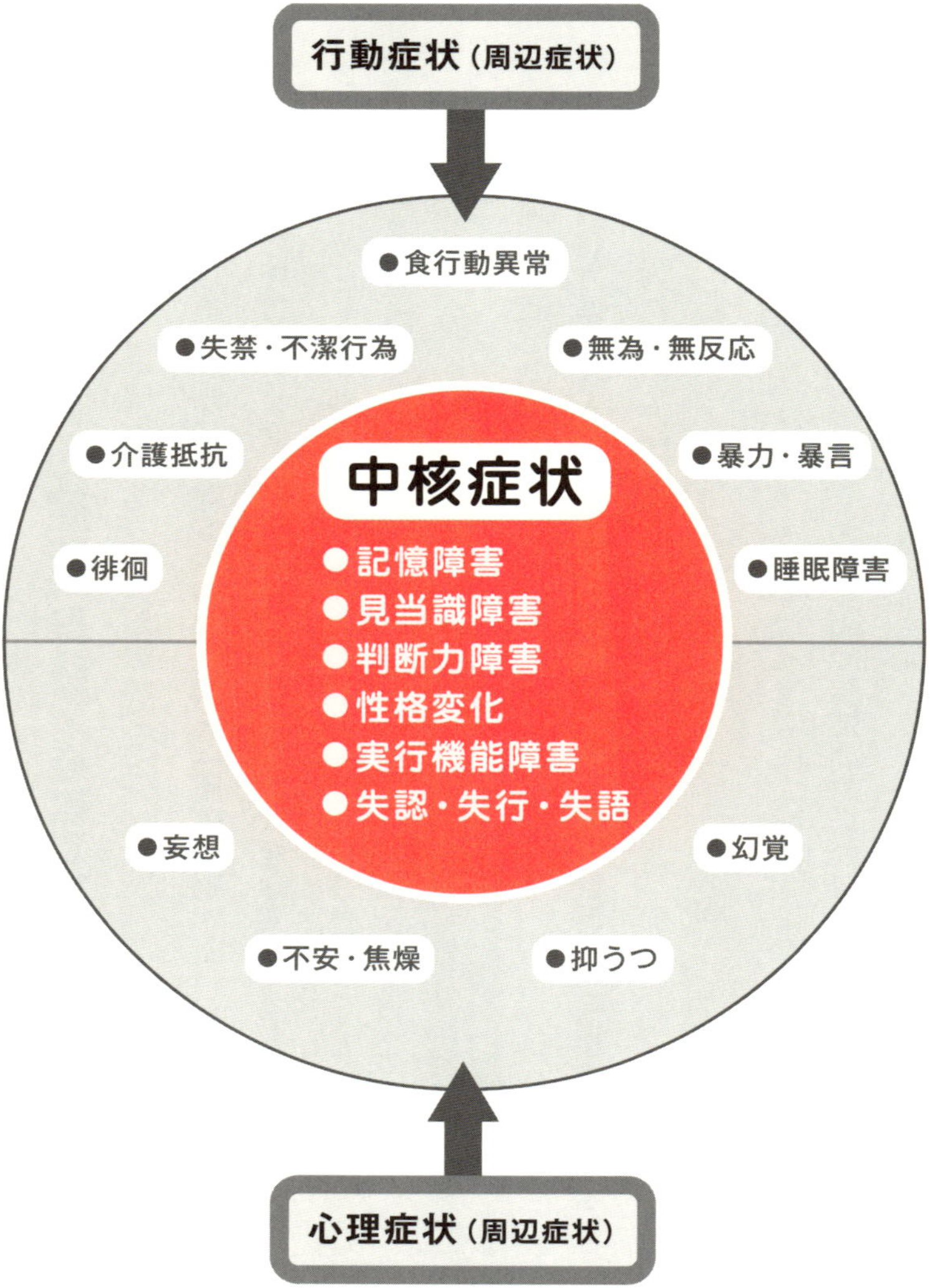
行動症状（周辺症状）
●食行動異常
●失禁・不潔行為
●無為・無反応
●介護抵抗
●暴力・暴言
中核症状
●徘徊
●睡眠障害
●記憶障害
●見当識障害
●判断力障害
●性格変化
●実行機能障害
●失認・失行・失語
●妄想
●幻覚
●不安・焦燥
●抑うつ
心理症状（周辺症状）

認知症の主な症状❷

周辺症状（行動・心理症状）

中核症状から生じる様々な行動障害や心理症状を「周辺症状」といいます。**「周辺症状」は必ず生じるわけではありませんが、現れると、生活に大きな支障をきたします。**

周辺症状は、さらに**「心理症状」**と**「行動症状」**に分かれます。

心理症状としては、抑うつ、不安・焦り、幻覚、妄想などがあります。

行動症状としては、徘徊、暴力・暴言、睡眠障害、食行動の異常、失禁・不潔行為、無反応などがあり、介護に対する抵抗を強く示すこともあります。

周辺症状の現れ方は、本人の中核症状の状態、性格、身体状況、生活環境などで大きく変わってきます。人によっては非常に暴力的にふるまったり、失禁・不潔行為を繰り返したりすることもあります。しかし、他の人ではこういった症状が全くなく、むしろ不安が強くて自分から行動しない、じっと家の中にこもっている、たまに外へ出ると徘徊して家に帰ってこられない、ということもあります。**認知症の人が皆同じ行動をとるとは限らない**のです。

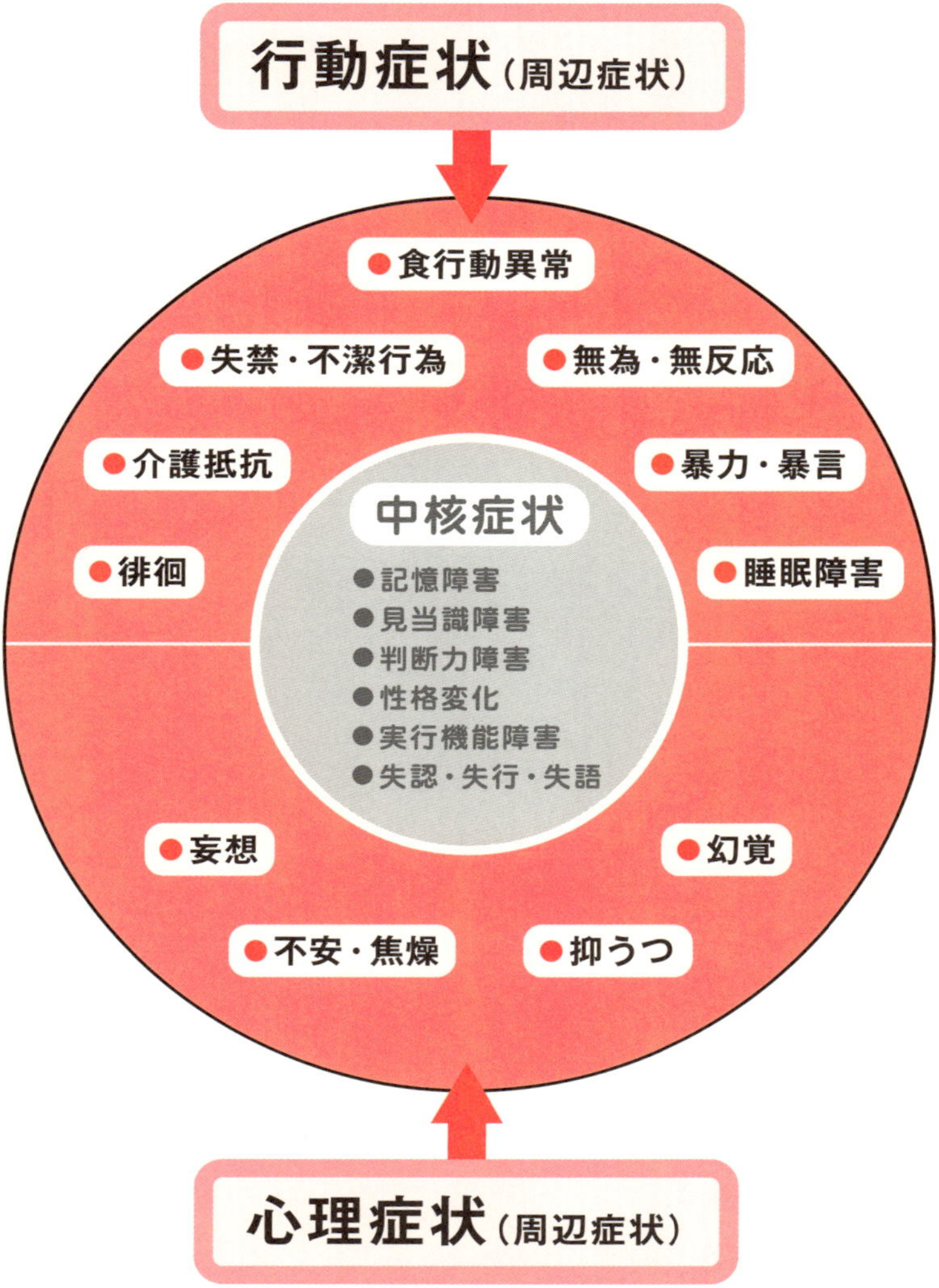
行動症状（周辺症状）
●食行動異常
●失禁・不潔行為
●無為・無反応
●介護抵抗
●暴力・暴言
●徘徊
●睡眠障害
中核症状
●記憶障害
●見当識障害
●判断力障害
●性格変化
●実行機能障害
●失認・失行・失語
●妄想
●幻覚
●不安・焦燥
●抑うつ
心理症状（周辺症状）

周辺症状（行動・心理症状）はなぜ現れるのか？

認知症の症状は二重構造になっており、大きく分けて中核症状と周辺症状があります。中核症状は記憶障害・見当識障害・判断力障害などですが、脳の機能そのものの障害が原因で現れる症状ですので、強さの違いはあっても誰にでもみられる症状です。

一方の周辺症状は、その人の行動・心理状態が大きく関係しますので、実際に現れる症状も様々ですし、認知症の人全員に同じ症状が現れるものではありません。人によっては一部の症状がとても強く出るケースもありますし、逆に一部の症状が全くみられない、ということもあります。

周辺症状は、本人の中核症状の状態、性格、身体状況、生活環境、介護をする家族や周囲の人との関係性など、実に多くの要因が複雑に絡み合って現れると考えられています。さらに、**ライフイベントによって周辺症状が現れたり、悪化する**ともいわれています。生活環境の大きな変化に心が付いていけない、心の支えを失ったことが受け入れられない、などがその理由と考えられています。

ライフイベントによっても周辺症状は悪化する

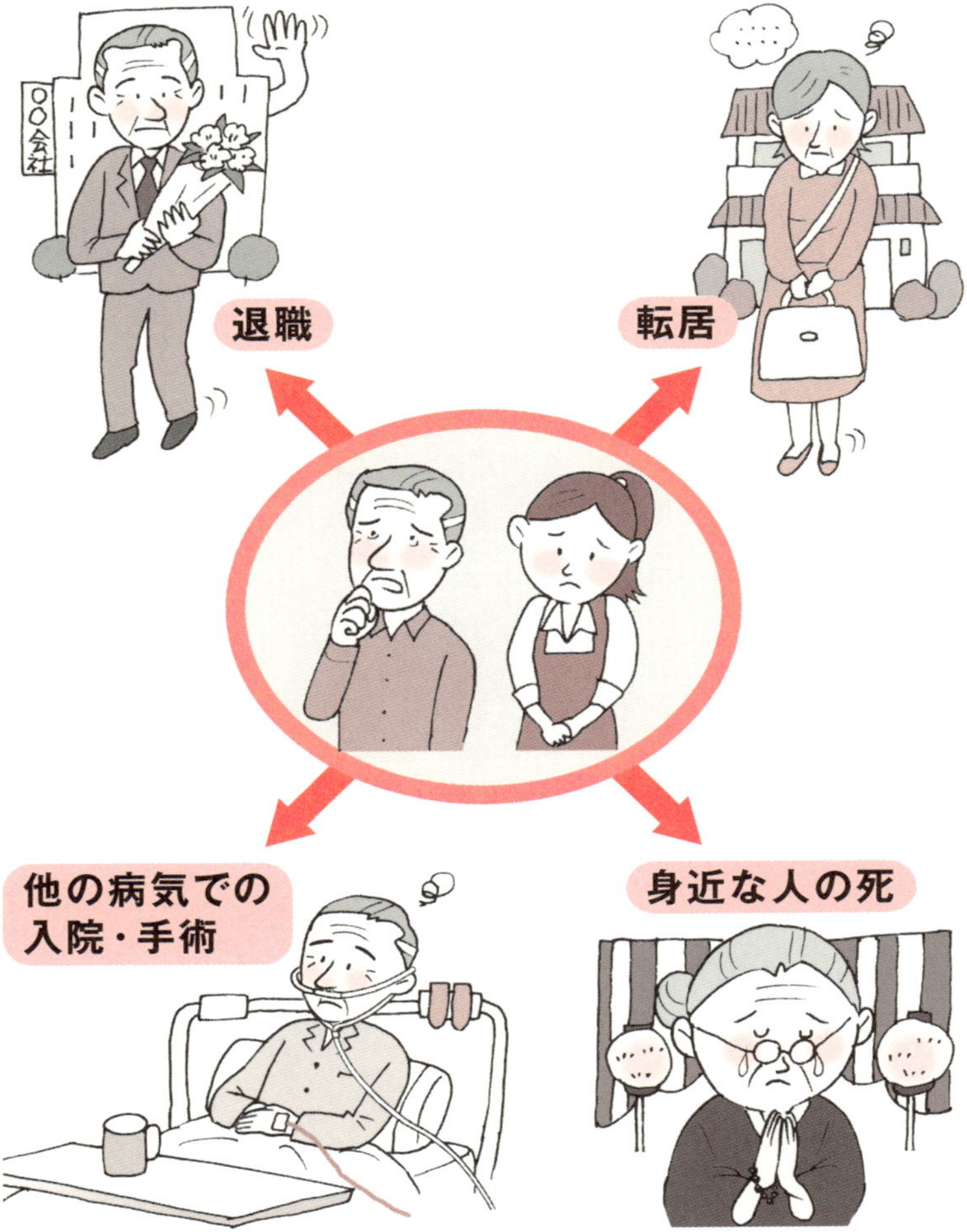

それでは具体的に、ライフイベント（生活環境の大きな変化）によって、周辺症状が悪化してしまった例を紹介します。

Aさんは、それまではごく軽い記憶障害がある程度でしたが、配偶者を亡くした後、徐々に妄想が激しくなり、「財布を盗られた」「誰かに見張られている」「家族に殺される」という強い被害妄想がみられるようになりました。この場合は、**配偶者の死で心の支えをなくしたことで生活が一変し、強い不安感**などから、このような症状が出たと考えられます。

Bさんは認知症で1人暮らしが難しくなったために、住み慣れた自宅を離れて遠方に住む息子家族と同居を始めました。しかし数ヵ月もすると妄想が激しくなり、夕方になると「家に帰る」といって荷物を持って徘徊を繰り返すようになりました。この場合は、**誰かに迷惑をかけているという気持ちや、新しい生活環境になじめず、**このような行動が出ていると考えられます。

Cさんは、軽い脳梗塞で入院して間もなく妄想が始まり、退院後には一緒に住む家族への被害妄想や暴力がみられるようになりました。この場合は、**入院により環境が大きく変化し、死への恐怖、現実から逃避したい気持ち**などから周辺症状が現れたと考えられます。

ライフイベントには注意が必要

徘徊や暴力が現れる人は少ないのですが、
これらの行動が現れると、周囲の人も疲弊させます。

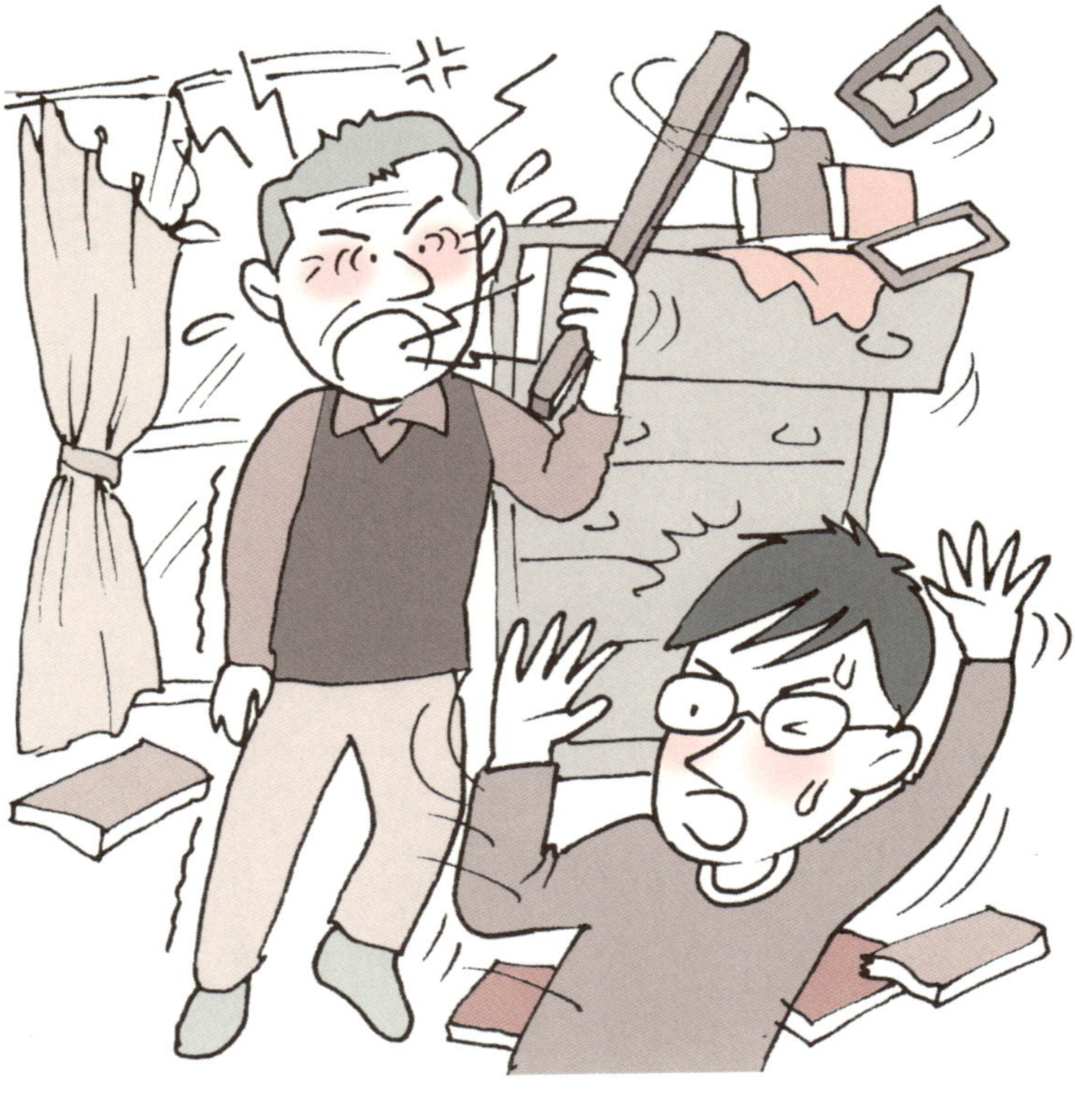

コラム

若年性認知症って？

認知症は高齢者がなるものというイメージが強いかもしれません。確かに高齢になるほど発症率は高くなるのですが、65歳未満で発症した場合を「若年性認知症」といいます。

若年性認知症のタイプとしては、アルツハイマー型やピック病が多くなります。特にピック病は40～50歳代で発症することも珍しくありません。若い人の場合、アルツハイマー型は非常に早く進行することが分かっていますので、早期発見・早期治療がとても重要です。

多くの場合がいわゆる「働き盛り」の年代で発症するため、本人はいきなり仕事や社会から切り離されて大きなストレスを抱え、一方、家族は経済的なダメージを受けることでうつ状態になることもあります。介護保険の対象疾患ではありますので、本人が希望すればデイサービスなどの介護サービスを受けることもできますが、自分よりはるかに高齢の人達のなかにいきなり飛び込むのは、精神的ストレスが大きいのも事実です。

周囲の理解と、若年性認知症の人のニーズに合った支援策が必要とされています。

認知症は脳の病変だけが原因ではない？

脳に認知症の原因となる病変があったとしても、なぜか認知症を発症しない人たちがいます。

それは一体どうしてなのでしょうか？

そこには、認知症を予防・改善させるためのヒントが隠されています。その秘密に迫ります。

脳に病変があっても認知症になるとは限らない？

認知症の原因として最も多いアルツハイマー型認知症は、40歳以上の年齢で発症することが多く、65歳以上になると急に患者数が増加します。アルツハイマー型認知症だけをみると、65歳以上になれば100人のうち1〜3人が発症しているといわれています。

アルツハイマー型認知症の場合、脳に特有の病変「老人斑」が形成されていることが分かっていますが、**この病変が現れてから、20〜30年の長い年月をかけて発症する**といわれています。つまり、65歳で発症する人は45歳、早ければ35歳くらいから、すでに脳内での変化が始まっていることになります。

アルツハイマー型認知症は、いろいろな検査や症状の現れ方などから「アルツハイマー病の中期」のように診断されます。しかし、実際に脳のなかにどれくらいの老人斑があるかは、亡くなった後に脳の病理解剖を行わないと確実には分かりません。**実際の病変の度合いと、症状の現れ方がイコールではない**ためです。**なかには脳に多くの病変があるにも関わらず、アルツハイマー型認知症を発症しない人もいる**のです。

アルツハイマー型認知症を発症するまで

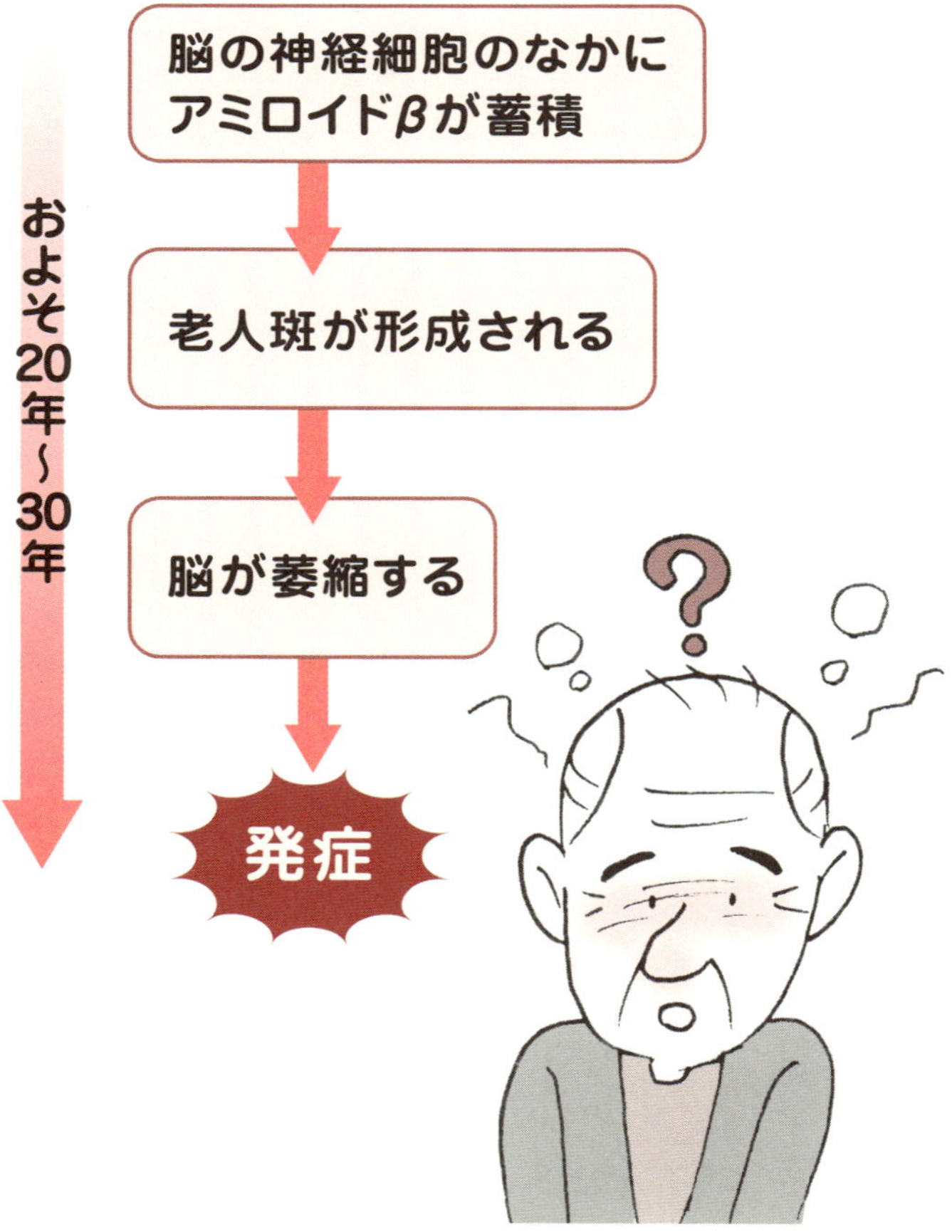

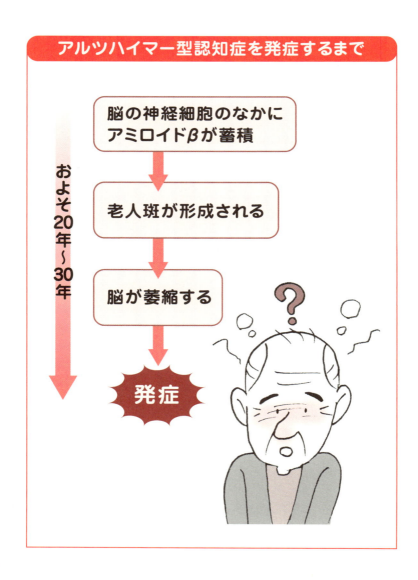

実際に、脳に多くの病変があったにも関わらず、生涯アルツハイマー型認知症を発症しなかった人たちの話を紹介しましょう。

1986年にアメリカで始まった「ナン・スタディ」は、ナン（修道女）678名の人生とその脳の関係を多角的に解析し、生前の運動能力・認知能力と、実際の脳の状態との関係を追跡調査（亡くなった後に解剖）した研究としてよく知られています。

生前にアルツハイマー型認知症の症状がみられた人は、脳に特徴的な病変「老人斑」を持っていると考えられますが、ある修道女の場合は全く違いました。彼女は若い頃から頭をよく使う生活をしており、101歳で亡くなる寸前まで正常な認知能力（特に記憶力）を保っていました。しかし、彼女が亡くなった後に行われた病理解剖では、脳の萎縮は非常に進んでおり、特徴的な脳の病変も平均より多く存在していることが分かったのです。また、生前にアルツハイマー型認知症を発症していた他の修道女では、老人斑の他に、脳血管障害の跡が多くみられることも分かりました。

つまり、たとえ**脳にアルツハイマー型認知症の病変が起こっていたとしても、頭をよく使い、脳血管障害を予防する生活習慣（運動、野菜中心の食事、禁煙など）を続けていれば、発症を遅らせる、あるいは発症せずに人生を終えることができる可能性がある**ことを、この研究結果は示してくれています。

次に、日本人での例を紹介しましょう。かつてメディアにも多く登場した100歳を超える双子の姉妹「きんさん・ぎんさん」を覚えているでしょうか？　ぎんさんは105歳で軽い認知症を発症し、108歳で亡くなった後に脳の病理解剖が行われました。一般的には高齢になるほど脳のなかにはアルツハイマー型病変＋脳血管障害など、いくつかの認知症の原因が合併していることが多いのですが、ぎんさんの脳にはアルツハイマー型病変はいくつか見られるものの、脳血管障害の跡がないことが分かりました。

ぎんさんは生前、**何でも好き嫌いなくよく食べる**人で、特に好んで摂っていたのが、**魚とお茶**でした。ほぼ毎日魚を食べ、1日に何杯もお茶を飲み、**夕食のときはいつも家族と一緒**でした。大人数でにぎやかに食卓を囲むことで自然と食材も多くなり、**バランスのよい食生活**につながったようです。さらに、ぎんさんの日課は**30分以上の散歩**でした。

100歳を超えても変わらず元気だったのは、ぎんさんのこのような生活習慣にあったようです。

認知症、特にアルツハイマー型の場合は、**脳に病変があっても発症しないケースがあり、その理由の1つとして生活習慣が大きく関与している**ことは、これまでお話ししてきた通りです。それに加えて、実は**脳の持つ「代償機能」にもその理由がある**といわれています。

脳の組織は、千数百億個の神経細胞の集合体です。1つの神経細胞には軸索といわれる長い茎が付いており、この先端が他の神経細胞の先端に接触し、2つの神経細胞の間で神経伝達物質をやりとりすることで、情報の伝達を行っています。

例えば、目の前にあるりんごを見たとき、りんごの映像は目を通じて脳まで届き、記憶を司る部分に情報を伝え、目の前にあるものが「りんごである」と判断します。アルツハイマー型認知症の場合、脳にできた病変によって神経細胞間での情報のやりとりが上手くいかなくなり、目の前のものが「りんごだ！」という判断が難しくなります。

しかし、**1つの神経細胞が障害されても、他の障害されていない神経細胞が代わりに働いてくれる代償機能によって、どうにかして情報を伝えようとします。**つまり、**障害された神経細胞の数と、それを補う代償機能が働く神経細胞の数のバランスが維持できている間は、認知症を発症しない**と考えられるのです。

神経細胞が情報を伝えるしくみ

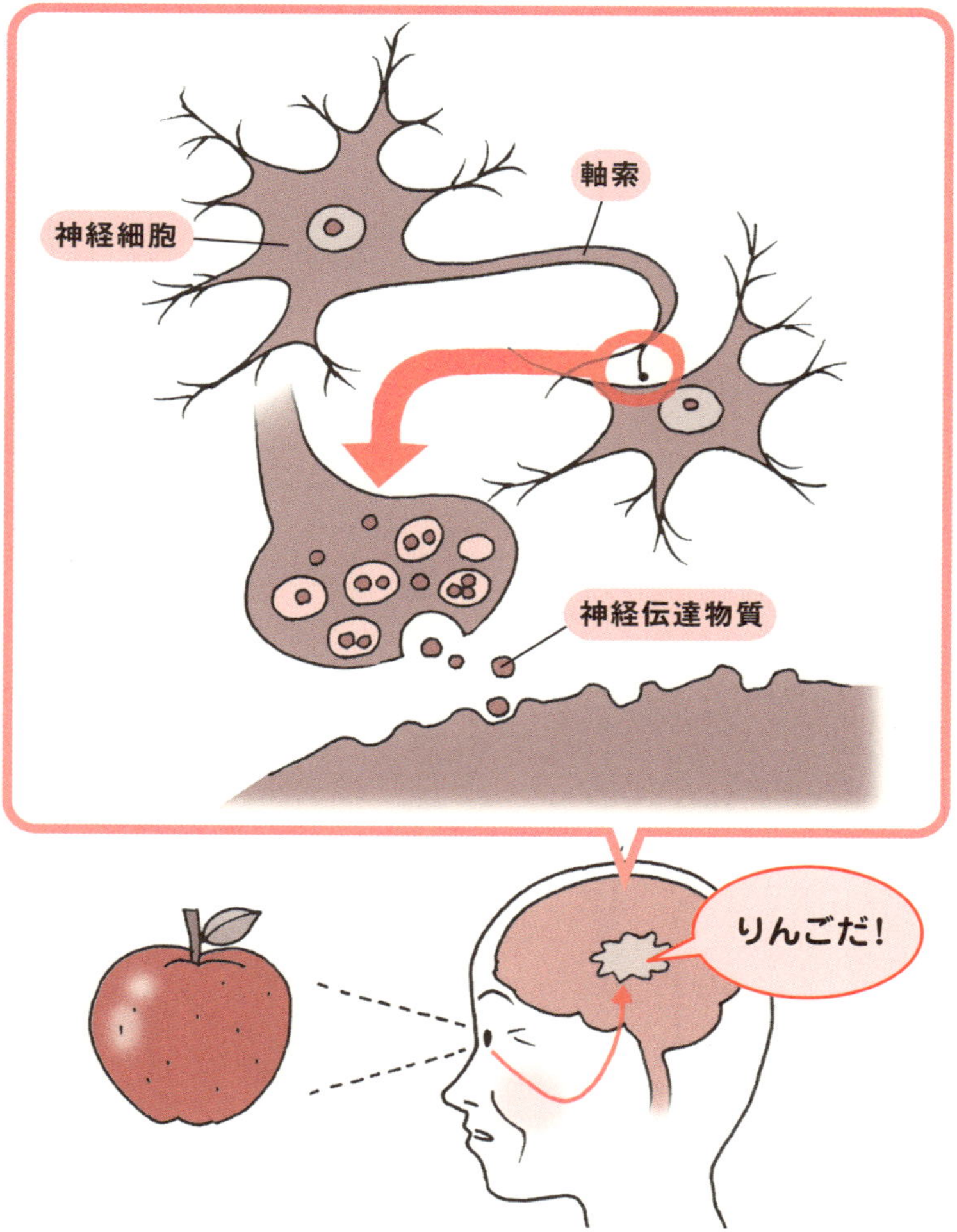

そして先に紹介した修道女は、頭をよく使う生活、つまり「前頭葉」の機能をよく使っていたおかげで、認知症を発症しなかったのかもしれません。なぜなら、**前頭葉の機能をよく使うことでも、認知症を発症しにくくなる**と考えられているからです。

脳のちょうど「おでこ」の内側にあたる部分を「前頭葉」といいます。前頭葉は人だけで特に発達した部分で、脳全体の30％を占めています。記憶・学習・注意力の他、行動や感情を司っています。**いわゆる人間らしさに相当する部分**です。前頭葉は20歳くらいで成長のピークを迎えますが、老化などにより萎縮が進んだり、機能が衰えやすい部分でもあります。しかしあるデータによると、**子どもの頃から物事をよく考え、しっかり勉強してきた人は、前頭葉が衰えにくい傾向がある**といわれています。

前頭葉の機能のなかでも注目されるのが**ワーキングメモリー（作動記憶）**とよばれる記憶力です。これは**考え方や言動に必要となる情報を「記憶」として一時的に頭のなかにため、行動にうつすための能力**です。**前頭葉＝ワーキングメモリーを鍛えることで、結果的には前頭葉を中心に、脳の体積が増える**と考えられています。つまり、「人間らしさ」ともいえる能力である知能、想像力、運動能力、忍耐力を鍛えておくことで、認知症の人が失うことの多い、脳の様々な機能が向上していくことにつながるのです。

前頭葉のはたらき

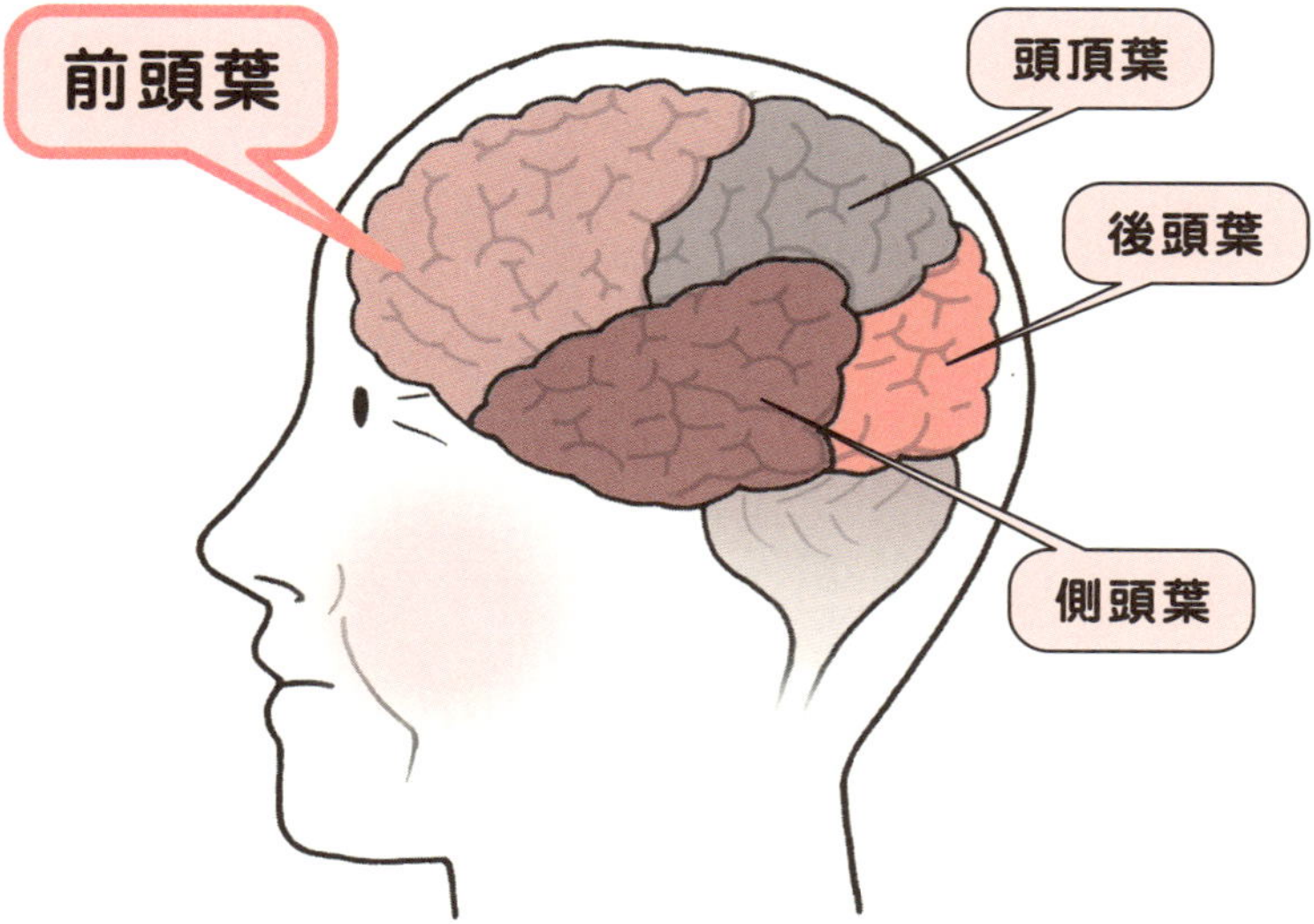

物事を考える	行動を抑制する	コミュニケーション（対話）する
意思の決定	情動（感情）を制御する	記憶をコントロールする
意識・注意を集中する	注意を分散する	やる気を出す

コラム

寝る子は海馬も育つ

記憶には、直前の出来事などを記憶する「短期記憶」と、昔のことを覚えている「長期記憶」があります。人は何かを経験すると、その内容や情景などを一旦、脳の「海馬」といわれるところに記憶します。海馬でしばらく保管された記憶は、やがて大脳皮質へと移動し長期記憶として残ります。このように海馬は短期記憶に重要な役割を果たしているため、海馬が障害されると直前の出来事を忘れる、という認知症の症状につながります。

東北大学の瀧靖之教授らが行った研究では、睡眠時間が5～6時間の子どもより、8～9時間の子どもの方が、海馬の体積が大きい傾向にあることが分かりました。人の脳は子どもの頃から徐々に成長し、大人になる頃には一定の大きさになります。脳のなかでも海馬は、大人になってからでも神経細胞が新たに生み出されるところですが、高齢のアルツハイマー型認知症の人では、萎縮していることが多い部位です。瀧教授は「若いうちに睡眠をしっかりとる生活習慣をつけ、海馬を大きくしておけば、将来的に（認知症などの）発症リスクを下げられる可能性がある」と解説しています。

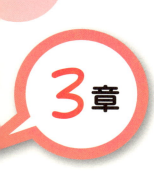

認知症がぐんぐん改善する8つの法則

いよいよ、認知症を改善させるための「8つの法則」を紹介します。

近年（2012年~2014年）発表された研究を中心に、世界中の研究者によって明らかにされてきた認知症の改善・予防法と、監修者の長年にわたる経験を、明日から活用できる「8つの法則」にまとめました。

今すぐ認知症改善の扉を開きましょう！

法則 1

早期診断で、治療できる認知症を見逃さない

認知症は「治らない病気」「老化によって起こる病気だから元には戻らない」と思われがちですが、実はこれは間違いです。他の病気と同じように、**早く見つけて適切な治療を受ければ、治る認知症もある**のです。また、別の病気が原因で一時的に認知症の症状が出ているだけの場合もあります。

たとえ**認知症と診断されたとしても、早期に治療を始めることで症状の進行を遅らせ、介護が必要になるまでの時間を延ばすことができます。**そして状態の変化に合わせて、**支援する家族の心構えや、介護がしやすい環境整備、支援機関との連携などの準備**に時間をかけることができます。

認知症の治療は、認知症の人、支援する家族、医師の治療方針、そして介護を支援してくれる機関、この4つの足並みが揃ってはじめて上手くいくのです。

認知症は、決して治らない病気ばかりではありません。早期発見・早期診断によって、一日も早く適切な治療を始めることが大切なのです。

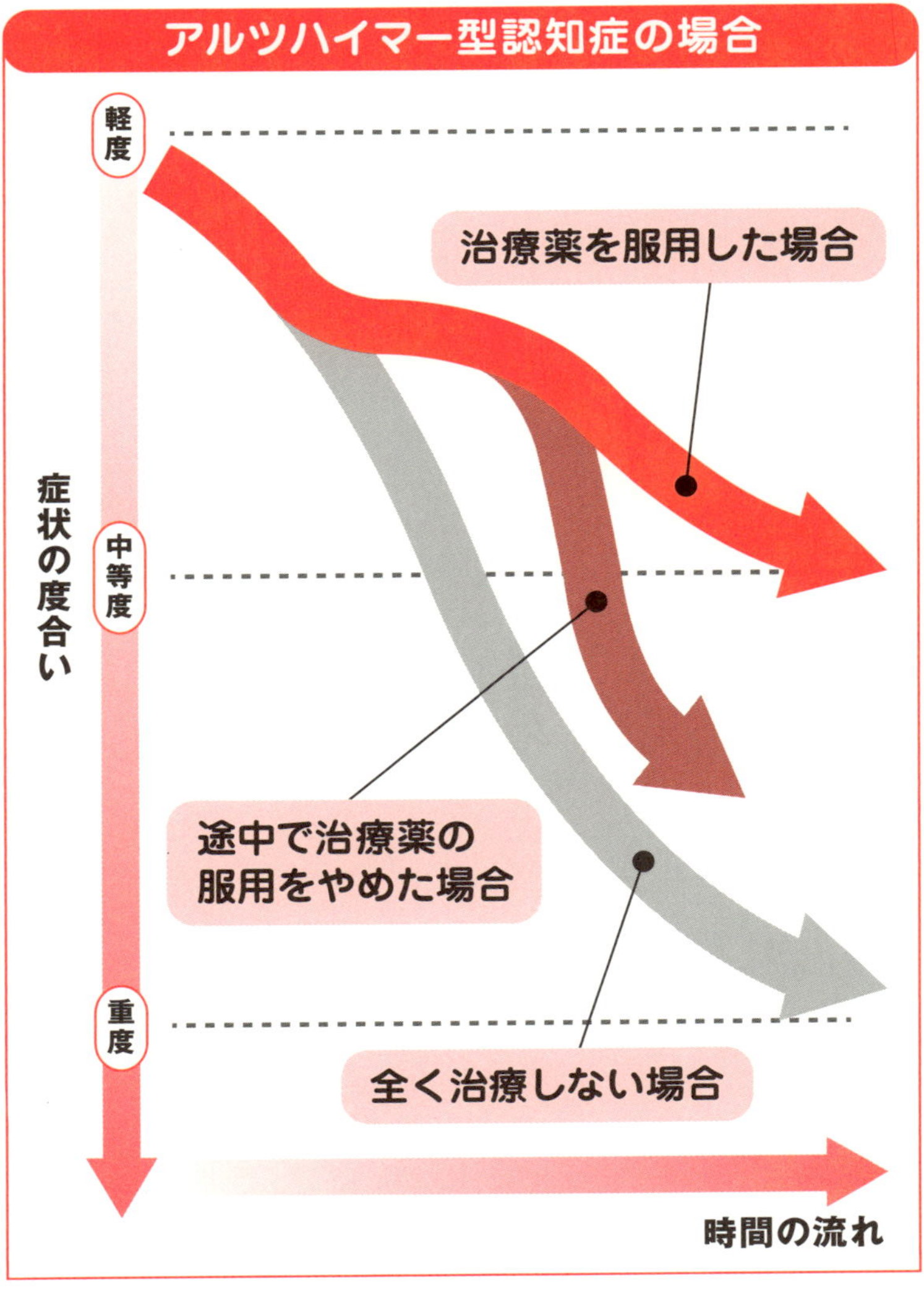
アルツハイマー型認知症の場合
軽度
中等度
重度
症状の度合い
治療薬を服用した場合
途中で治療薬の
服用をやめた場合
全く治療しない場合
時間の流れ

法則1

❶専門医の探し方

認知症の治療ができる医療機関には、クリニック（診療所）と大きな病院の2つがあります。クリニックは、かかりつけ医として患者さんのことをよく診てくれますし、ちょっとしたことでも受診しやすい医療機関です。一方、大きな病院は、診察や検査の待ち時間が長くなる傾向にあり、医師も専門化しているので、一般的にどの科を受診すればよいかが分かりにくいようです。認知症を治療できる科の一例を挙げてみましょう。

- **脳神経外科**／脳の手術をする専門家。認知症の原因によっては劇的に治ることもある。
- **精神科・心療内科**／脳と心の専門家。うつ病との鑑別診断、行動・心理療法なども可能。
- **神経内科**／脳・脊髄・神経・筋肉などの専門家。他の神経の病気との鑑別診断が可能。
- **老年病科**／もの忘れ外来を行っている病院もある。

受診する科を悩んだときは、まず「もの忘れ外来」などを受診し、症状が認知症によるものかどうかを見極めてもらい、必要があれば大きな病院や他の科を紹介してもらいましょう。

専門医を探せるサイト

●日本認知症学会　全国の認知症専門医リスト

http://dementia.umin.jp/g1.html

※学会に登録している認知症専門医を検索できます

●日本認知症学会　全国の認知症専門医のいる施設

http://dementia.umin.jp/g2.html

※認知症専門医のいる医療機関が検索できます

●各都道府県、市区町村のサイト
東京都の場合：とうきょう認知症ナビ

http://www.fukushihoken.metro.tokyo.jp/zaishien/ninchishou_navi/

※厚生労働省が認知症対策として取り組んでいる、
「かかりつけ医・認知症サポート医名簿」などを公表しています

●e-65.net　認知症地域支援マップ（Mapion）

http://sasp.mapion.co.jp/b/e-65/

※認知症を診察してくれる医療機関、地域包括支援センターが検索できます

●日本老年精神医学会認定
こころと認知症を診断できる病院＆施設

http://184.73.219.23/rounen/H_sisetsu/r-H.htm

※日本老年精神医学会認定の専門医がいる病院を検索できます

法則1

❷受診を嫌がるときはどうしたらよいか

家族の認知症を疑った場合、いきなり「認知症かもしれないから病院へ行こう」と言っても、大抵すんなりとはいきません。**「買い物に行こう」などと言って、ウソをついて連れ出すのは、最も本人を怒らせてしまうやり方**です。

相手の気持ちを傷つけないよう、いろいろな工夫をしてみましょう。

●**「健康診断を受けよう」と誘う**／いつまでも健康でいてほしいから、住んでいる地域ではその年代になると皆が受けるからなど、「検査に行く」理由を納得してもらいましょう。

●**信頼のおける人に勧められた**／「〇〇先生に勧められた」「(知人の)△△さんがよいと言っていた」など、本人が信頼している人から受診を勧められたと伝えて、その気になってもらいましょう。

他にも、**かかりつけの医師から誘導してもらう**などすれば、本人の気持ちを傷つけずに専門医を受診してもらえるかもしれません。また、早いうちに伝えすぎると気が変わるかもしれませんから、本人には受診日の数日前に伝えるのがよいでしょう。

受診を嫌がるときの対応

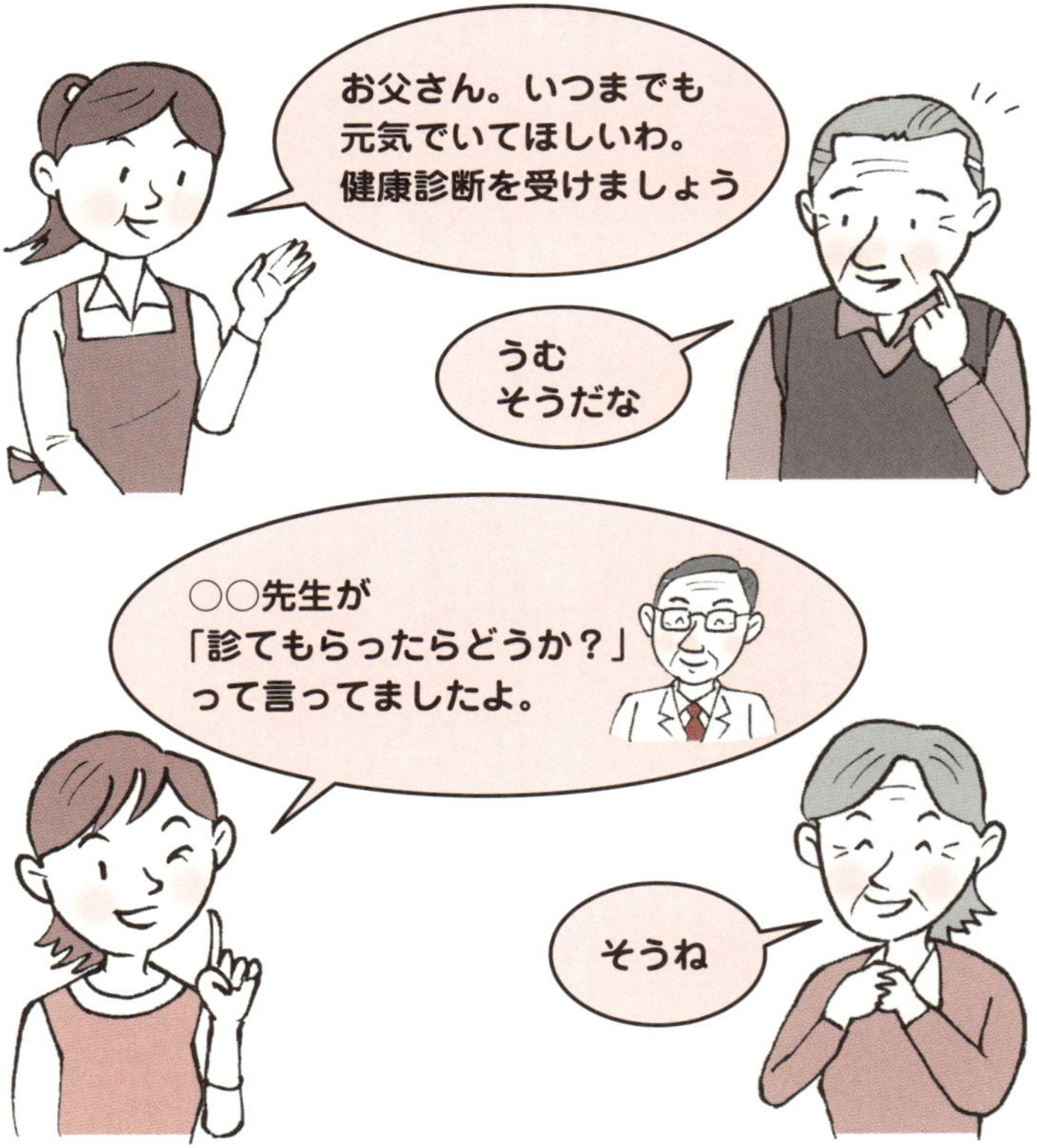
お父さん。いつまでも
元気でいてほしいわ。
健康診断を受けましょう
うむ
そうだな
○○先生が
「診てもらったらどうか？」
って言ってましたよ。
そうね

受診日にはメモを持参しましょう。

本人の前では話しにくいことでも、紙に書いて医師にそっと渡せば、スムーズな受診ができます。

メモ　「いつから」「どんな変化があったか」「いま困っていることは何か」など

法則1

❸手術で治る認知症もある

認知症の原因として多い病気ではありませんが、**手術で治る認知症に、「特発性正常圧《とくはつせいせいじょうあつ》水頭症《すいとうしょう》」があります。主な症状は、もの忘れ、歩行困難、尿もれなどで、アルツハイマー型認知症と誤診されることもあります。**

特発性正常圧水頭症は、何らかの原因で脳のなかの髄液が過剰となってしまい、脳そのものを圧迫してしまうことで、様々な症状が現れる病気です。脳は、硬い頭蓋骨と硬膜で守られており、そのなかにある髄液に浮かんでいる状態です。髄液は脳室（脳の中心部）で作られ、脳内から脊髄の先までを循環し、最終的には脳の表面で吸収されるようになっています。しかし何らかの原因でこの循環システムが正常に働かなくなると、作り出す髄液と吸収される髄液のバランスが崩れ、髄液が過剰になってしまいます。これが水頭症です。循環システムが正常に働かなくなる原因が明らかな場合（例えば、くも膜下出血などで循環経路のどこかがふさがれているような場合）は続発性水頭症といいますが、明らかな原因が見つからないときは、特発性正常圧水頭症とよばれます。

特発性正常圧水頭症

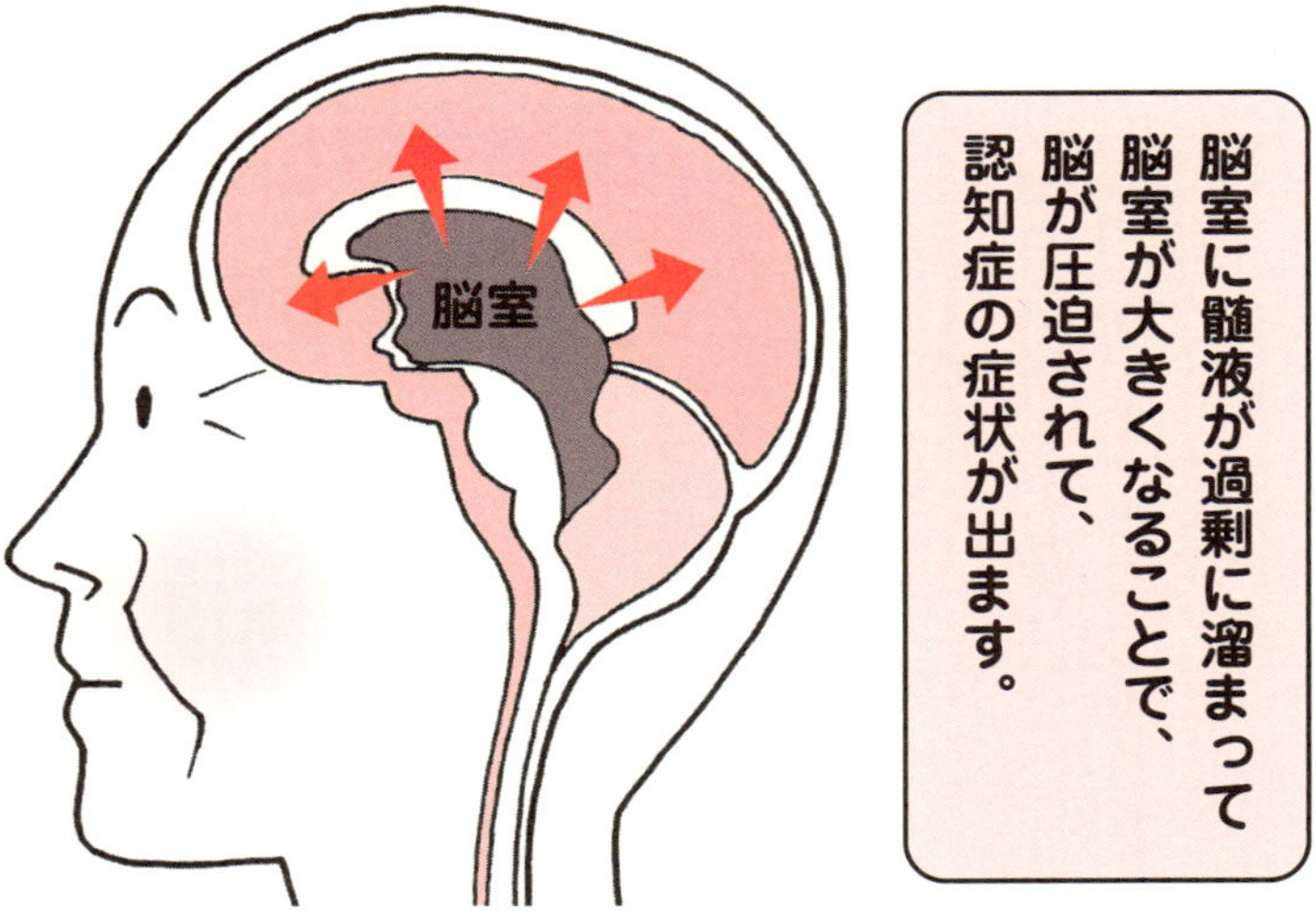
脳室
脳室に髄液が過剰に溜まって
脳室が大きくなることで、
脳が圧迫されて、
認知症の症状が出ます。

各状態における足跡の違い

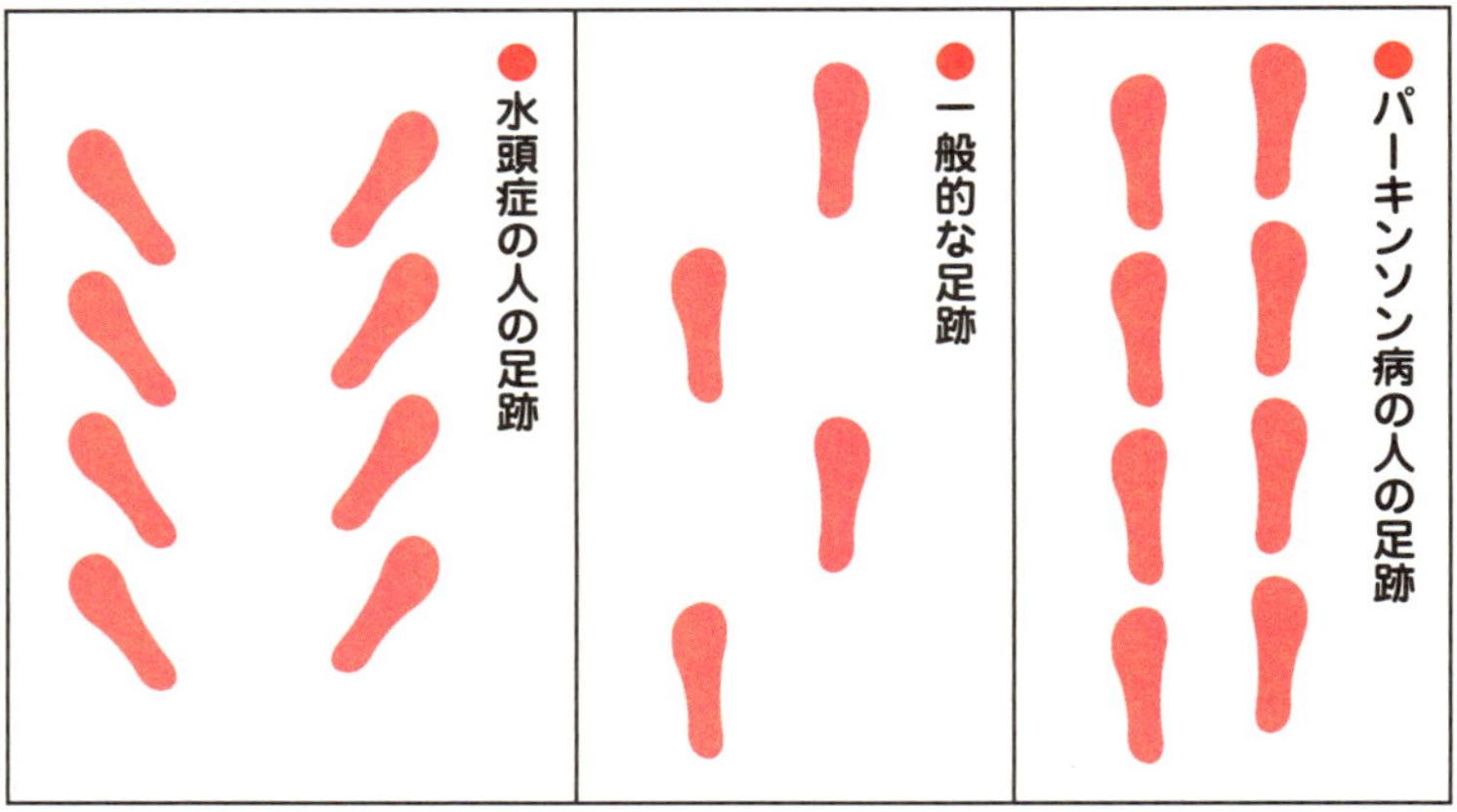
パーキンソン病の人の足跡
一般的な足跡
水頭症の人の足跡

特発性正常圧水頭症の診断は、MRIやCTなどの画像検査で行い、脳室が拡がって見えるのが、水頭症の特徴です。また、特発性正常圧水頭症に特徴的な3つの症状（**もの忘れ、歩行困難、尿もれ**）が確認できれば、診断できることもあります。しかし、高齢になるほど診断が難しくなります。そこで行われるのが**「タップテスト（髄液排除試験）」**です。これは、背中から少しだけ（30mL程度）髄液を抜くことで、症状が改善するかどうかを確認する検査です。この検査を行ってから数日〜1週間後に歩行の改善がみられれば、手術によって治療ができます。

特発性正常圧水頭症には有効なお薬がありませんので、手術による治療が基本となります。具体的には、髄液を脳以外の場所へ少しずつ移動させるための細い管（シャント）を、体の中に埋め込む手術です。大きく分けて3つあります。

- **脳室腹腔シャント手術**／脳室から管をお腹のなかに入れ、髄液をお腹のなかに逃がす。
- **脳室心房シャント手術**／脳室から心房（心臓）に管を通し、髄液を血液にのせて逃がす。
- **腰部くも膜下腔腹腔シャント手術**／脊髄の腰のあたりからお腹のなかに管を通し、髄液をお腹のなかに逃がす。

いずれにしても、**手術によって認知症の症状が劇的に改善するケースがほとんどです。**

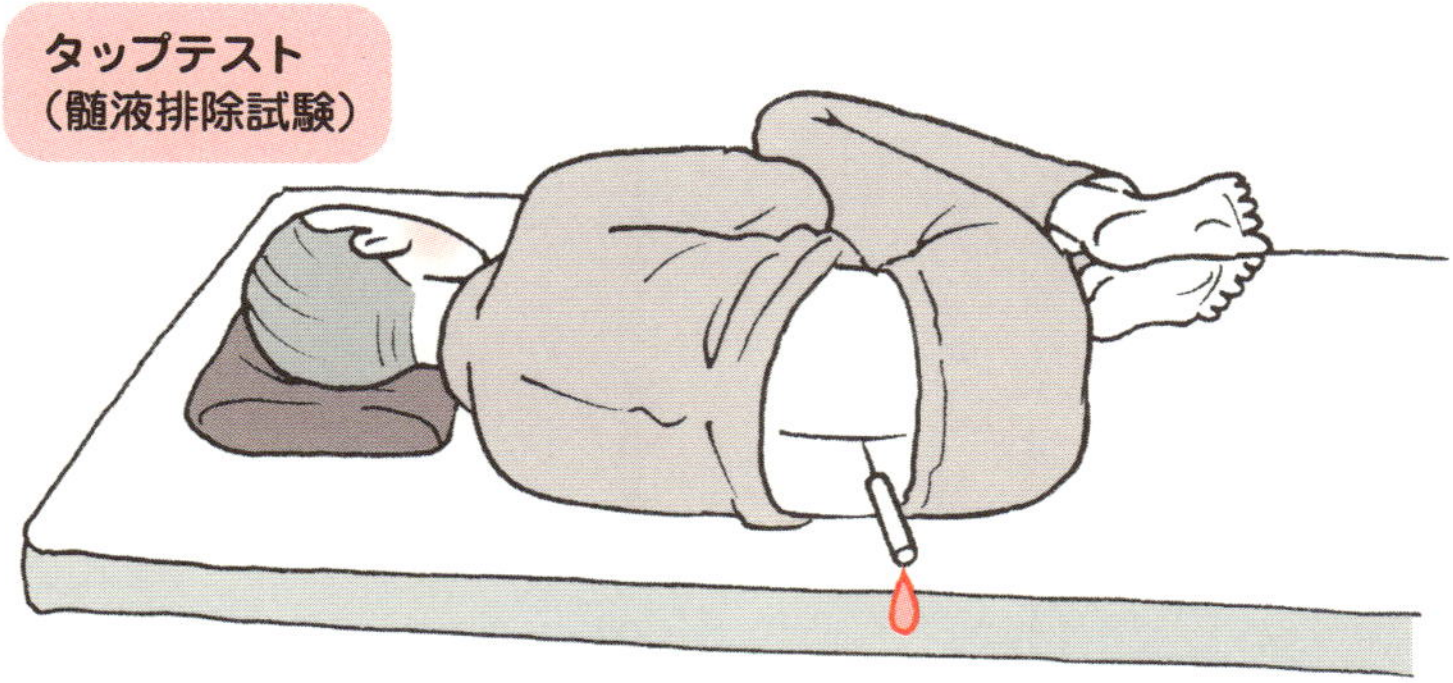

**タップテストで症状改善がみられれば、
髄液シャント手術でも改善する可能性が高い**

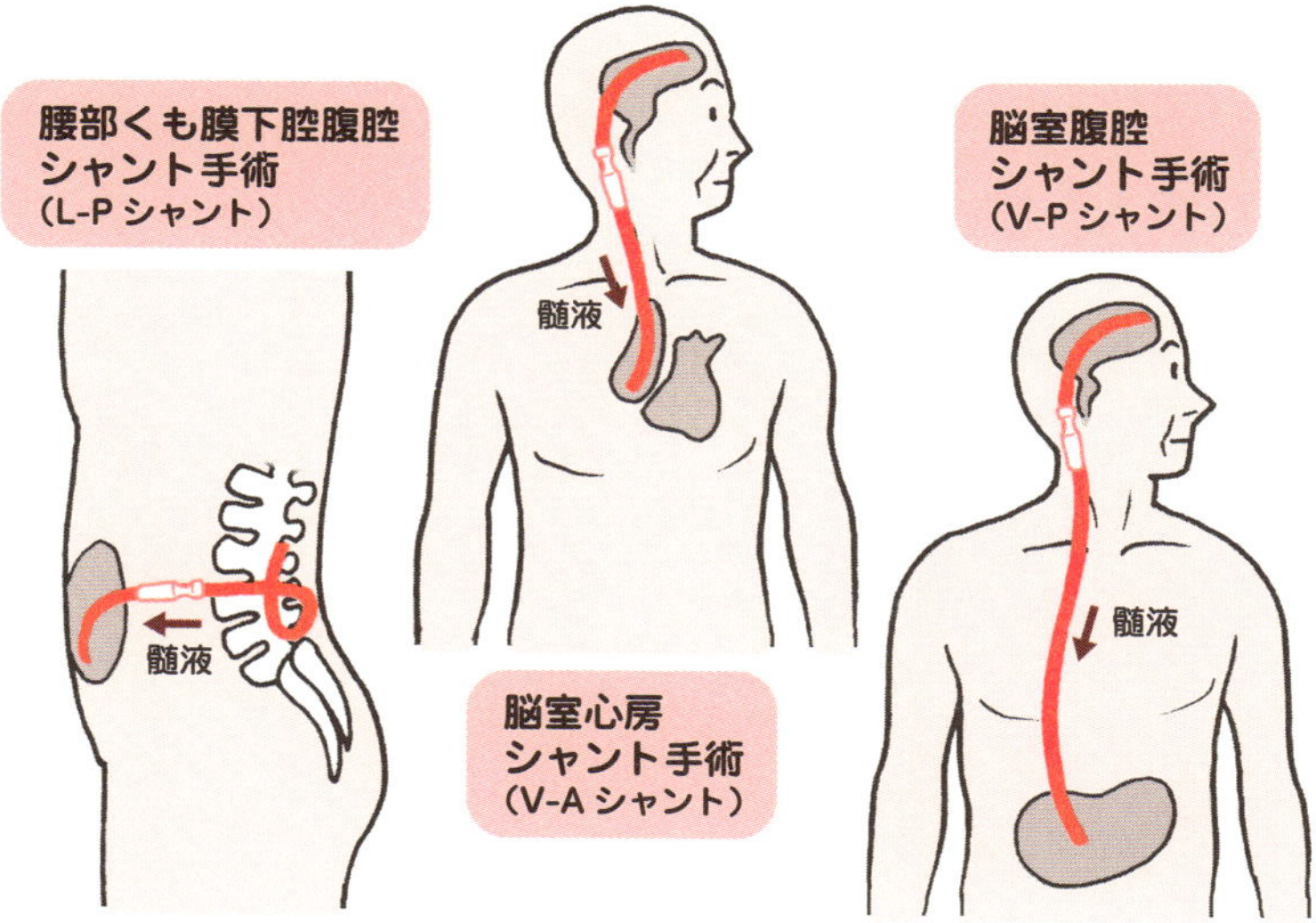

法則1

❹認知症と間違えられやすい病気がある

認知症と間違えられやすい病気として、**「せん妄」**と**「老人性うつ病」**があります。

せん妄は、軽い意識障害と、不穏（興奮して動揺している状態）が合わさり、**不安・幻覚・妄想などの症状がみられます。高齢者がせん妄を起こす原因は、お薬の影響、心不全や呼吸不全、内分泌疾患や代謝異常**などが考えられます。せん妄は、認知症の症状の1つではありますが、せん妄＝認知症ではありません。せん妄の原因によっては治療法が異なりますので、認知症との鑑別診断が必要です。

老人性うつ病も、認知症とは治療法が異なりますので、鑑別診断が必要です。

認知症でも「うつ状態」になることはありますが、うつ病と診断されて抗うつ薬だけを処方されていると、認知症の人の日常生活動作（ＡＤＬ）はどんどん低下し、病状も悪化してしまいます。しかし、認知症の中核症状治療薬と抗うつ薬を併せて使用すると、認知症の進行を抑制しながら、「うつ状態」を改善することができます。

このように、認知症の人に合ったお薬を使うことが、認知症治療には重要です。

うつ状態と老人性うつ病との関係

- 高齢になると、うつ状態が多くなる。
- うつ病では、自殺することもある。
- 認知症のタイプによっては、うつ状態になりやすく、うつ病と間違われやすい。

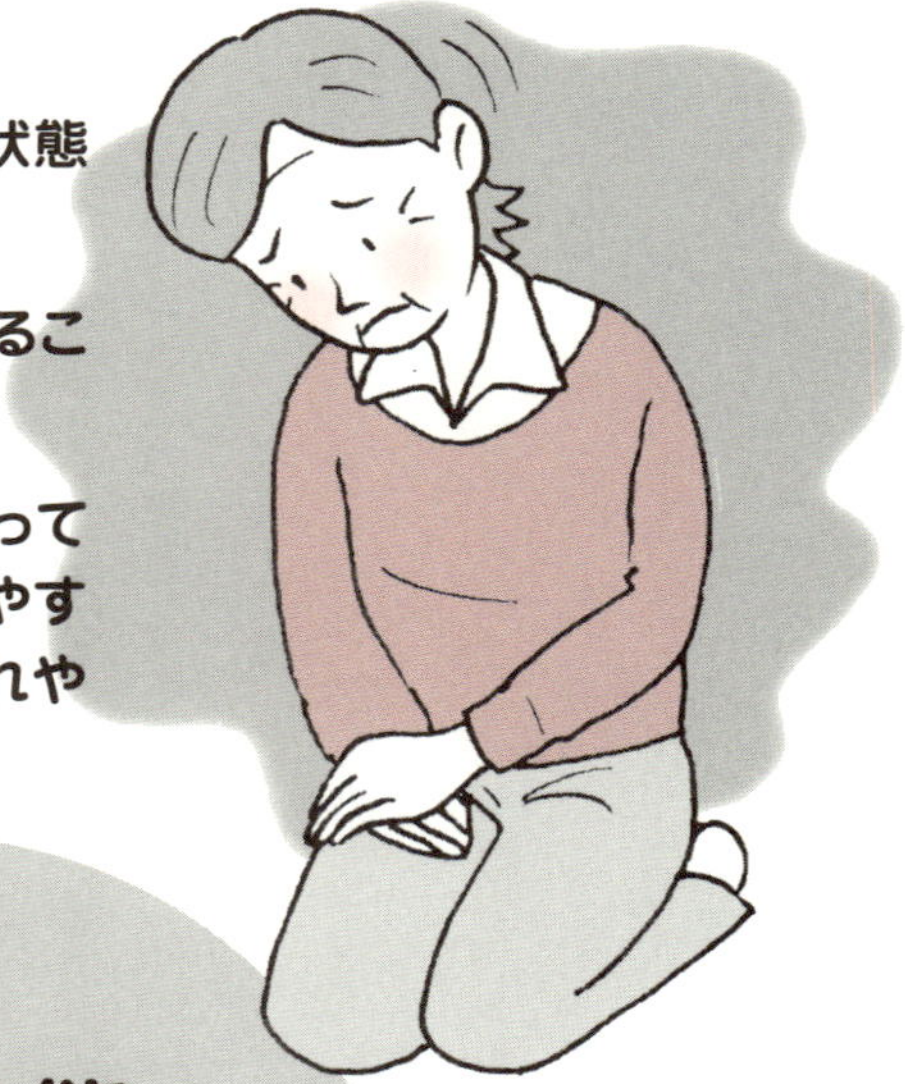

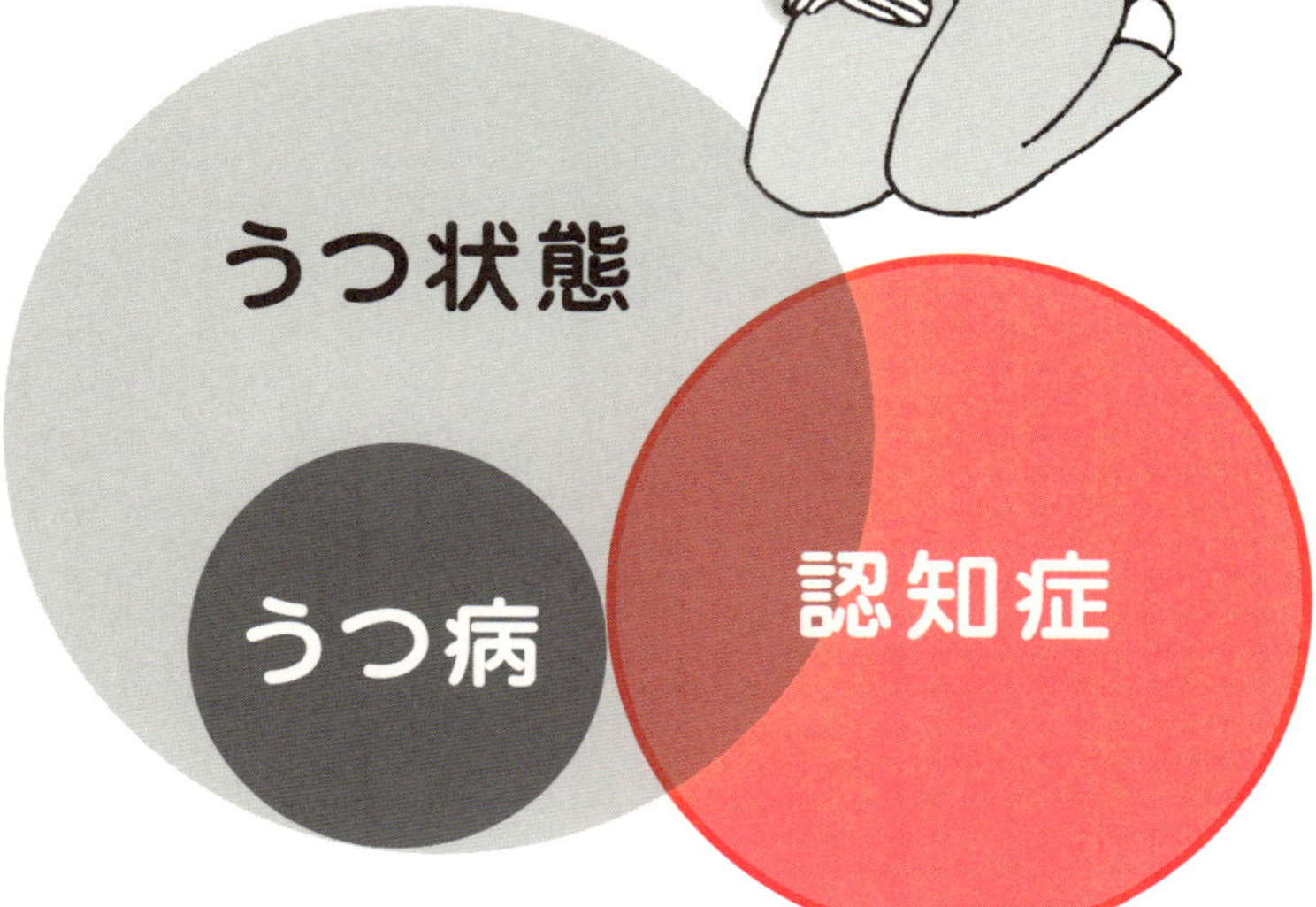

コラム

1滴の血液で認知症の検査・診断が可能に

2014年、国立長寿医療研究センター(愛知県大府市)などが「1滴の血液でアルツハイマー病などの検査を簡単にできる新装置を開発した」と発表しました。アルツハイマー型認知症の場合、その原因物質とされるアミロイドβたんぱく質が、血液中に含まれていることが分かっています。しかし、医療機関で行われる従来の検査方法では、結果が出るまでに9~20数時間かかっていました。

この装置は、何らかの病気にかかると発生する血液中の特殊なたんぱく質(抗原)を検出するもので、カード形の装置に特定の抗原と反応する抗体の微粒子が組み込まれており、そこに採取した血液をのせて検出装置にかけると、抗原と抗体が反応したときに発生する微弱な電流を感知し、病気を特定します。装置には複数の抗体をのせることができるため、一度に数種類の病気を検出することも可能です。同じ仕組みで、がんや感染症など、およそ50種類の病気の検査・診断が可能になるといわれています。

実用化にはまだ時間がかかりますが、自宅で血液を採取してあっという間に結果が分かる、そんな時代がくるかもしれません。

検査のしくみ

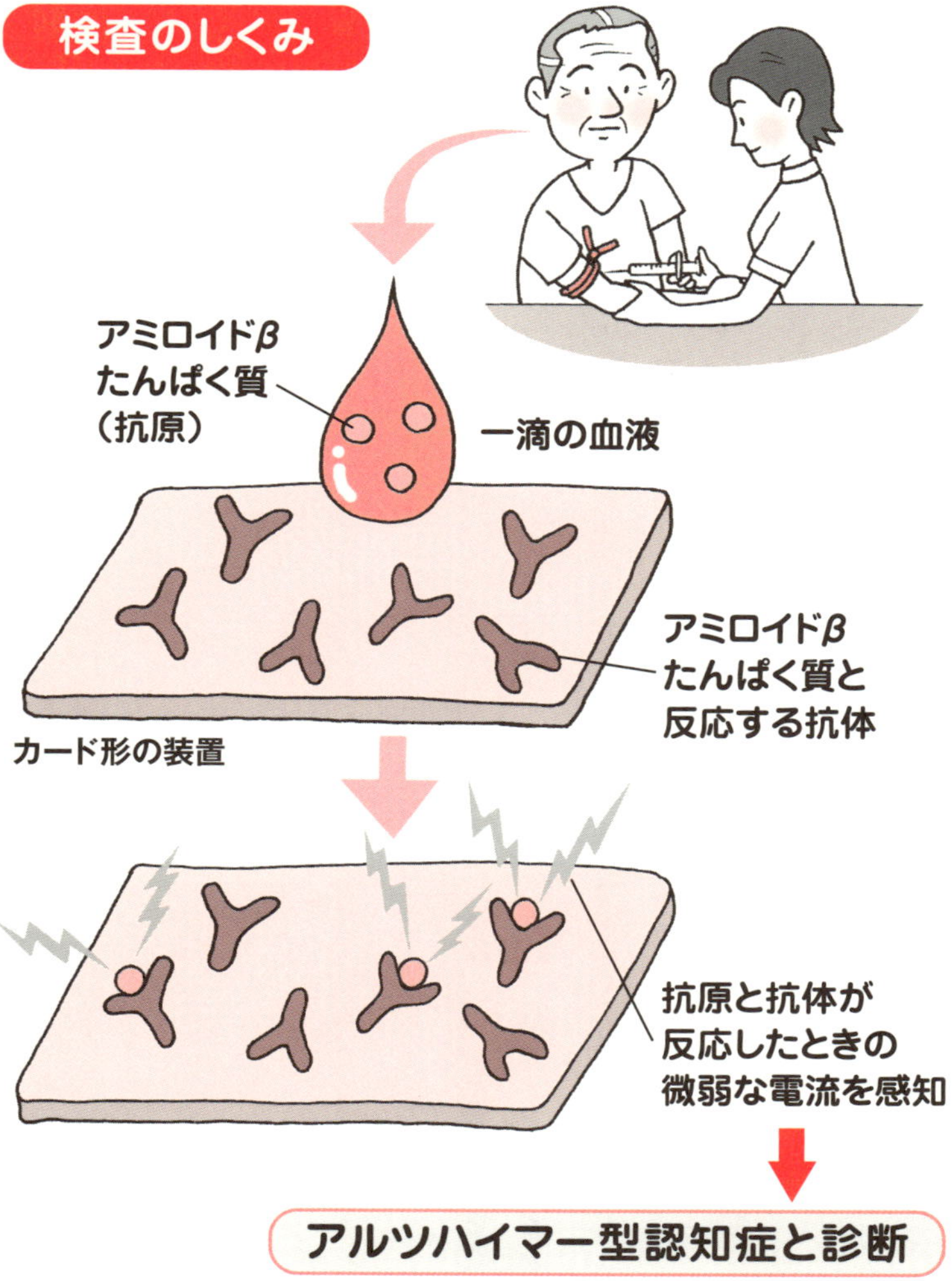
アミロイドβ
たんぱく質
（抗原）
一滴の血液
アミロイドβ
たんぱく質と
反応する抗体
カード形の装置
抗原と抗体が
反応したときの
微弱な電流を感知
アルツハイマー型認知症と診断

法則2

治療薬のことを知っておく

認知症には記憶障害などを起こす中核症状と、それに伴って現れる周辺症状があります。ずっと以前には、中核症状を治療できるお薬はありませんでした。周辺症状にのみ向精神薬などを使用していました。しかし1999年、世界初のアルツハイマー型認知症の治療薬が日本で開発され、以後15年間で、さらに4つの認知症治療薬が開発されています。

認知症のお薬は、脳の病変をもとに戻すお薬ではありません。あくまで**記憶障害などの中核症状を改善し、病気の進行を遅くする**お薬です。**症状が軽いうちにお薬による治療を始めることで、認知症の進行を遅らせることができます。そして治療を始める時期が早いほど、より改善効果が高くなる**ことが分かっています。

お薬の効き方は人によって違いますから、どんなお薬が処方されたのか、治療薬について知っておくことが大切です。

次の頁からは、中核症状に対するお薬についてみていきましょう。

治療を始める時期が早いほど、改善効果が高い

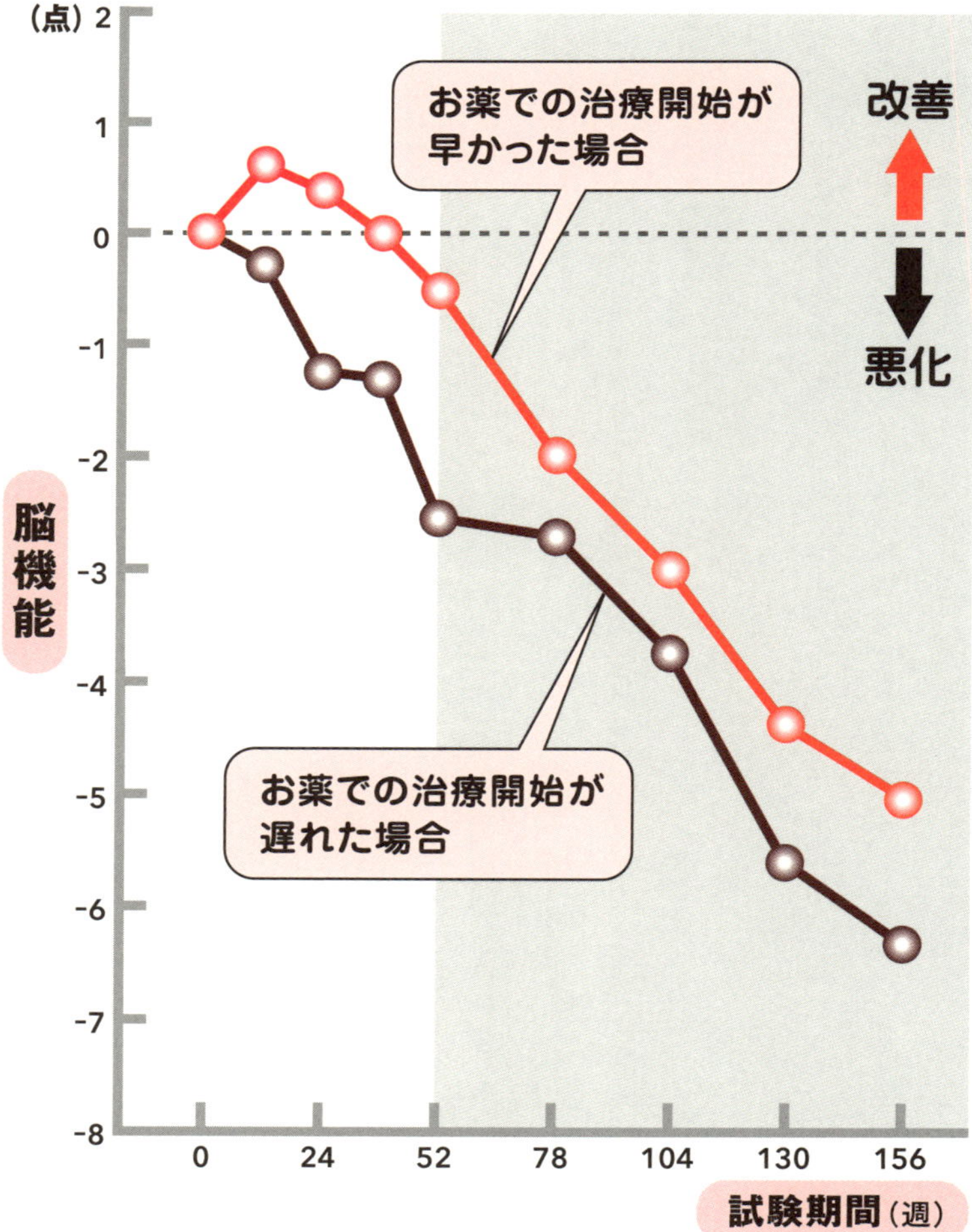

※Winblad, B. et al. : Dement Geriatr Cogn Disord, 21, 353 (2006年)

法則2

薬の実態❶ アリセプト（一般名：ドネペジル塩酸塩）

世界で初めてのアルツハイマー型認知症に対するお薬で、日本で開発されました。

【適応】

軽度から高度までのアルツハイマー型認知症、レビー小体型認知症

【期待される効果】

記憶や学習といった情報の伝達には、アセチルコリンという神経伝達物質が必要です。アルツハイマー型認知症は、このアセチルコリンが減少することで症状が進行します。アリセプトには、脳内のアセチルコリンの量を一定に保つ作用があり、記憶障害などの進行を遅らせることができます。

【想定される副作用】

一番多い副作用は、吐き気、嘔吐、食欲不振、下痢など、消化器に現れます。その他、心拍数低下、不整脈、心ブロック、まれに頻尿などもあります。心疾患、肺などの呼吸器疾患、胃潰瘍などの病歴がある人は、服用前に、医師に相談しましょう。

アリセプトのおもな副作用

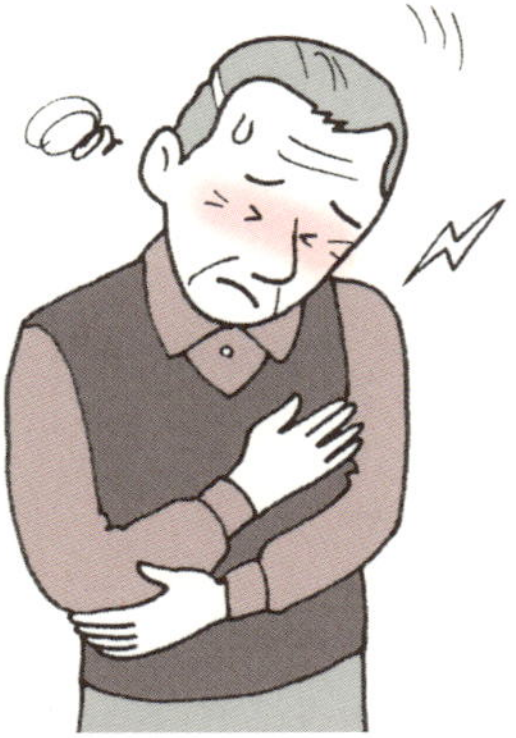

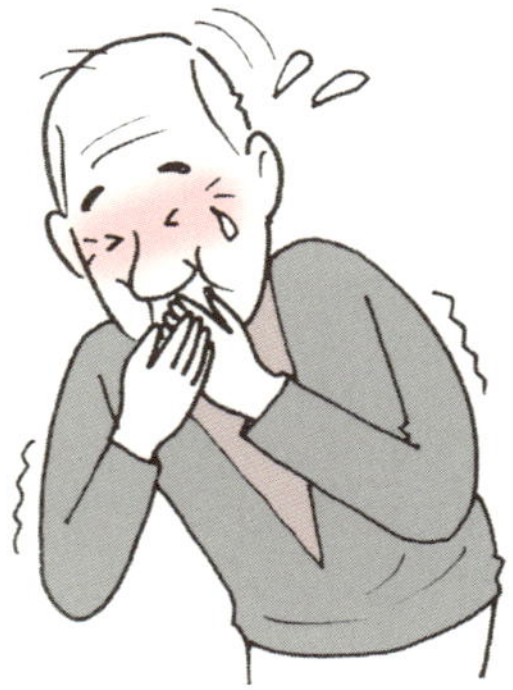

●心拍数低下 ●不整脈
●心ブロック

●吐き気 ●嘔吐
●食欲不振 ●下痢

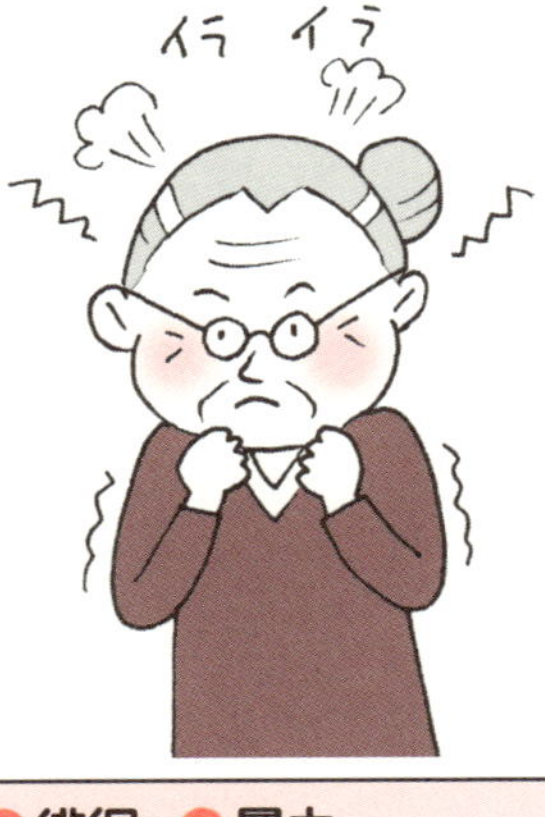

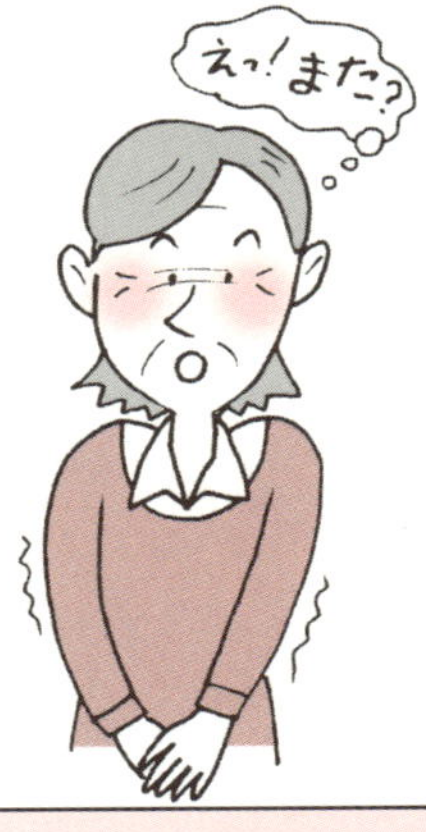

●徘徊 ●暴力
●イライラ ●不眠

●頻尿

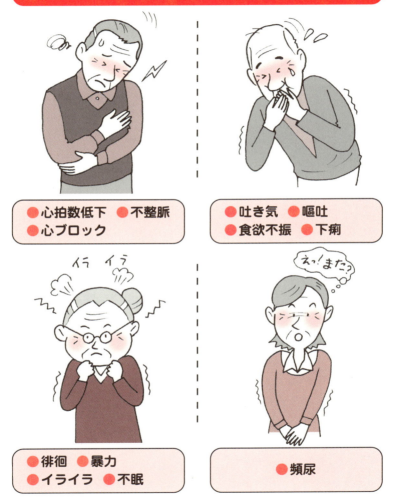

法則2

薬の実態❷ メマリー（一般名：メマンチン塩酸塩）

アリセプトとは少し違う効果を持つお薬で、２０１１年に承認されたお薬です。

【適応】

中等度から高度のアルツハイマー型認知症

【期待される効果】

脳での記憶や学習には、グルタミン酸といわれる脳内の神経伝達物質が関わっています。アルツハイマー型認知症では、脳に蓄積したアミロイドβたんぱく質によって、グルタミン酸が常に出ている状態になっています。これによって、記憶障害などが起こると考えられています。メマリーには、グルタミン酸の過剰な働きを遮断する作用があります。

また、周辺症状に関しては、覚醒系の働きがあるのが特徴です。

【想定される副作用】

浮動性のめまい、傾眠、便秘、幻覚などの異常行動がみられることがあります。

メマリーのおもな副作用

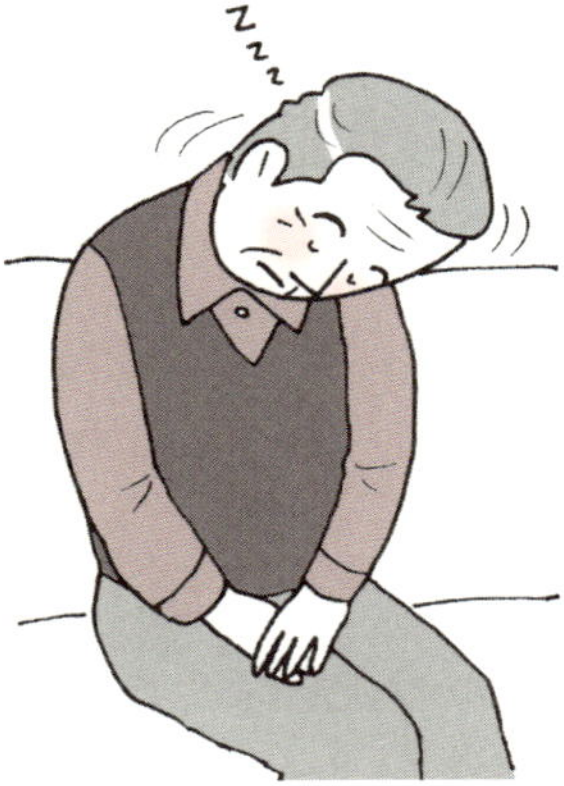

●傾眠

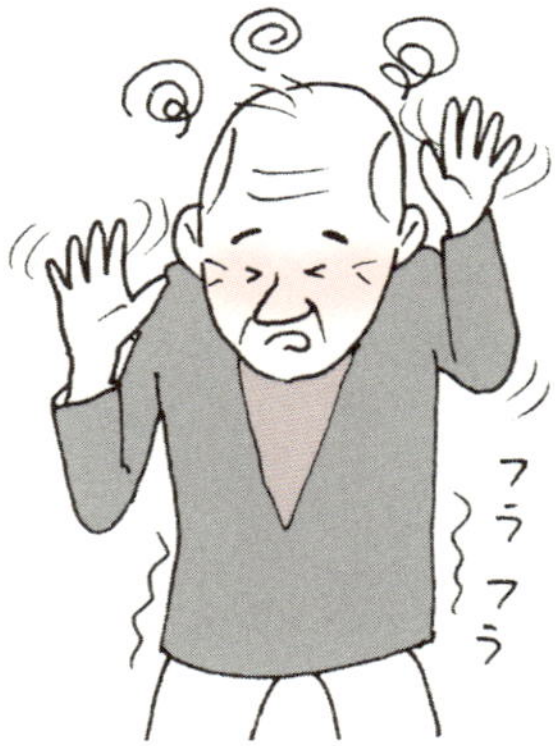

●浮動性めまい

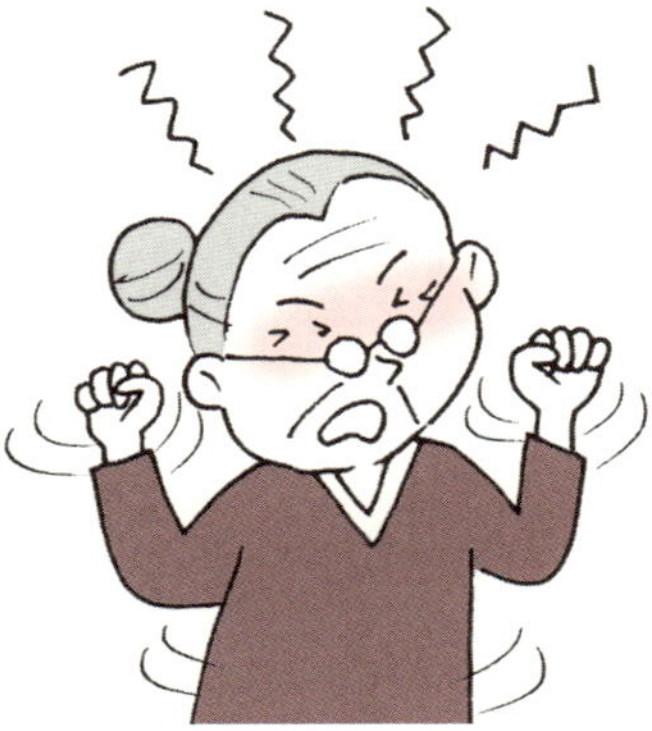

●幻覚などの異常行動

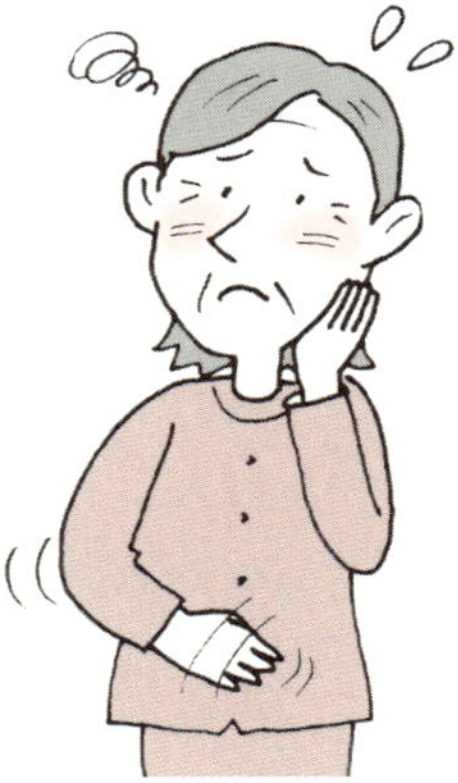

●便秘

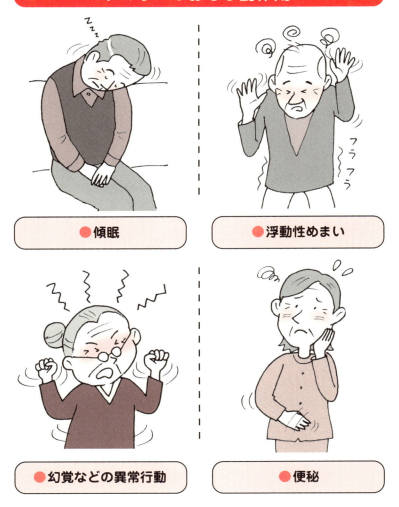

法則2 薬の実態❸

レミニール（一般名：ガランタミン臭化水素酸塩）

日本では2011年から販売されることになりましたが、世界的には長い実績を持つお薬です。

【適応】

軽度から中等度のアルツハイマー型認知症

【期待される効果】

レミニールには、主に2つの作用があります。1つ目は、情報伝達に重要なアセチルコリンを保持することで神経の伝わりをよくし、認知機能障害の進行を遅らせます。2つ目は、アセチルコリンの情報を受け取る受容体（ニコチン性アセチルコリン受容体）に結合し、神経の伝達を活性化します。レミニールで活性化される神経伝達物質には、アセチルコリン、セロトニン、ドーパミン、GABA（精神安定物質）、ノルアドレナリンなどがあります。

【想定される副作用】

アリセプトと同じ作用があるので、副作用も主に嘔吐など、消化器系に現れます。

レミニールで活性化される神経伝達物質の効果

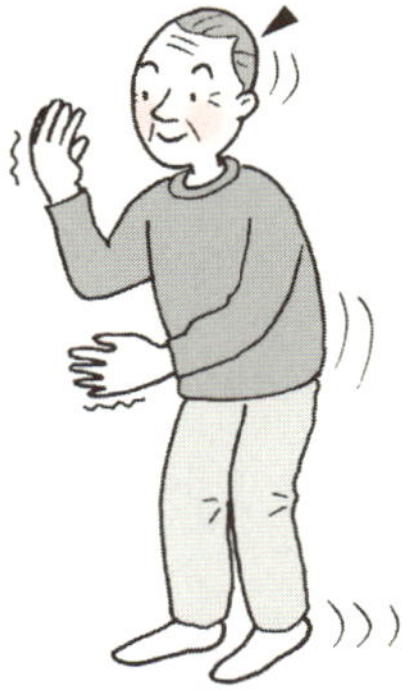

●ドーパミン
パーキンソン症状（手のふるえ、小刻みに歩く）を改善

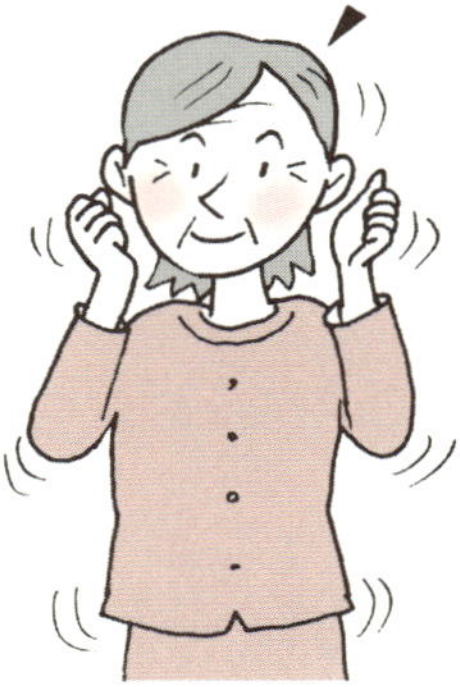

●ノルアドレナリン
自律神経症状を改善、意欲が出る

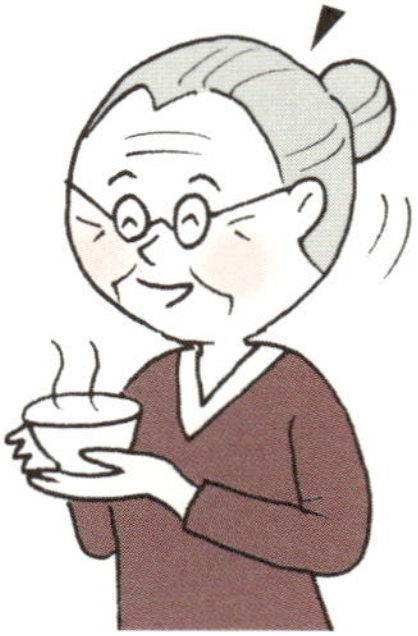

●GABA
緊張の緩和、易怒性の改善、精神が安定してイライラ感が減る

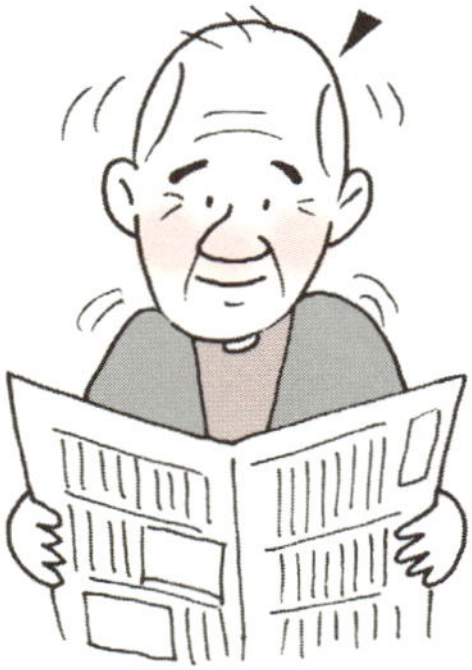

●セロトニン
気分を安定させる、うつ状態を改善

法則2 薬の実態④

イクセロンパッチ リバスタッチパッチ

（一般名：リバスチグミン）

認知症治療薬唯一の貼り薬であり、日本では２０１１年７月から販売されています。

【適応】

軽度から中等度のアルツハイマー型認知症

【期待される効果】

アセチルコリンエステラーゼの活動を抑え、アリセプトやレミニールと同様、アセチルコリンを維持します。さらにアセチルコリン分解酵素も抑制することで、脳内でのアセチルコリン量を増やし、情報伝達経路を活性化させます。

【想定される副作用】

貼り薬であるため薬の飲めない人も使用でき、管理もしやすいのですが、毎日同じ部分に貼るとかぶれるため、背部・上腕・胸部など、毎日少しずつずらしながら使用し、はがした後は保湿しましょう。また、徐脈や狭心症などの心症状、激しい嘔吐や下痢などの消化器症状がみられることがありますので、これらの既往がある人は十分な注意が必要です。

リバスチグミンのパッチ製剤でかぶれにくい部位

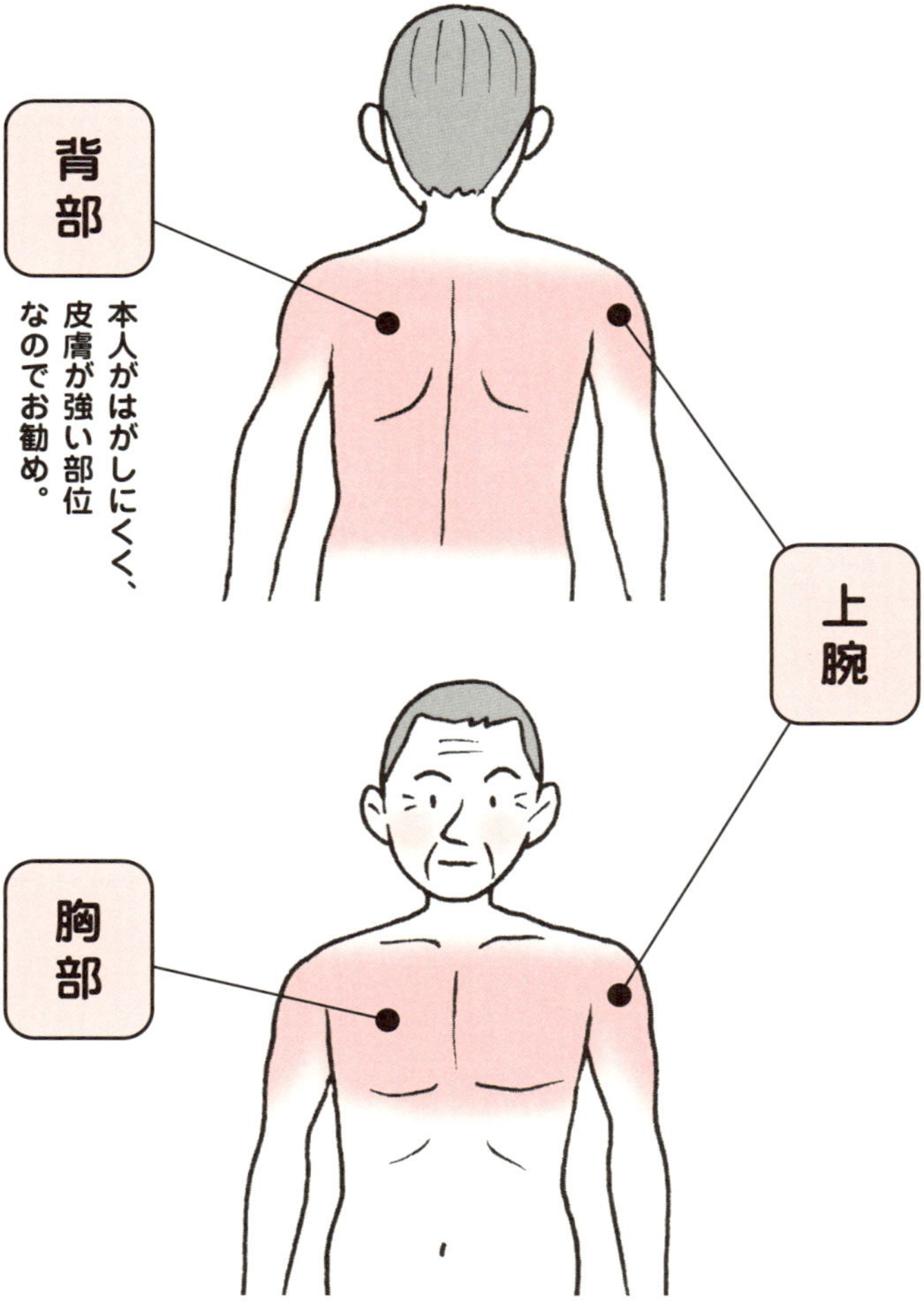

法則2 薬の実態❺

周辺症状を抑えるその他の薬

周辺症状の現れ方は人によって違いますので、処方されるお薬も様々です。

【適応】

介護する上で支障をきたすような周辺症状がみられる場合

【期待される効果】

攻撃性など「陽性症状」がみられる場合は、ウインタミンなどの抑制系のお薬、無気力など「陰性症状」がみられる場合は、シンメトレルなどの興奮系のお薬を使うと、これらの症状が緩和されます。

【想定される副作用】

興奮系のお薬の場合、認知症治療薬と併用することで、陽性症状が強くなる可能性があります。逆に抑制系のお薬では、過鎮静となる（体が弱ってしまい、転倒したり食事を摂りにくくなったりする）可能性があります。

周辺症状を抑えるお薬

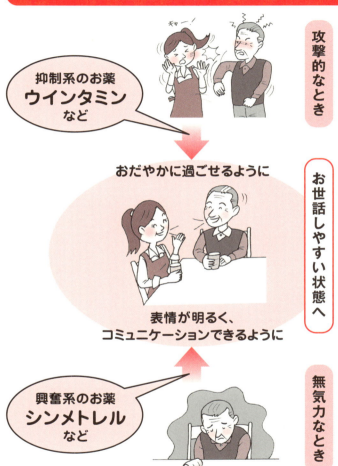

攻撃的なとき
キャー！
抑制系のお薬
ウインタミン
など
おだやかに過ごせるように
お世話しやすい状態へ
表情が明るく、
コミュニケーションできるように
無気力なとき
興奮系のお薬
シンメトレル
など

法則3

処方薬の投与量は、家族が決める

認知症の治療は、主治医の考え方によって大きく変わります。ここでは、**河野和彦先生が30年間に及ぶ臨床経験により編み出した認知症薬物療法マニュアル、「コウノメソッド」を紹介します。**これは、大きな3つのコンセプトで成り立っています。

❶**家庭天秤法**　お薬の副作用をできる限り出さないために、医師の指示のもと、介護者（家族）が投薬量を調整する。

❷**介護者保護主義**　病状により患者さんと介護者の一方しか救えないときは、介護者を救う。

❸**安全で改善率の高いお薬の組み合わせ**　様々なテストの結果から、その患者さんの状態に最も適切で安全性の高いお薬を組み合わせることで、認知症は改善する。

認知症治療は、患者さんと医師との関係だけでは成り立ちません。そこに家族などの「介護者」が存在することで、患者さんは治療を続けることができるのです。

このメソッドは一般にも公開されており、介護者側の視点から「本当に今の治療でよいのか」について、考えるきっかけになると思います。

コウノメソッド基本コンセプト

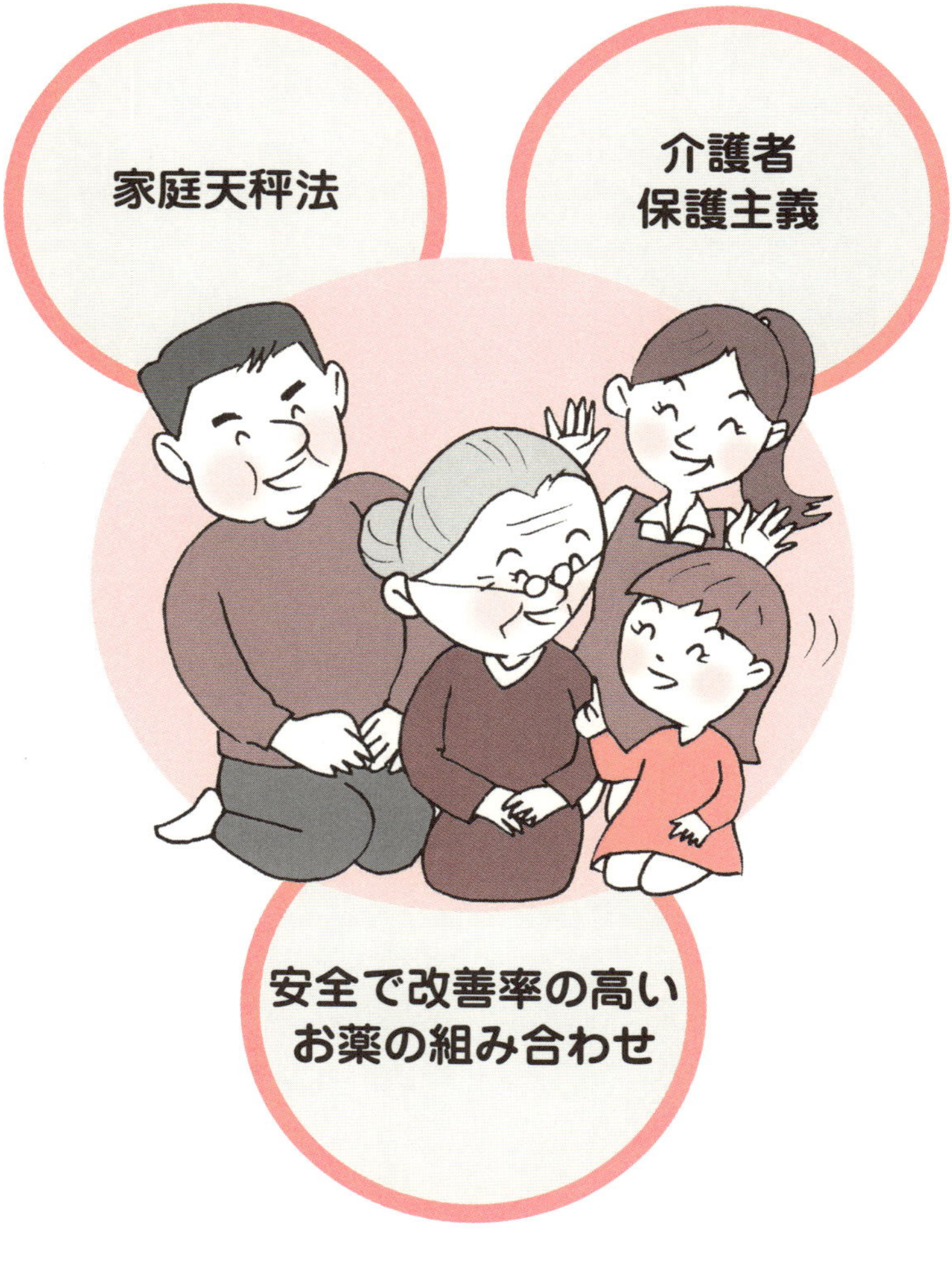

法則3

❶症状によって処方薬を使い分ける

認知症は、患者さんの状態や経過などから治療方針を決めることが大切です。コウノメソッドでは、診断名が最も重要なのではなく、**患者さんの「今現在の状態」に合ったお薬を使うことがポイント**です。認知症患者さんの症状は大きく中核症状と周辺症状に分けられますが、周辺症状に対しては、さらに3つのパターンに分けて考えます。

❶陰性症状　無気力・無言・うつ状態など、自分の内側に入り込んでしまう症状**↓現在よりも言動を活発にする効果のあるお薬（興奮系）を使う。**

❷陽性症状　怒りっぽい・幻覚や幻聴・徘徊・暴力や暴言・過食・介護への抵抗など、興奮状態にあると考えられる症状**↓興奮を抑える働きのあるお薬（抑制系）を使う。**

❸中間症状　陰性症状も陽性症状も存在しない状態**↓中核症状に効果のある認知症治療薬を使う。**

お薬は、一度処方したら終わり、ではありません。刻々と変わる患者さんの状態に合わせて不要なお薬をやめたり、周辺症状改善から中核症状改善を目指します。

症状によって薬を使い分ける

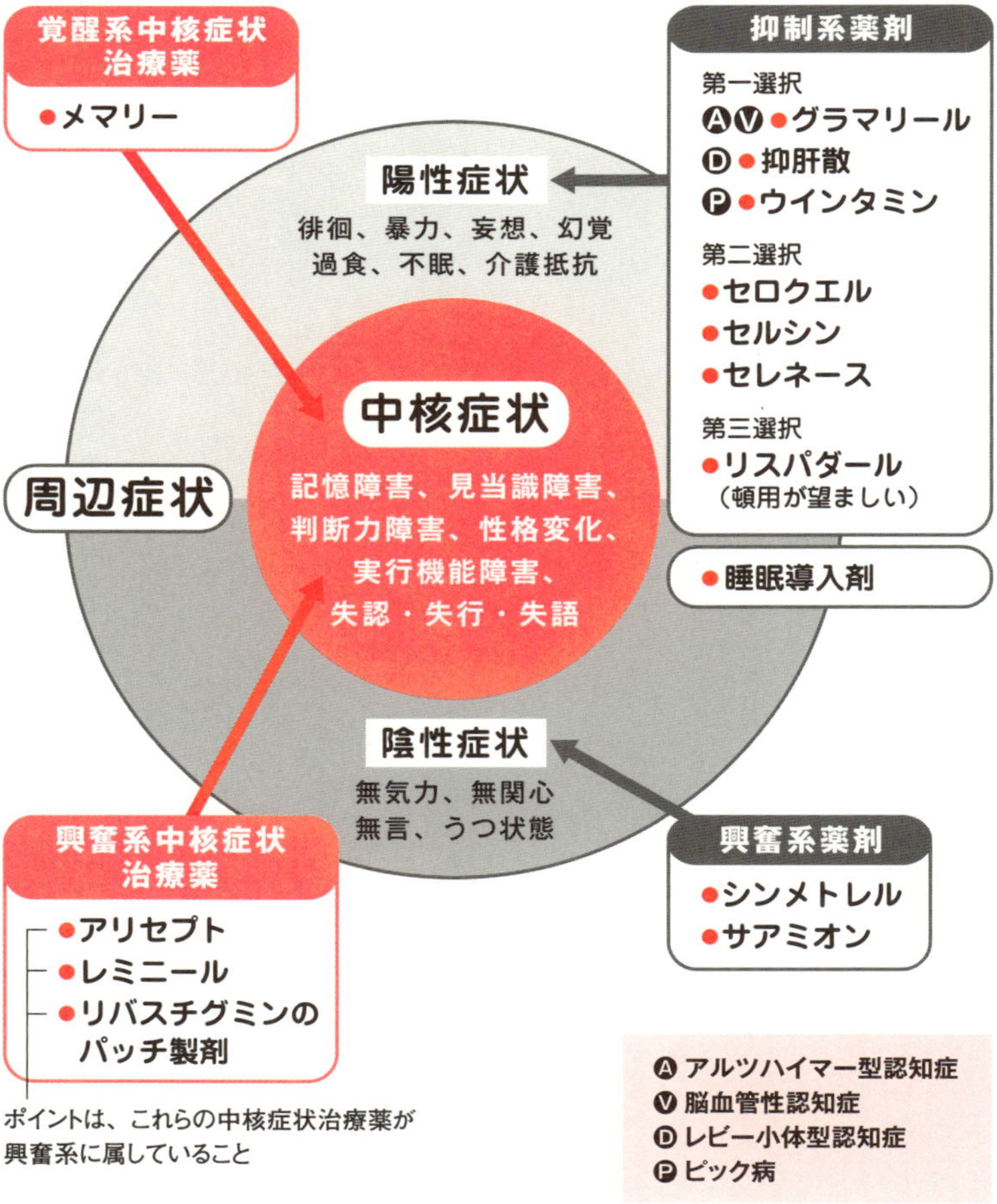

ポイントは、これらの中核症状治療薬が興奮系に属していること

法則3

❷「家庭天秤法」で周辺症状をコントロールする

家庭天秤法とは**「患者さんのそのときの状態に合わせて、医師の指示のもとで介護者（家族）が薬剤投与量を調整する」**ことです。そもそも中核症状に対する認知症治療薬は、興奮系薬剤の側面も持っていますので、患者さんはやや興奮方向（陽性方向）に傾きます。一方で、介護を続けるためには、ある程度患者さんの興奮を抑える必要があります。これが「患者と介護者の一方しか救えないときは介護者を救う」という考え方につながっています。具体的には、抑制系の薬剤を重視することで、患者さんの興奮を抑制させるのです。しかし抑制系のお薬が効きすぎてしまうと、徐々に元気がなくなり弱ってしまいます。そのときはお薬の投与量などを調整する必要があります。お薬の効果を確認するには、時々診察する医師よりも、毎日接している介護者の方がずっと現状を知っているので適しています。現在の処方内容や処方量が患者さんに合っているのか、お薬を替える前後のタイミングで、介護者が左のＤＢＣシートを使って、より正確に状態を把握します。その結果をもとに、医師は処方薬剤の効果を評価することができるのです。

DBC（ディメンシア・バランス・チェック）シート

氏名		病名	アルツハイマー型　レビー小体型　ピック病　脳血管性　混合型
年齢			脳血管障害　正常圧水頭症　硬膜下出血（　　　　　）

評価日　　年　　月　　日　　　　年　　月　　日

Ⓐ陽性症状　（合計　　点）　（合計　　点）

番号	陽性症状項目	投薬前	投薬後
1	いらだち、怒り、大声、暴力	0　1　2　3	0　1　2　3
2	介護抵抗、入浴拒否	0　1　2　3	0　1　2　3
3	帰宅願望、外出企図	0　1　2　3	0　1　2　3
4	不眠	0　1　2　3	0　1　2　3
5	徘徊（1日中、日中、夜間）	0　1　2　3	0　1　2　3
6	自己顕示、家族呼び出し頻回	0　1　2　3	0　1　2　3
7	あせり	0　1　2　3	0　1　2　3
8	妄想、幻覚、独語	0　1　2　3	0　1　2　3
9	神経質	0　1　2　3	0　1　2　3
10	盗み、盗食、大食、異食	0　1　2　3	0　1　2　3

Ⓑ陰性症状　（合計　　点）　（合計　　点）

番号	陰性症状項目	投薬前	投薬後
1	食欲低下	0　1　2　3	0　1　2　3
2	あまり動かない（活力低下）	0　1　2　3	0　1　2　3
3	昼寝、傾眠、発語低下、無表情	0　1　2　3	0　1　2　3
4	うつ状態（否定的発言、自殺願望）	0　1　2　3	0　1　2　3
5	無関心（リハビリ不参加）	0　1　2　3	0　1　2　3

Ⓒ体幹バランス　（合計　　点）　（合計　　点）

番号	体幹バランス項目	投薬前	投薬後
1	体幹傾斜	0　1　2　3	0　1　2　3
2	易転倒性	0　1　2　3	0　1　2　3
3	小きざみ歩行	0　1　2　3	0　1　2　3
4	嚥下不良、むせる	0　1　2　3	0　1　2　3
5	突進か振戦（パーキンソン病）	0　1　2　3	0　1　2　3

0：見たことなし　1：たまに　2：ときどき
3：しょっちゅう（程度が強い場合は、頻度のスコアを1段階アップする）

評価法

Ⓐスコア低下：患者がおだやかになった
Ⓑスコア上昇：抑制系薬剤が強すぎる。元気になるまで完全に休みましょう
Ⓒスコア上昇：抑制系薬剤が強すぎる。元気になるまで完全に休みましょう

抑制系薬剤：グラマリール、ウインタミン、コントミン、セロクエル、セレネースなど

法則4

認知症のタイプによって治療法は異なる

認知症には、アルツハイマー型、脳血管障害によるもの、レビー小体型、前頭側頭型（ピック病）など、いくつかのタイプがあります。また、いくつかの型を併発しているケースも少なくありません。**認知症を発症する原因が違うのですから、脳内の病変の部位やでき方も違ってきます。つまり、すべてが同じ治療法でよいはずはありません。**

例えば、認知症の治療薬のなかでよく使われる「アリセプト」というお薬の場合、アルツハイマー型認知症を発症した後であれば、第一選択薬（まずはこれを使ってみよう、というお薬）になります。ところが、ピック病による認知症の治療薬としては、現在ではアリセプトは推奨されていません。また、レビー小体型認知症にアリセプトだけを使うと、やがては歩行障害が現れることもあります。

つまり、**認知症治療で使うお薬は複数あり、それぞれの症状に適したものを使うことによって、効果が期待できる**のです。

ここからは、認知症の代表的なタイプごとに、それぞれに合った治療法をみていきます。

認知症のタイプによって脳の病変部位が異なる

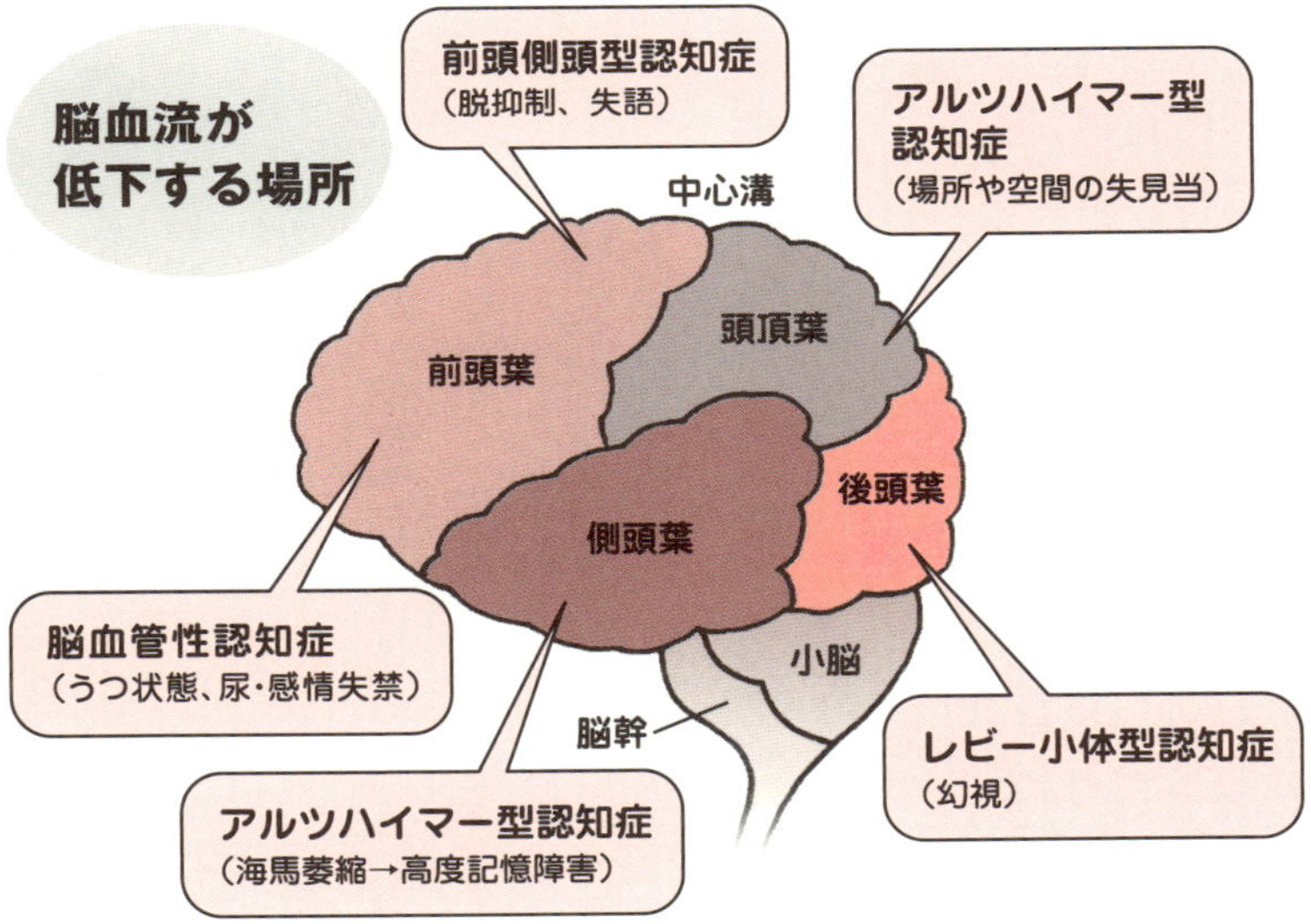

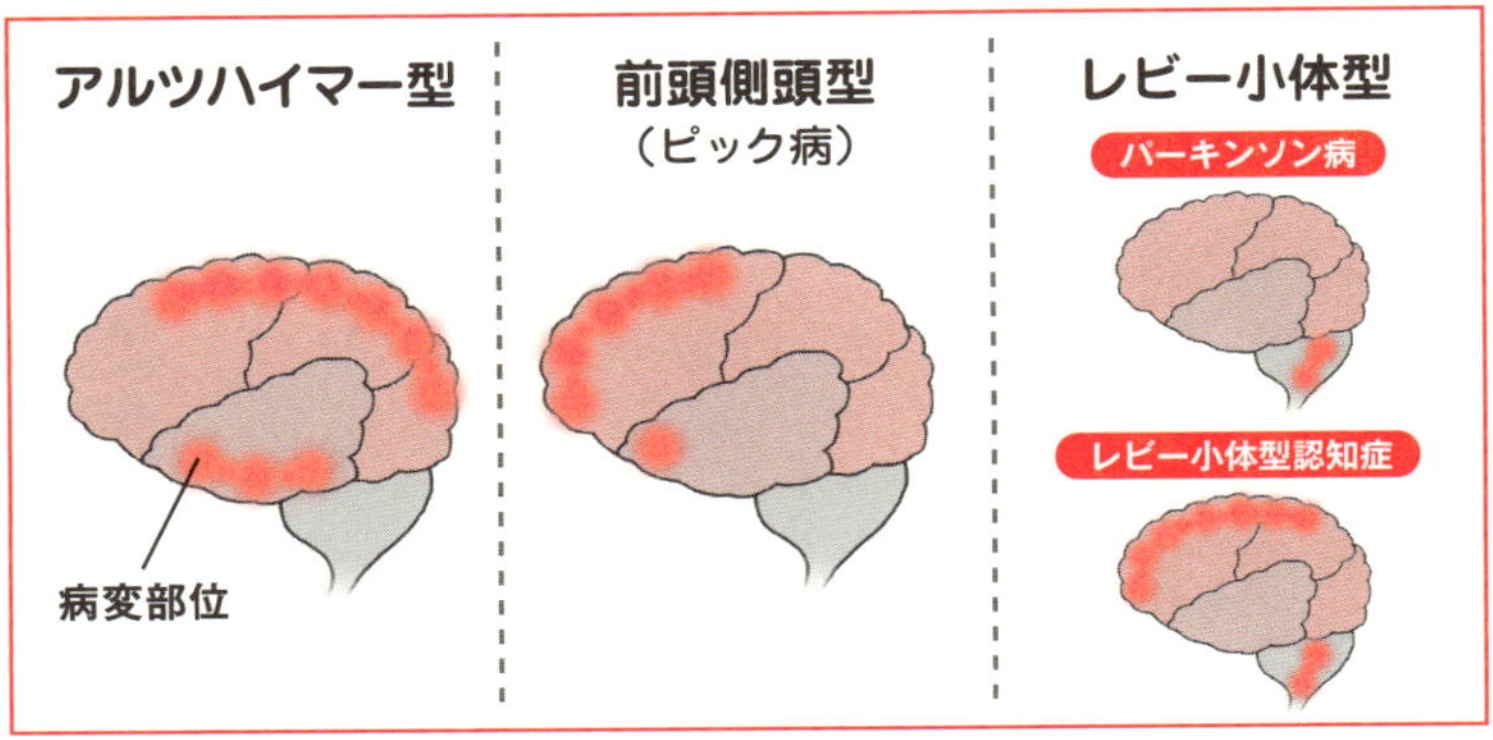

法則4

❶「アルツハイマー型」は一刻も早く治療する

アルツハイマー型認知症は発症すると、**どんどん中核症状が顕著となり、それに伴って周辺症状も悪化するため、家族や周囲の人の辛さが増加します。ですからアルツハイマー型認知症は、診断されたらすぐに治療を始める必要があります。**治療方針としては、中核症状の進行をくい止め、そこから派生する周辺症状をやわらげるものになります。

アルツハイマー型認知症の経過として、**初期の頃には陰性症状**が出ますが、**やがて陽性症状の方が強くなり、後期になると再び陰性症状が強くなる**という特徴があります。中核症状の進行をくい止めるお薬は**アリセプト**が有効ですが、これは興奮系のお薬ですから、**陽性症状が強く出る場合は、抑制系のお薬を併用する**ことがあります。また同じ陽性症状でも、**怒りっぽいときは抗精神病薬のグラマリール、暴力が出るときは抗精神病薬のウインタミン、抗不安薬のセルシン**などが有効です。逆に**無気力になった場合は興奮系のお薬**を使うこともあります。このように、**陽性症状・陰性症状と一括りにするのではなく、最も強く出る症状に合わせたお薬を使うことが必要**です。

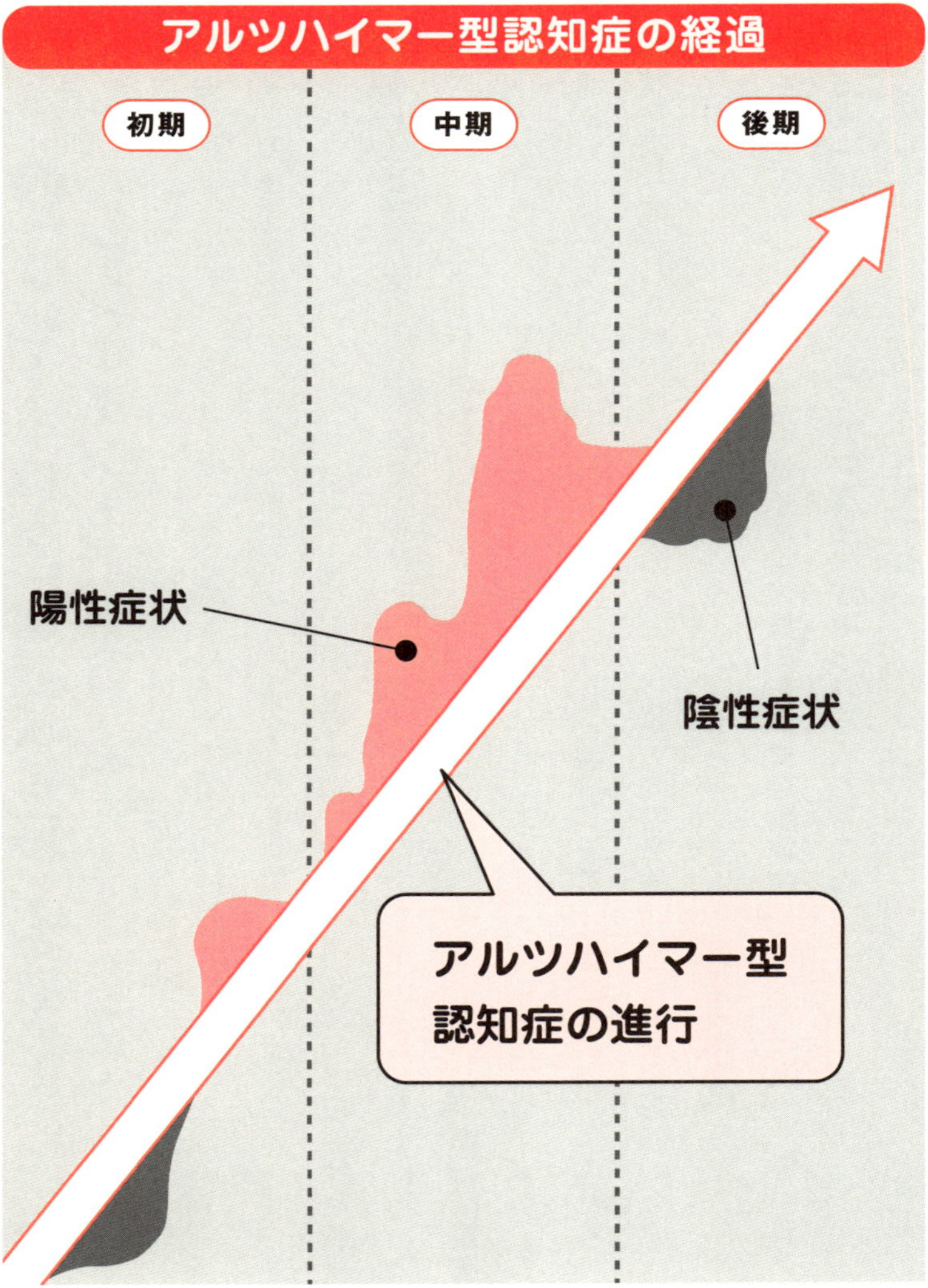
アルツハイマー型認知症の経過
初期
中期
後期
陽性症状
陰性症状
アルツハイマー型
認知症の進行

法則4

❷「レビー小体型」は症状に応じた薬をピンポイントで処方

脳内の神経伝達物質であるアセチルコリンの減少で認知機能が低下しているのがアルツハイマー型認知症、ドーパミンの減少で歩行障害をきたしているのがパーキンソン病ですが、これらが両方減少しているのが、レビー小体型認知症です。認知症の**中核症状治療薬であるアリセプト**は、脳内のアセチルコリンを増やし、**記憶力を高めて知能を上げる**ことができます。また**ドーパミン**を使うと、レビー小体型認知症の特徴ともいえる**歩行障害を改善**します。しかし、患者さんの状態に対してどちらか一方でも過剰になってしまうと、反対側にある症状が強く出てしまいます。つまり、**そのときの状態に合わせて、「どちらの症状をより改善したいのか」を見極めた上で、処方内容を検討する必要がある**のです。

また、レビー小体型認知症には、他のタイプにはみられない**「薬物過敏性」**という特徴もあります。分かりやすく言えば**「通常の量でも様々な副作用が出る」**ことですが、逆に考えると**「ほんの少しの量で劇的な効果がみられることもある」**ということです。レビー小体型認知症は、この微妙なさじ加減の必要性が、治療を難しくしているともいえます。

一方のお薬が過剰になると、それに反する症状が強く出る

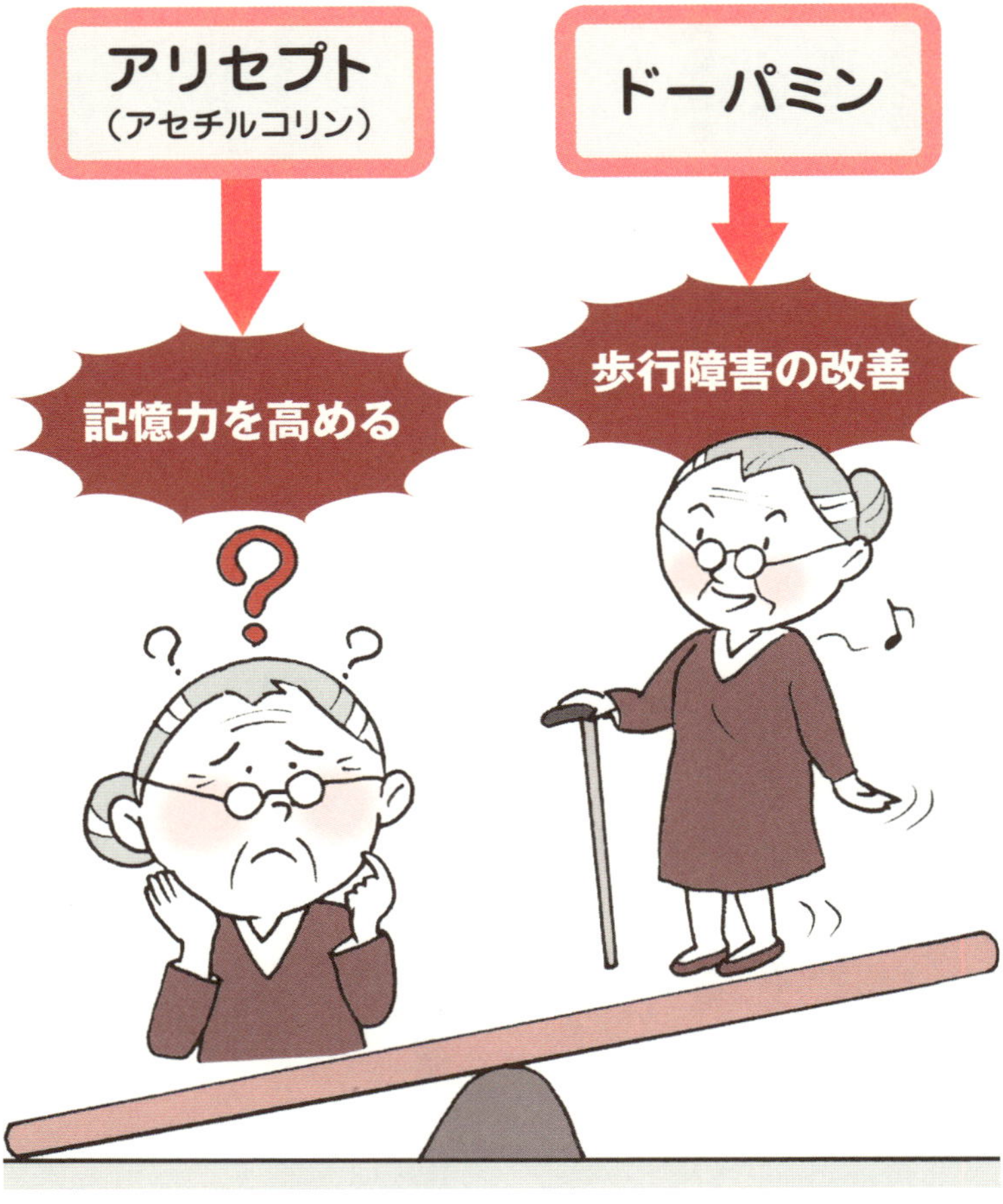

法則4

❸「脳血管性」は脳梗塞を再発させない

高血圧が制御されていないことで、いつの間にか脳に「小さな脳梗塞（ラクナ梗塞）」を抱える人が増えています。これにより、脳血管性認知症はゆっくりと進行するタイプが多くみられるようになり、他のタイプの認知症との区別がつきにくくなっています。脳血管性認知症は、記憶障害などの中核症状が比較的軽い一方で、運動障害・感情失禁・夜間せん妄などがよくみられるのが特徴です。

脳血管性認知症は、そのベースに高血圧や動脈硬化などがありますので、全身疾患との関連性が治療のポイントになります。つまり、**脳血管性認知症を進行させないためには、脳血管障害を再発させないことが重要**です。したがって第一選択薬は、**中核症状治療薬のアリセプトやレミニールは効きにくいため、脳循環・代謝改善薬（脳の血流を増加させ、意欲や自発性を向上）のサアミオン**も使います。もしくは**抗血小板薬（血液をサラサラにして脳梗塞の再発を予防するお薬）**です。ただしサアミオンは興奮系薬剤ですので、陽性症状が出ているときは抑制系薬剤を使うこともあります。

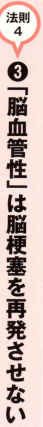

脳血管障害を再発させない

脳循環・代謝改善薬

サアミオン

脳の血流を増加させ、
意欲や自発性を向上

抗血小板薬

プレタール

プラビックス

血液をサラサラにして
脳梗塞の再発を予防する

アリセプト や **レミニール**

は効きにくい

法則4

❹「前頭側頭型」は慎重な診断と治療が必要

前頭葉は人としての理性的な部分を司っています。前頭側頭型認知症では、この部分が萎縮することで、**感情が乏しくなる、食べられないものを食べてしまう異食、同じ動作をずっと繰り返す常同行動、盗癖や失禁など、人としての理性が外れた状態**の症状がみられるようになります。

前頭側頭型認知症は、脳内でどの神経伝達物質が不足しているのか、実はまだよく分かっていません。慎重な画像検査と、前頭側頭型認知症に特徴的な症状を総合的にみて、診断されます。

前頭側頭型認知症の初期では、困った状態の**陽性症状（盗癖、常同行動、異食など）を繰り返す**ことが多いため、その場合は**抑制系のお薬が第一選択薬**になります。**具体的には**ドーパミン抑制効果のあるウインタミンです。**アリセプトは、前頭葉にストレスをかけて常同行動を起こすと考えられており、使用しません。**

周辺症状に対するお薬

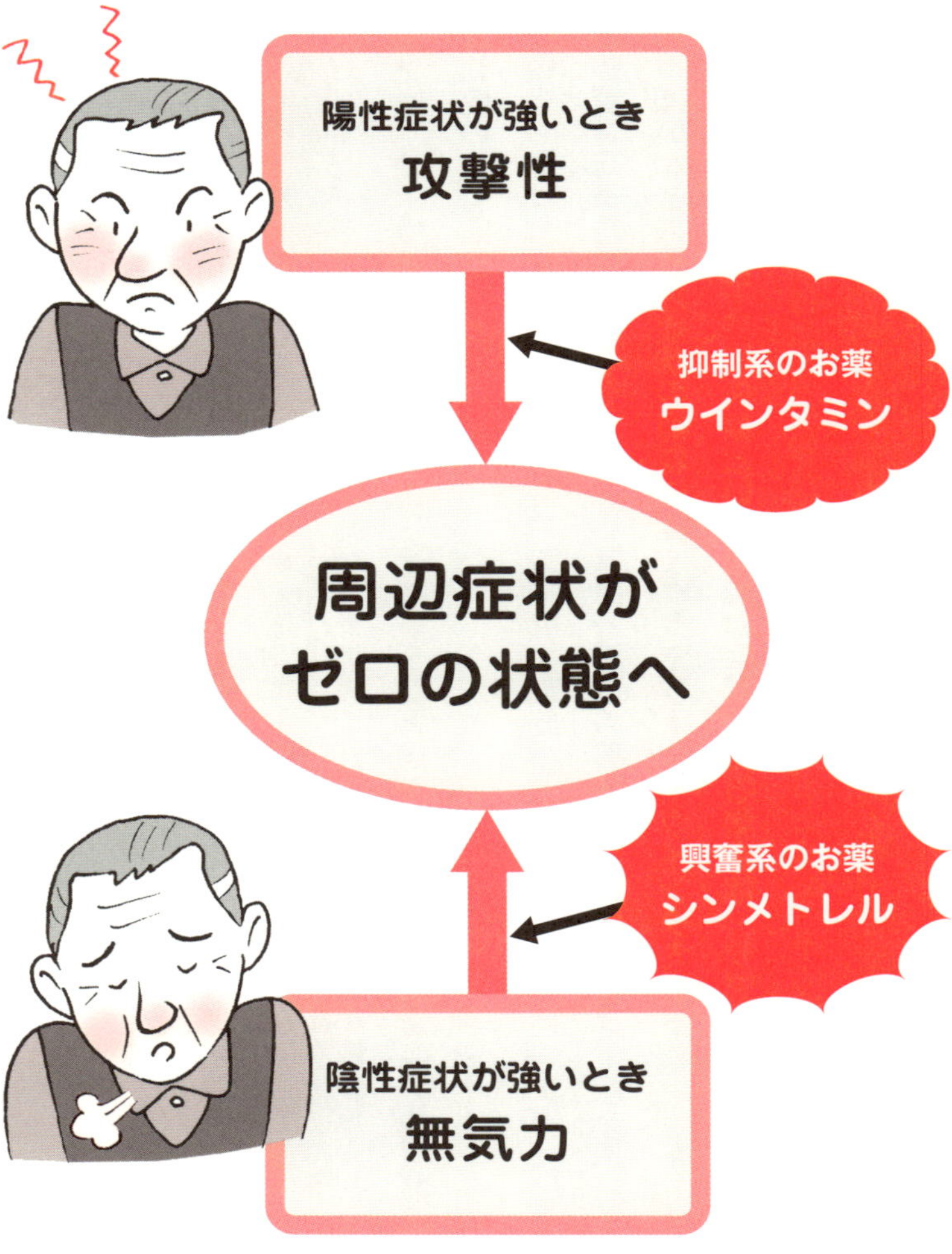
陽性症状が強いとき
攻撃性
抑制系のお薬
ウインタミン
周辺症状が
ゼロの状態へ
興奮系のお薬
シンメトレル
陰性症状が強いとき
無気力

法則4

❺「混合型」は最も診断・治療が難しい

アルツハイマー型認知症と、脳血管性認知症が合併したものを、混合型認知症といいます。最も診断や治療が難しいタイプです。例えば、アルツハイマー型認知症はとてもゆっくり進行しますが、その途中の段階で無症候性（特に症状がみられない）の脳梗塞が起こり、アルツハイマー型認知症を急に悪化させていることがあります。これを**「アルツハイマー型認知症の血管因子」**といいます。

治療に使うお薬は、全く性質の違うものを併せて使うことになります。アルツハイマー型の**中核症状進行予防にはアリセプト**を、**脳血管障害の再発予防にはプレタール**を使います。**怒りっぽいなどの周辺症状の抑制には、グラマリールやウインタミン**を使います。逆に**無気力、歩行速度の低下、尿失禁といった虚血症状がある場合は、サアミオン**を使います。しかし、「画像診断だけで脳血管性認知症と診断されてしまい、アルツハイマー型認知症の治療が行われない」、「後から脳血管性認知症を合併したので、それに対する適切なお薬が追加されない」ことがよくあります。これが診断、治療が難しい点です。

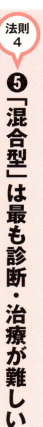

アルツハイマー型認知症

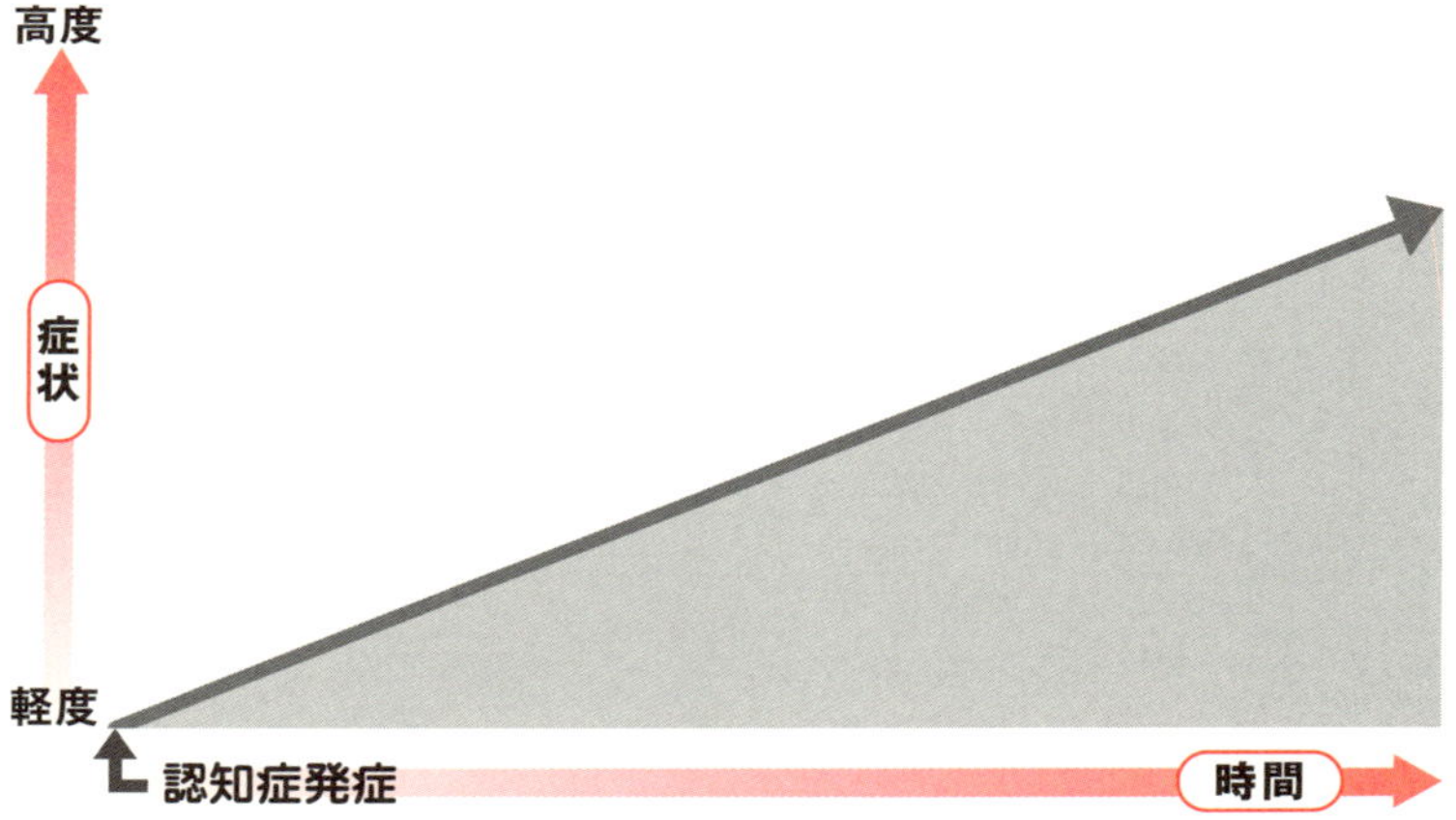

混合型認知症（血管因子型）

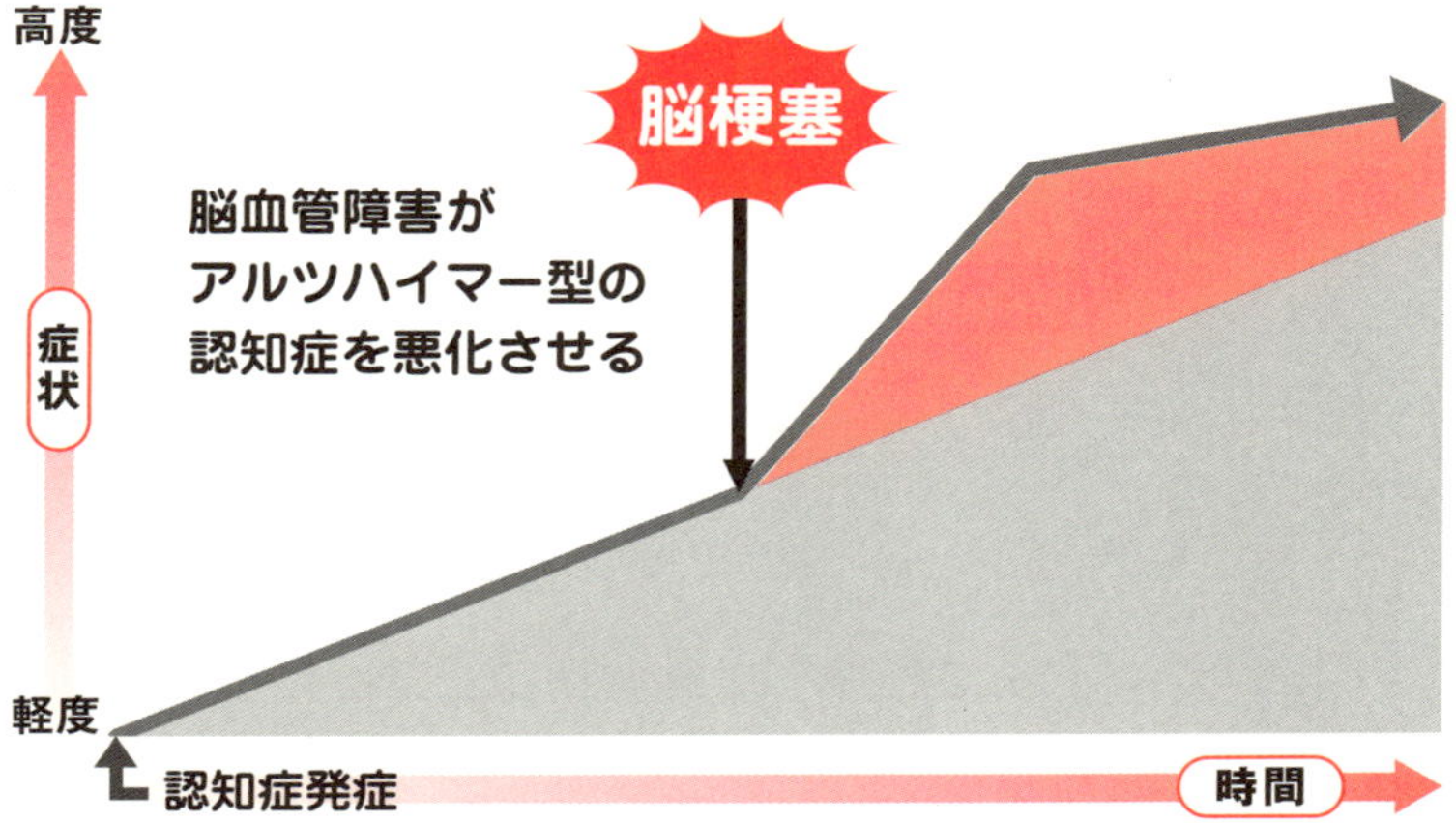

法則4

❻全国コウノメソッド実践医リスト

地区	都道府県	市区郡	医院名	担当医名
北海道地方	北海道	河東郡	帯広徳洲会病院	中藤　正樹
		札幌市	札幌医療生活協同組合　札幌南青州病院	田村　佳久
			おおきな木ホームクリニック	関根　徹
			むらもと循環器内科	村元　信之介
		上川郡	六樹会　聖台病院	向井　ゆり
		中川郡	豊頃町立豊頃医院	八重柏　政宏
		登別市	みながわ往診クリニック	皆川　夏樹
東北地方	岩手県	盛岡市	岩手済生医会　中津川病院	松嶋　大
	秋田県	秋田市	あきた内科・呼吸器内科クリニック	秋山　博
		男鹿市	幸佑会　長谷川医院	長谷川　幸弘
関東地方	茨城県	笠間市	笠間市立病院	白土　綾佳
		坂東市	岩本医院	岩本　康人
	栃木県	下都賀郡	まゆき会　菊地クリニック	菊地　宏典
		小山市	ソフィアホームケアクリニック	坂本　宏泰
		栃木市	竹田内科小児科クリニック	竹田　航一
		日光市	紫苑会　阿久津医院	安濃　汰加史
	埼玉県	さいたま市	慈弘会　岩槻中央病院（脳外科）	小川　光太郎
		越谷市	山口整形外科・内科クリニック	山口　秀行
		所沢市	ざまクリニック所沢	座間　清
		川越市	帯津三敬病院	増田　俊和
			山口病院	奥平　智之
		飯能市	間柴医院	間柴　正二
	千葉県	我孫子市	湖仁会　ほしの脳神経クリニック	星野　茂
		鎌ヶ谷市	東邦鎌谷病院	柳　一夫
		松戸市	若葉ファミリー　常盤平駅前内科クリニック	原田　智浩
		千葉市	菫ホームクリニック	小田　行一郎
		匝瑳市	国保匝瑳市民病院	松野　晋太郎
		大網白里市	昌健会　おおあみ在宅診療所	伊藤　嘉恭
	東京都	葛飾区	慈光会　堀切中央病院	鈴木　正行
		港区	かみや町駅前クリニック	原野　悟
		新宿区	宏彩会　西新宿コンシェリアクリニック	金子　宏明
		目黒区	まなの会　マミーズクリニック	栗木　祐介

地区	都道府県	市区郡	医院名	担当医名
関東地方	東京都	三鷹市	いりえ内科クリニック	入江　哲也
			173 総合内科クリニック	稲見　光春
		町田市	いのうえ内科クリニック	井上　昌彦
		八王子市	光生会　平川病院	平川　淳一
	神奈川県	横浜市	山手の森こころのクリニック	山田　高裕 / 容子
			打越メディカルクリニック	打越　暁
		相模原市	貴人会　相模原みどりクリニック	上野　貴士
中部地方	新潟県	見附市	wholeness　お元気でクリニック	関原　芳夫
	富山県	富山市	めぐみ会　かみやま脳神経クリニック	上山　浩永
	石川県	七尾市	中村ペインクリニック	中村　耕一郎
		白山市	北村内科医院	北村　康
			長尾医院	長尾　信
	山梨県	甲斐市	恵信会　りほく病院	乙黒　源英
	長野県	佐久市	みらい・そだちクリニック	
		長野市	更水医院	清水　慎介
	岐阜県	各務原市	フェニックス総合クリニック	長縄　伸幸
	静岡県	下田市	地域医療振興協会　伊豆下田診療所	細井　昌樹
		三島市	JCHO三島総合病院	青柳　昌樹
			中島クリニック（脳神経外科）	中島　啓次
		沼津市	べっく・メディカル・クリニック	佐藤　裕道
		島田市	生駒脳神経クリニック	小塙　聡司
	愛知県	稲沢市	山田内科	山田　悦代
			かじうらファミリークリニック	梶浦　元晴
		一宮市	いそむらファミリーアソシエイツ　いそむらファミリークリニック	磯村　幸範
			森中央クリニック	森　健次
		岡崎市	高木外科内科医院	高木　輝秀
		江南市	若山産婦人科医院	若山　昭彦
		春日井市	医峰会　山際クリニック	山際　加代
		小牧市	松浦医院	松浦　昭吉
		新城市	義穂会　しんしろフィットクリニック	織田　邦義

※全国のコウノメソッド実践医のなかから、掲載許可が得られた医院および医師のみを掲載しています（2015年3月現在）。

地区	都道府県	市区郡	医院名	担当医名
中部地方	愛知県	知多郡	ハーブ内科皮フ科	竹内　秀俊
		長久手市	長久手南クリニック（在宅支援診療所）	岩田　明
		名古屋市	おがたファミリークリニック	緒方　正樹
			もりやまファミリークリニック	辻藤　達也
			小早川医院	小早川　裕之
近畿地方	三重県	津市	ベタニヤ内科・神経内科クリニック	渡辺　佳夫
	京都府	京都市	羽山医院	羽山　貞宏
			佐々木会　深江形成整形外科医院	深江　英一
			京都保健会　上京診療所	高木 幸夫 / 本田 大道
	大阪府	豊中市	やすだクリニック	安田　恵多良
		高槻市	冨永クリニック	冨永　正夫
		大阪市	ともの木クリニック	篠原　悦子
			なごみ会　なごみ診療所	矢野　景子
			アクア　アクアメディカルクリニック	石黒　伸
			池岡診療所　池岡クリニック	池岡　清光
		藤井寺市	ときよしクリニック	時吉　浩司
	兵庫県	三田市	前橋内科循環器科医院	前橋　延光
		神戸市	岩本診療所　こうべ往診クリニック	岩本　善嵩
			甲有会クリニック	大山　眞一郎
		南あわじ市	南淡路病院	大塚　泰則
		尼崎市	やまさきファミリークリニック	山前　浩一郎
			小川医院	小川　説郎
		姫路市	山田脳神経外科医院	多田　英二
	奈良県	大和郡山市	藤和会　藤村病院	藤村　昌史
	和歌山県	御坊市	御坊なかむらクリニック	中村　成宏
中国地方	岡山県	倉敷市	介護老人保健施設　倉敷シルバーナーシングホーム	姫井　治美
		岡山市	佐藤医院	佐藤　涼介
			安田内科医院	安田　英己
			川口メディカルクリニック	川口　光彦
		総社市	あさのクリニック	浅野　直
	広島県	広島市	（医）豊島医院	豊島　仁
			伊藤内科医院	伊藤　欣朗

地区	都道府県	市区郡	医院名	担当医名
中国地方	広島県	広島市	中西内科	中西　重清
		廿日市	ふじかわ心療内科クリニック	藤川　徳美
		尾道市	在宅療養支援診療所　片山医院	片山　壽
四国地方	徳島県	徳島市	もりの医院	東　照代
			たかはし内科	高橋　安毅
		鳴門市	健康保険鳴門病院	長樂　雅仁
	愛媛県	宇和島市	三善会　善家外科・脳神経外科医院	善家　迪彦
		八幡浜市	青峰会　チヨダクリニック	近藤　強
九州・沖縄地方	福岡県	糸島市	みぞべ内科循環器医院	芝野　竜一
		福岡市	つかもと内科	塚本　雅俊
			竹山ファミリークリニック	竹山　泰雄
			福西会病院（神経内科）	尾畑　十善
			大神内科クリニック	大神　信道
			福香会　おくだクリニック	奥田　隆司
			まつもと胃腸内科	松本　紀衣
			やすだクリニック	安田　修
	佐賀県	神埼郡	慈照会　西谷クリニック	西谷　剣四郎
		多久市	剛友会　諸隈病院	堤　英博
	長崎県	諫早市	すばる診療所	濱中　洋一
	熊本県	玉名郡	安成医院	安成 英文 / 石原 光二郎
	大分県	大分市	大分下郡病院	松下　卓郎
			優心会　ハートクリニック	小野　隆宏
	宮崎県	児湯郡	黒木内科医院	黒木　宗俊
	鹿児島県	鹿屋市	黎明脳神経外科医院	土田　英司
		鹿児島市	喜泉会　よぎクリニック	與儀　喜邦
			厚地脳神経外科病院	平山　貴久
		出水市	互舎会　荘記念病院　認知症疾患医療センター	
	沖縄県	浦添市	城間クリニック	城間　清剛
			稲福内科医院	稲福　徹也
		島尻郡	いちょう内科あ・し・と・み	安次富　聰
		豊見城市	伊佐内科クリニック	伊佐　勝憲

※全国のコウノメソッド実践医のなかから、掲載許可が得られた医院および医師のみを掲載しています（2015年3月現在）。

法則5

指摘しない、議論しない、叱らない

認知症の人は、ごく初期の段階では記憶力・見当識・認知能力の低下などに、自分自身でも違和感を抱いていることがあります。なぜこんなことをしたのか、なぜ思い出せないのかという、自分が「できなくなったこと」への憤りや不安、戸惑いを感じています。こういった変化はやがて、抑うつや妄想、失禁や徘徊などの周辺症状につながっていきます。

そんなとき**家族から、「またこんなことしたの？」「なぜ覚えていられないの？」と責められたら**どうでしょう？　いろいろなことができなくなっていく自分を、認めたくないと意固地になってしまったり、自分はもう役に立たない人間だと、殻に閉じこもったりしてしまうかもしれません。これでは、**周辺症状がひどくなっていく一方**です。

それでは認知症の人に対して、どのような対応をすればよいのでしょうか。支援する家族としての苦しみや不安もあるとは思いますが、**できる限り後悔のないよう寄り添っていくためには、適切なコミュニケーションが必要**です。そのためにはまず、**家族が認知症を受け入れて、認知症の人を「指摘しない、議論しない、叱らない」ことが大切**です。

指摘する、議論する、叱ることは逆効果

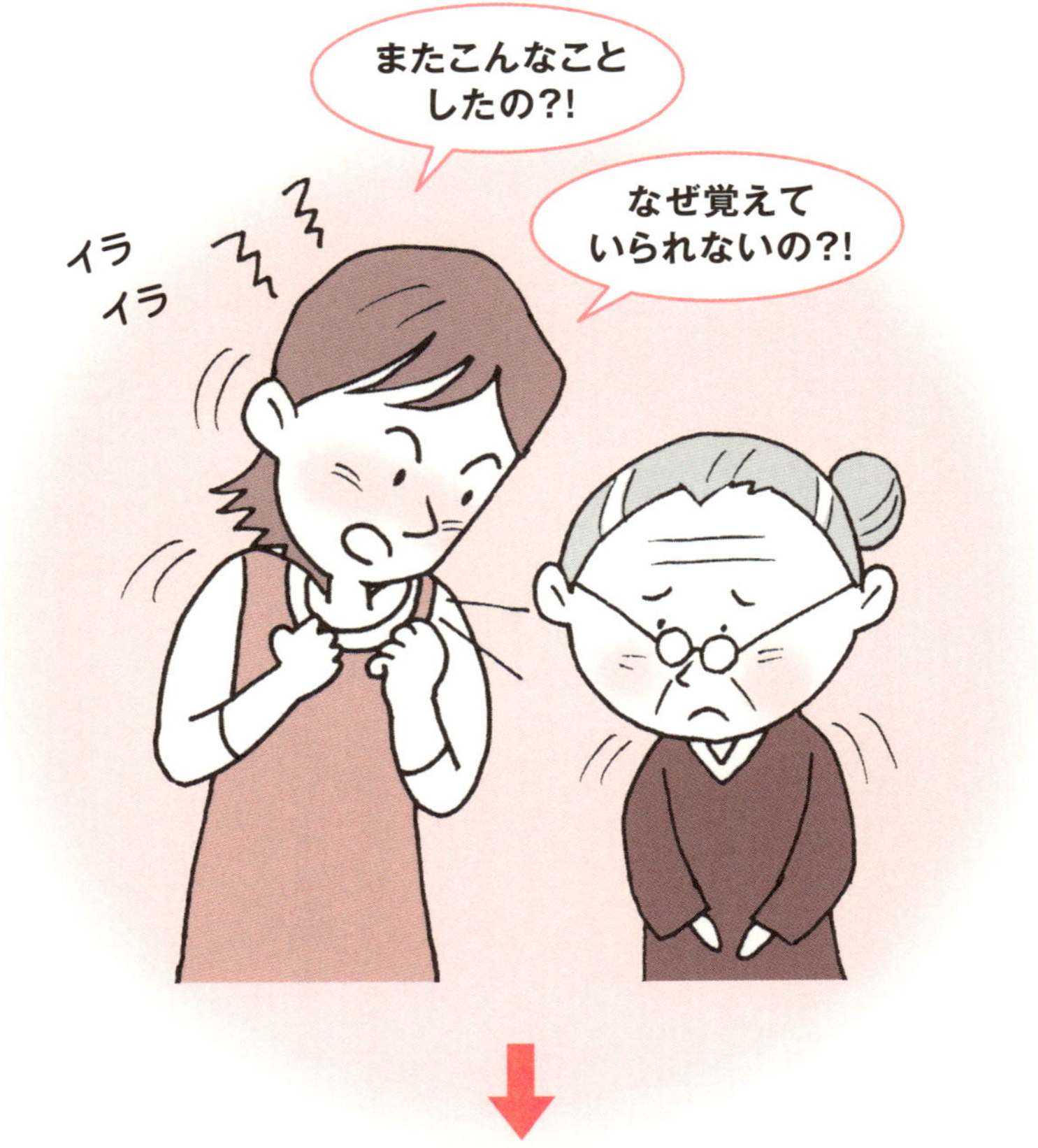

周辺症状がひどくなる可能性も

法則5

❶できるだけ不安を取り除く

認知症の人は、今まで当たり前だったことができなくなったり、知っているはずのことが分からなくなったりするなど、**本人も自分の変化に戸惑い、大きな不安を抱えています。**記憶力や判断力は低下しても、自尊心や羞恥心といった感情は、ずっと後まで残っています。周りの人たちから、自分の考えや記憶は間違いだと指摘されてしまえば、ますます不安に陥り、自分自身を見失ってしまうかもしれません。

このような不安な状態が続くと、本人にとっては大きなストレスとなり、周辺症状が悪化することもあります。抑うつが強くなって閉じこもったり、攻撃的になってしまったりすることもあるのです。まずは、**支援する家族が穏やかな気持ちで接することを心掛けて、じっくりと話を聴く姿勢を持つことから始めましょう。認知症の人の不安を受け止めて、味方であることを分かってもらい、安心してもらいましょう。**優しく体に触れるなどの**スキンシップも大切**です。

「そばにいる、頼ってよい」という安心感

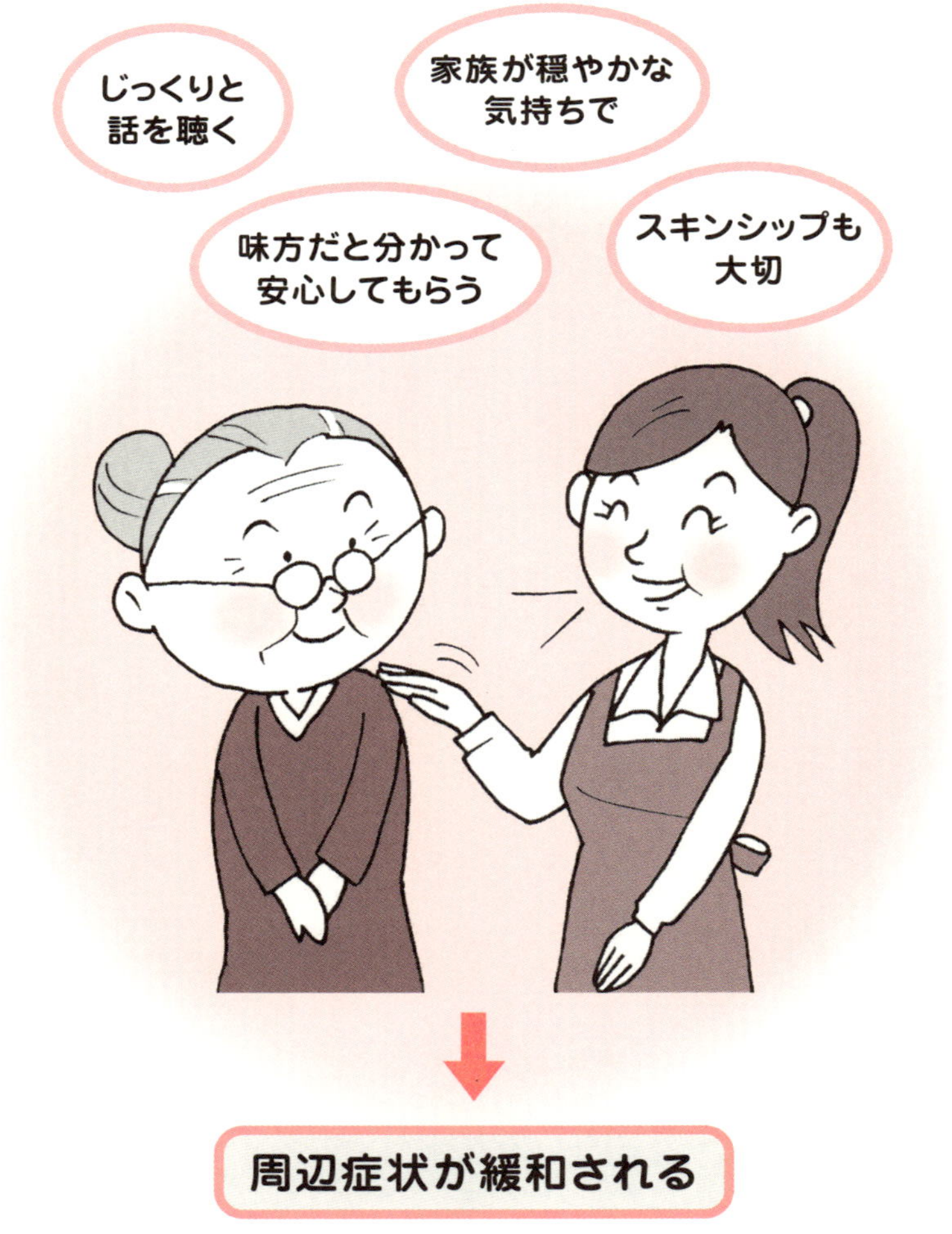

法則5 ❷できないことだけを手助けする

認知症の人は、だんだんと「できないこと」が増えてはいきますが、認知症の進行度によっては、日常生活のなかで「1人でできること」「1人では難しいけれど少しのサポートがあればできること」などが、だんだんと分かってきます。認知症だからできない危ないと決めつけて、周りの人たちがすぐに手を貸してしまうのは逆効果です。

支援する家族にとって必要なのは、「厳しく接する」ことではなく、「本人に残っている能力を活かす」という視点です。服の着方が少しくらい変であっても、食事の仕方が汚くなっても、本人が満足しているのなら、それでかまわないのです。周りからあれこれ口出しされたり手を出されたりしてしまうと、感謝どころかかえって抵抗されてしまうかもしれません。抵抗されることで、さらに負担が増えていく……という悪循環に陥ります。

今まででは考えられないような言動があったとしても、**認知症に常識はないものと割り切って、余裕をもって見守りましょう。結局は、それがお互いの負担を減らすことにもつながります。**

本人に残っている能力を活かす

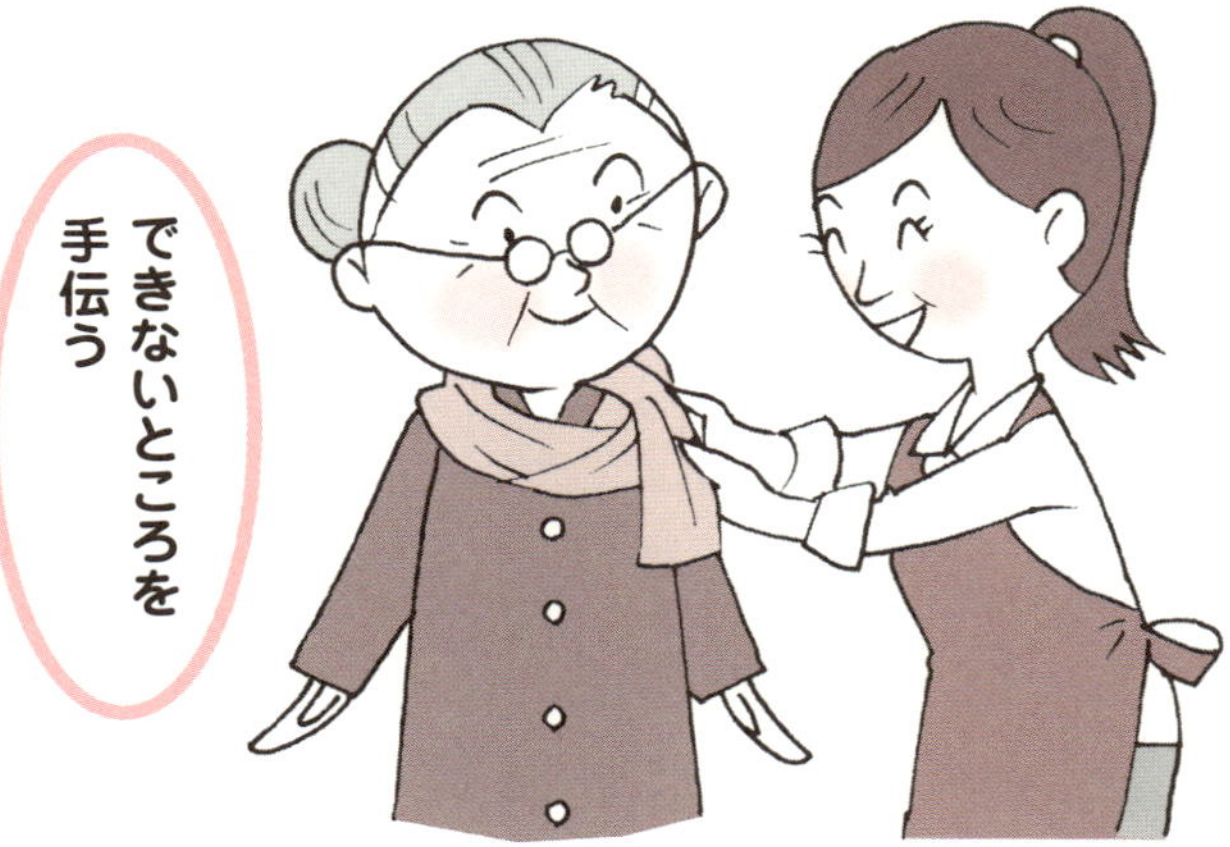

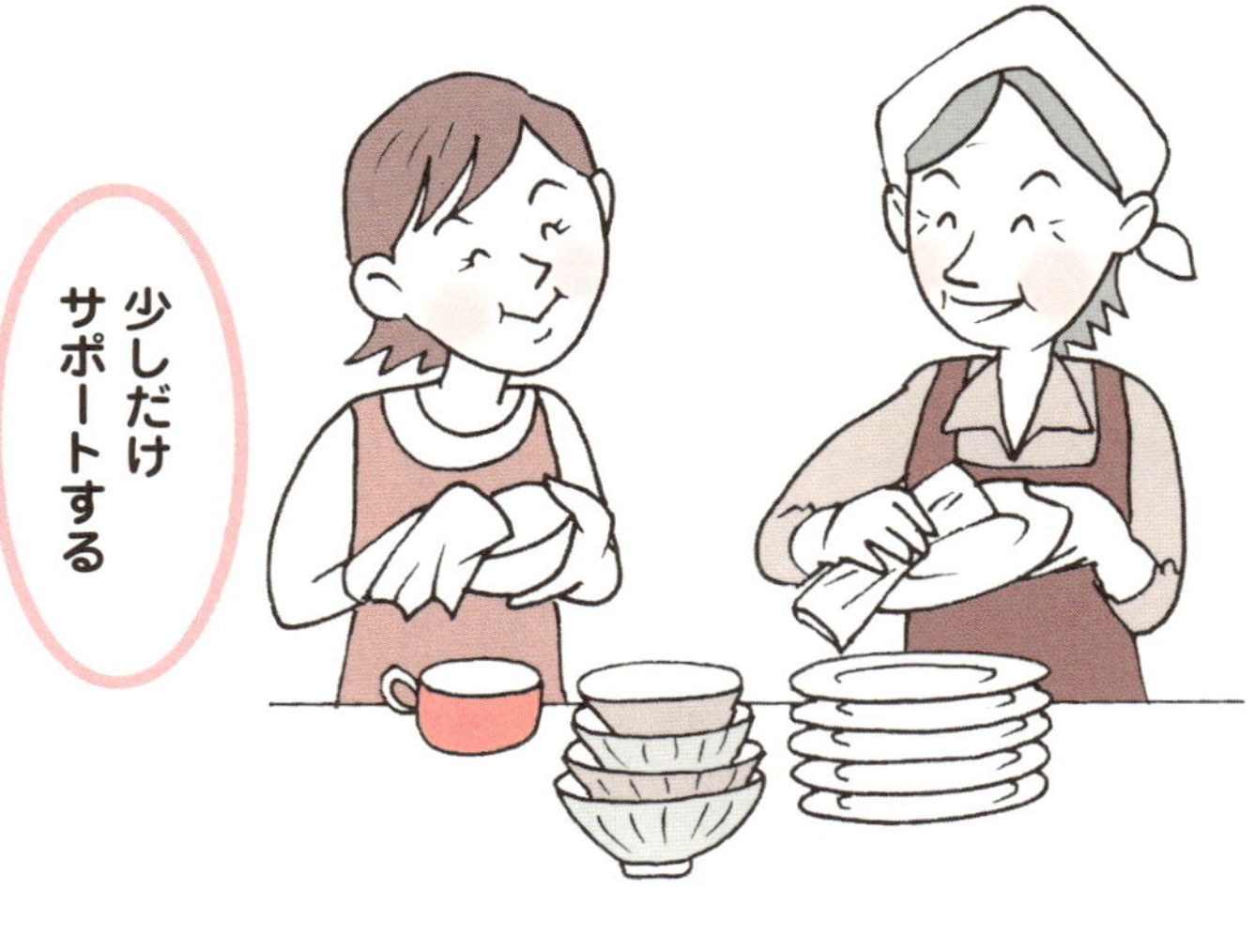

法則5

❸さりげなく口添えをする

認知症の人は、自分が忘れてしまったり、できなかったりすることで、少なからず自尊心を傷つけられています。しかし家族にそれを指摘されると、ますます自尊心は傷つき、意固地になってしまいます。こんなとき**家族や周囲の人は、指摘ではなく「さりげなく口添えをする」ことが大切**です。例えば、トイレの場所を忘れてしまい、もぞもぞしているときは、「ここがトイレですよ」と教えるのではなく、「あら、こんなところにトイレがあるわ」と、あたかも自分も今気がついたような言い方で、さりげなくトイレの場所を示しましょう。また、入浴を嫌がる場合、その理由は様々ですから、「入浴しましょう」と押し付けては逆効果です。「ごめんなさい。間違ってお風呂のお湯を溜めちゃったの。もったいないから入ってもらえないかしら」とお願いしてみると、入ってくれることもあります。

押し付けるような話し方ではなく、日頃からさりげなく伝えるようにすることで、「自分のことを分かってくれている」と安心してもらいます。結果として、それが症状の軽減につながるのです。

相手の自尊心を傷つけない

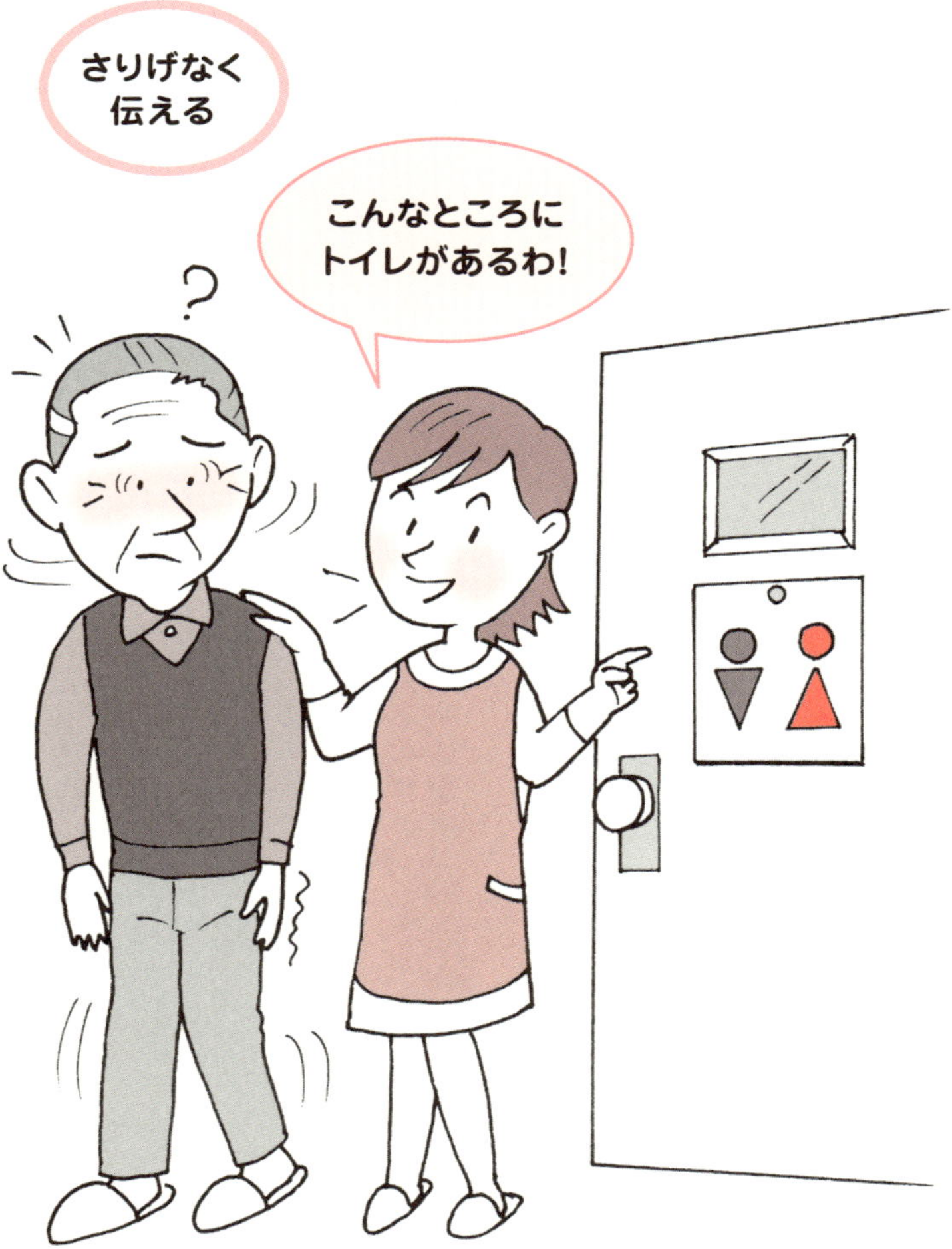

法則5

❹孤独を感じさせない

認知症の人は様々な不安を抱えるとともに、孤独を感じやすくなっています。施設などで、大人数または数名のグループのなかにいても、会話の輪に入れなかったり、相手にされなかったりすると、とても寂しい気持ちになります。家族と一緒に生活していても、自分の話を信じてもらえず否定されたり、存在を無視されたりすると、誰でも辛いものです。認知症の人であれば、なおさら「誰も自分のことを分かってくれない」と、心を閉ざしてしまうかもしれません。

認知症の人の場合、自身の体の変化に対する不安と、誰にも理解されないという孤独が、周辺症状を悪化させます。

支援する家族は、本人を家に閉じ込めがちですが、意欲が低下して外に出たがらないのでなければ、一緒に散歩や買い物に出かけたり、話を聴いたりして、笑顔で過ごしましょう。気の合うお友達とお茶をするだけでも、よい気分転換になります。**認知症の人には、今のままの自分を受け入れてくれる人と環境こそが、必要なのです。**

本人のありのままを受け入れること

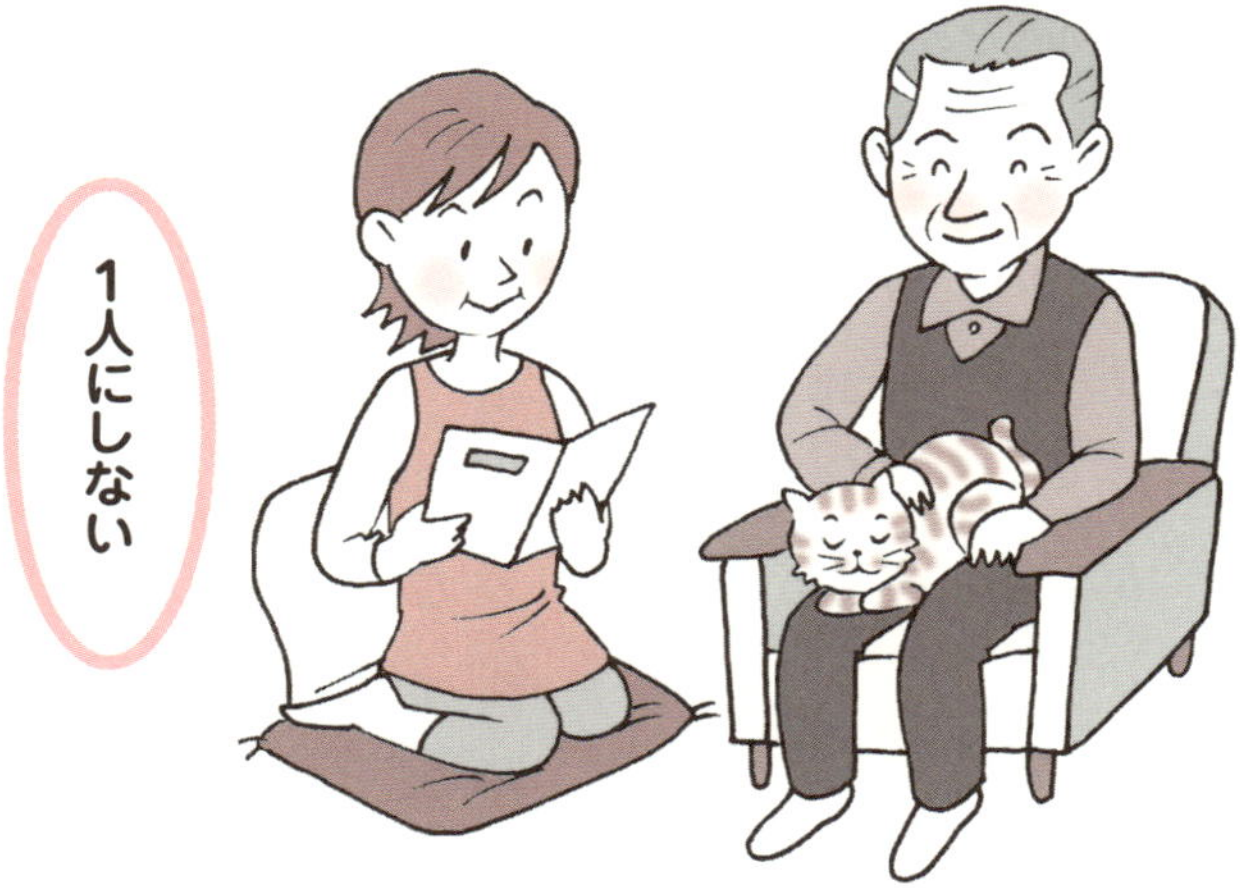

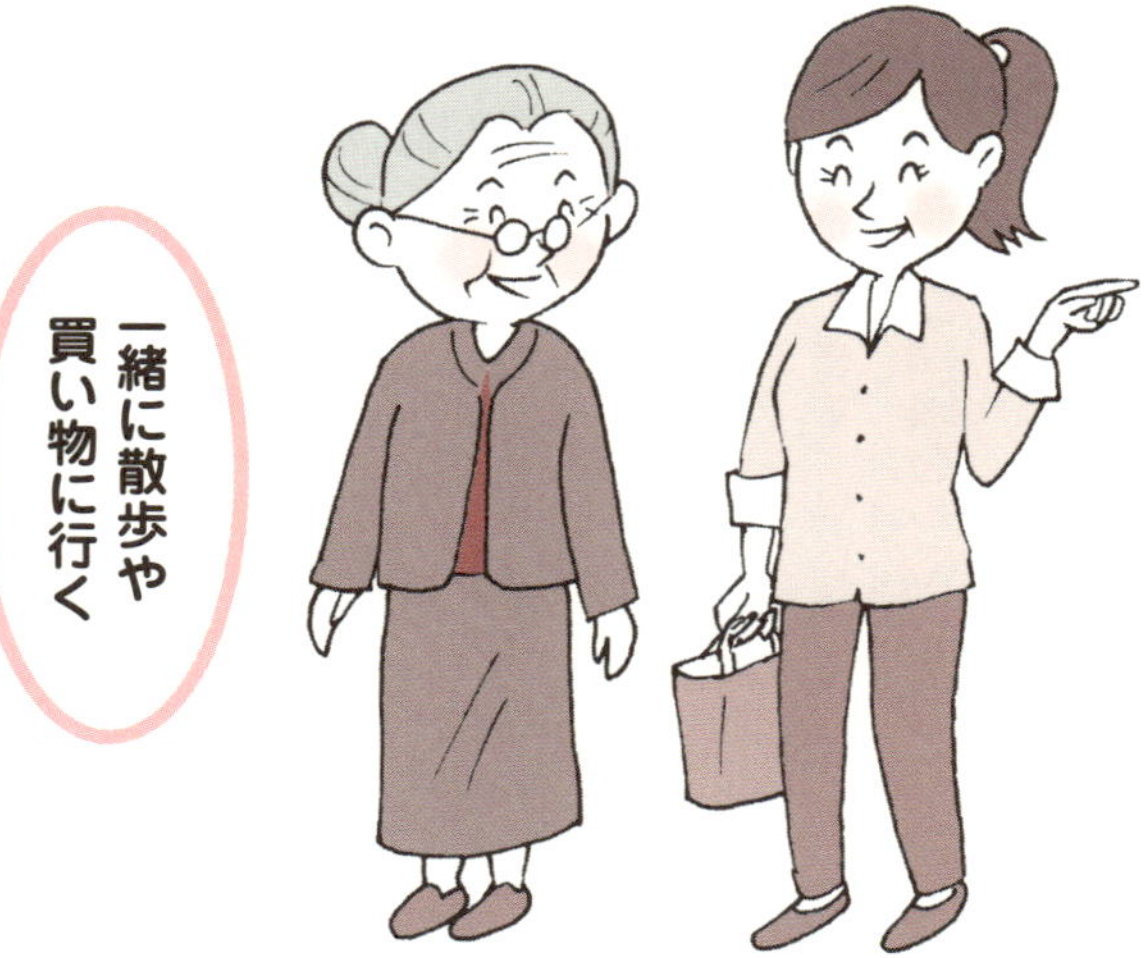

法則
5

❺過去の体験を大切にする

認知症には、記憶力・見当識・認知能力の低下といった中核症状と、それが引き金となって起こる妄想や徘徊といった周辺症状があります。そして周辺症状の現れ方には、強く記憶に残っている過去の体験が影響していることがよくあります。

例えば、とても大事な人やものをなくして歩き回った経験がある人は、そのときの記憶が強く残っており、どうにも歩き回らないと気が済まない、という症状が現れることがあります。それが周りからは、意味もなく徘徊しているように見えてしまうのです。

認知症の人は、古い出来事ほど鮮明に憶えている傾向にあります。思い出に残っていることは、本人も話していて楽しいものです。**過去にどのような体験をしてきたのか、じっくりと話を聴いてみましょう。**自信をなくしている本人にとっては、過去の成功体験などを思い出すことで、自信を取り戻すこともあります。まずはじっくりと話に耳を傾け、**その人の過去を尊重しましょう。**何度も同じ話を繰り返すこともありますが、**話すことで気分が落ち着くのであれば、それは本人にとって必要なこと**なのです。

過去の体験を大切にする

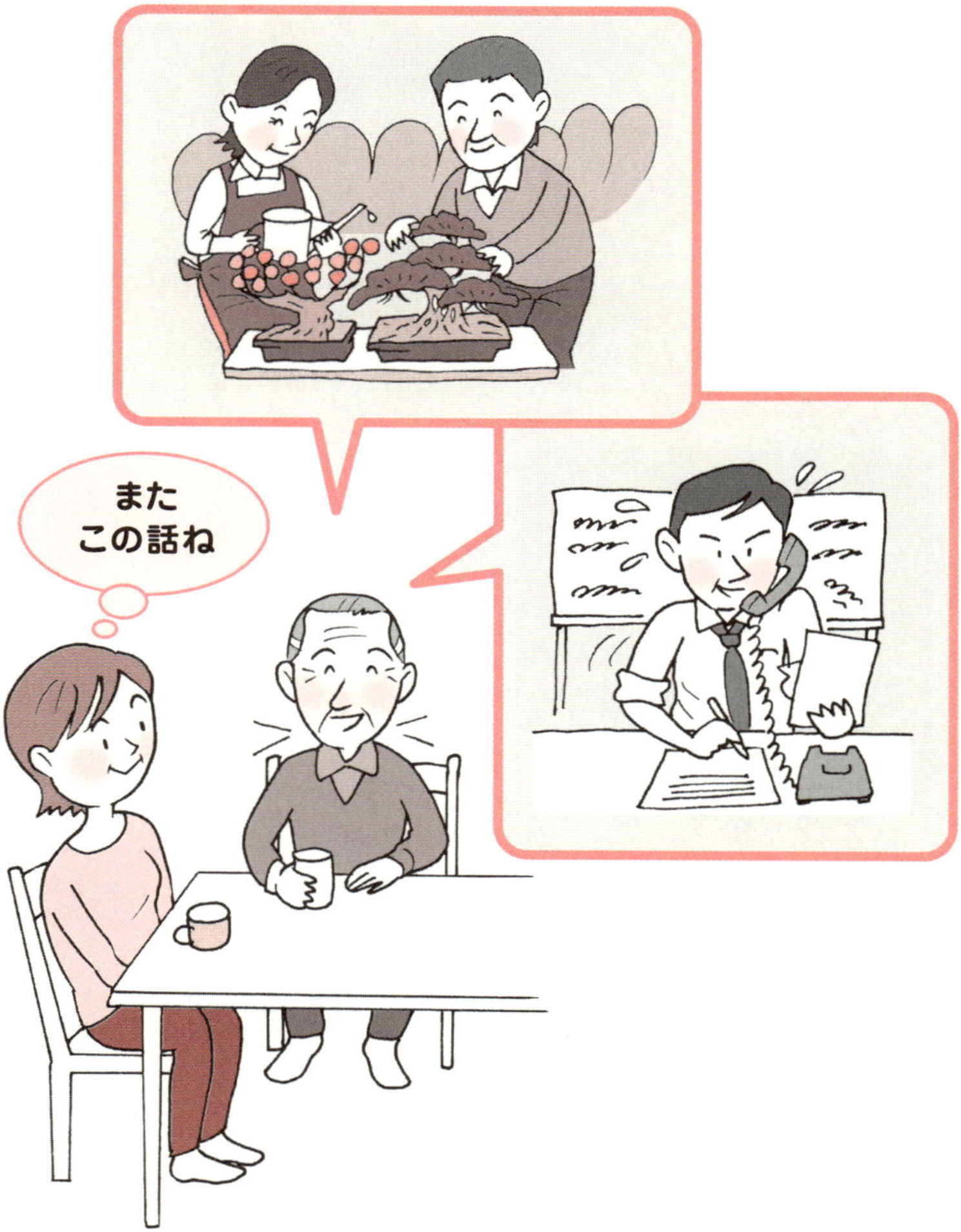

法則6

問題と思える行動には理由があることを知る

認知症の人は、独特の世界で不安を抱きながら生きています。しかし、それを上手く相手に伝えたり、言葉で表現したりできないために、それが症状や行動として現れることがあります。周りの人にはそれが、奇妙な行動、あるいは問題行動に見えたりするのです。

そして問題のように見える行動は画一的ではなく、人によって違います。ですからケアの方法も人それぞれに異なりますが、何より大切なのは、**「本人が望む日常生活に、できる限り近づけるような自立支援」**を考えることです。

認知症の人は失敗は増えても、できないことばかりではありません。本人にできることはやってもらいながら、その行動に危険をはらむようなこと、あるいは誰かの迷惑になりそうなことがあれば、本人に気付かれないような軌道修正は必要でしょう。しかし、**認知症の人の行動には、必ず本人なりの理由があります。支援する家族がそれを理解しようとすることが、症状改善の第一歩**かもしれません。

本人のペースに合わせる

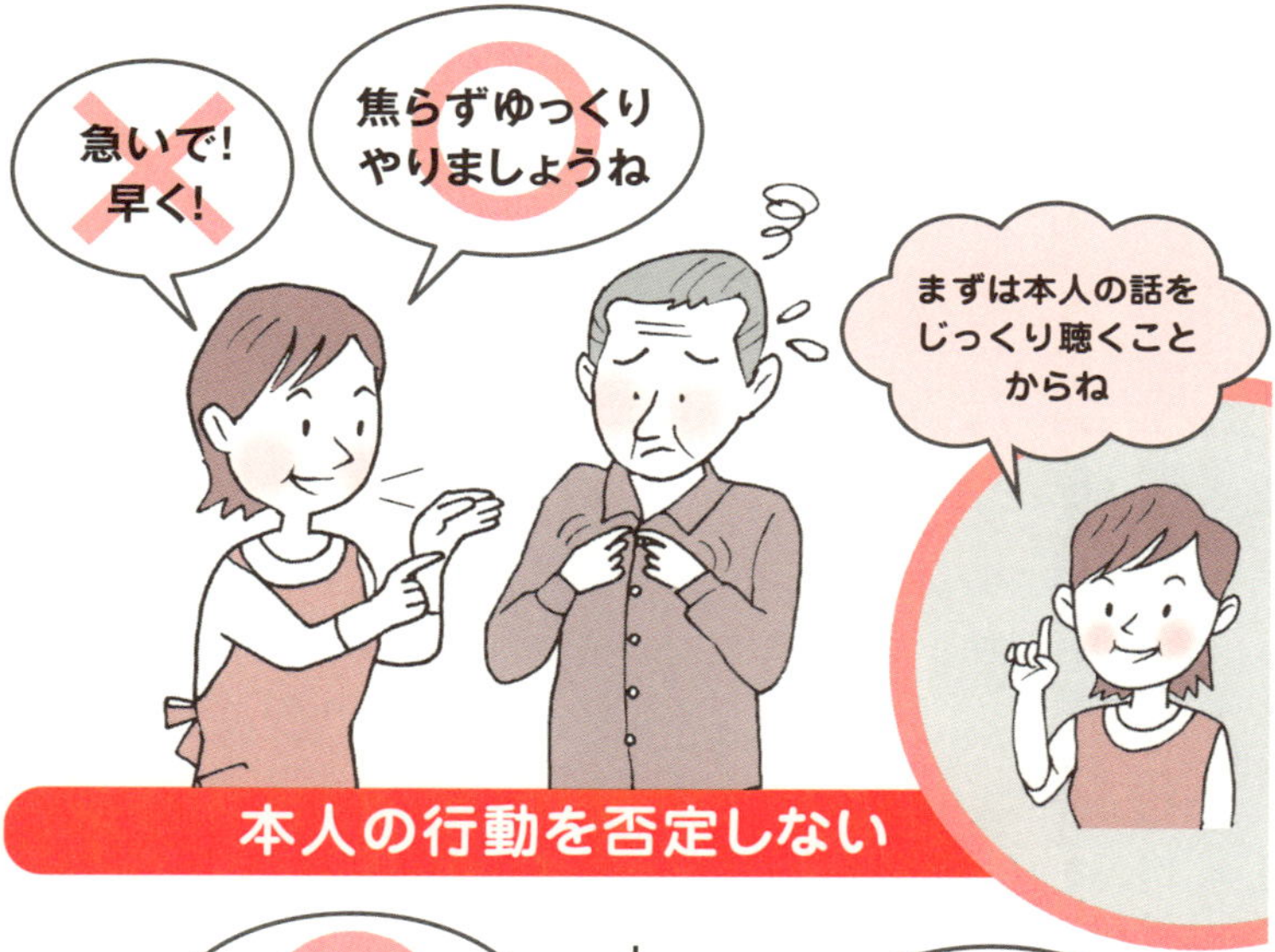

本人の行動を否定しない

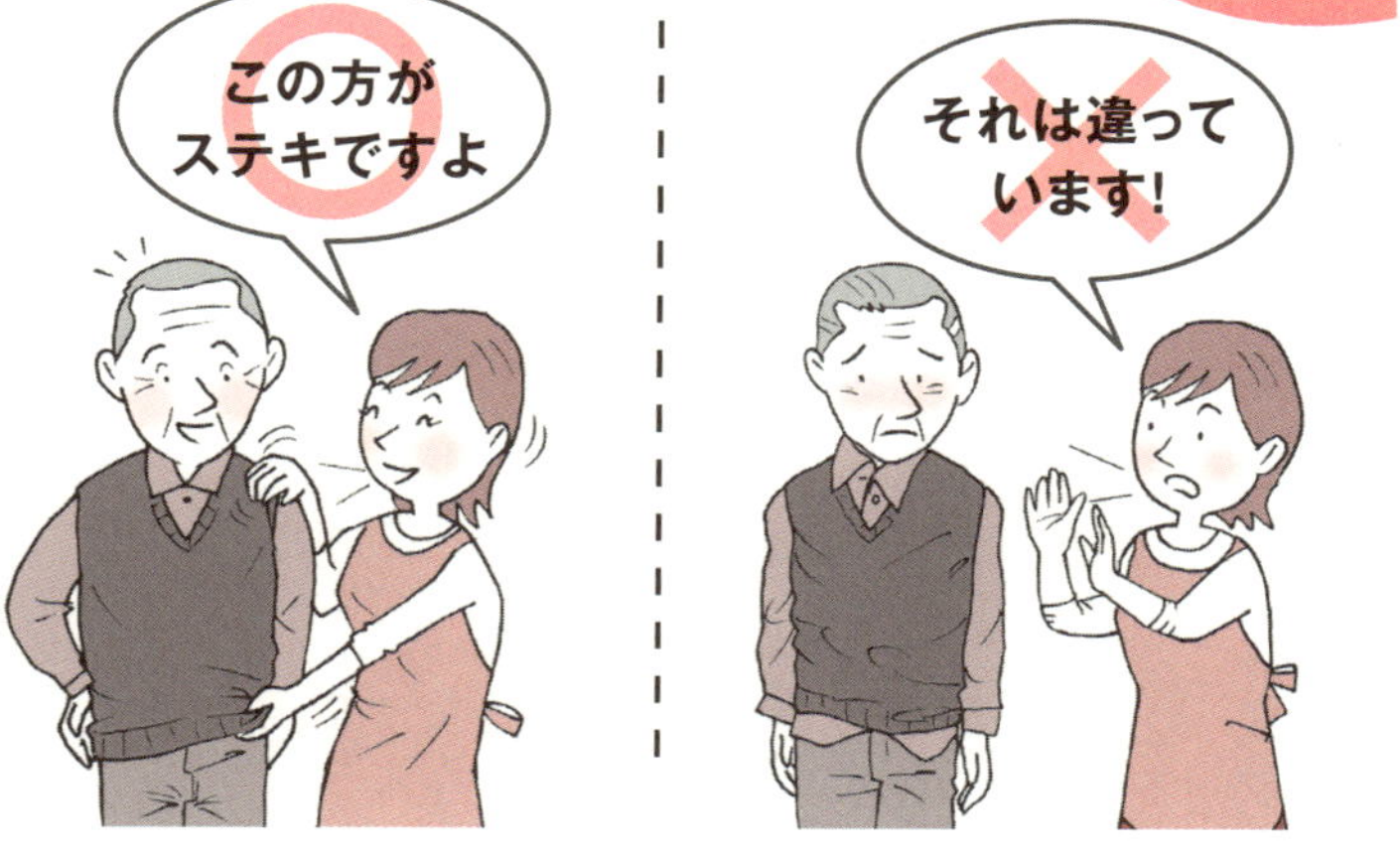

法則6

●進行度別　対応のポイント

認知症の人にみられる症状や行動は、進行度によっておおよその目安があります。

【軽度】 記憶障害が始まり、少し前のことを覚えていなかったり、同じ話を何度も繰り返したり、順序立てた作業（料理など）で失敗したりすることが増えてきます。このようなときは**傾聴に徹したり、否定の言葉を含めずに、さりげなく軌道修正したり**しましょう。

【中等度】 記憶障害がさらに進み、見当識障害もみられるようになり、同じものを何度も買ってきたり、季節や天候に合わない服装をしたりします。このようなときは、**一緒に行動することで、さりげなく手助けするとよい**でしょう。

【高度】 記憶障害や見当識障害がさらに進むと、家族の顔が分からなくなったり、それまではできていた着替えなどの日常生活動作ができなくなったりします。このようなときは、**会話のなかに不足している記憶を補う言葉を入れたりするとよい**でしょう。

次の頁からは、問題と思える症状や行動の具体例を15つ挙げて、その行動の理由と対応のヒントをみていきます。

認知症の症状の進行

症状はこうやって
変化していくのね

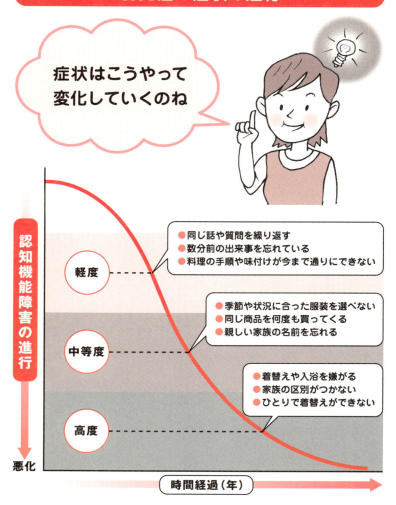

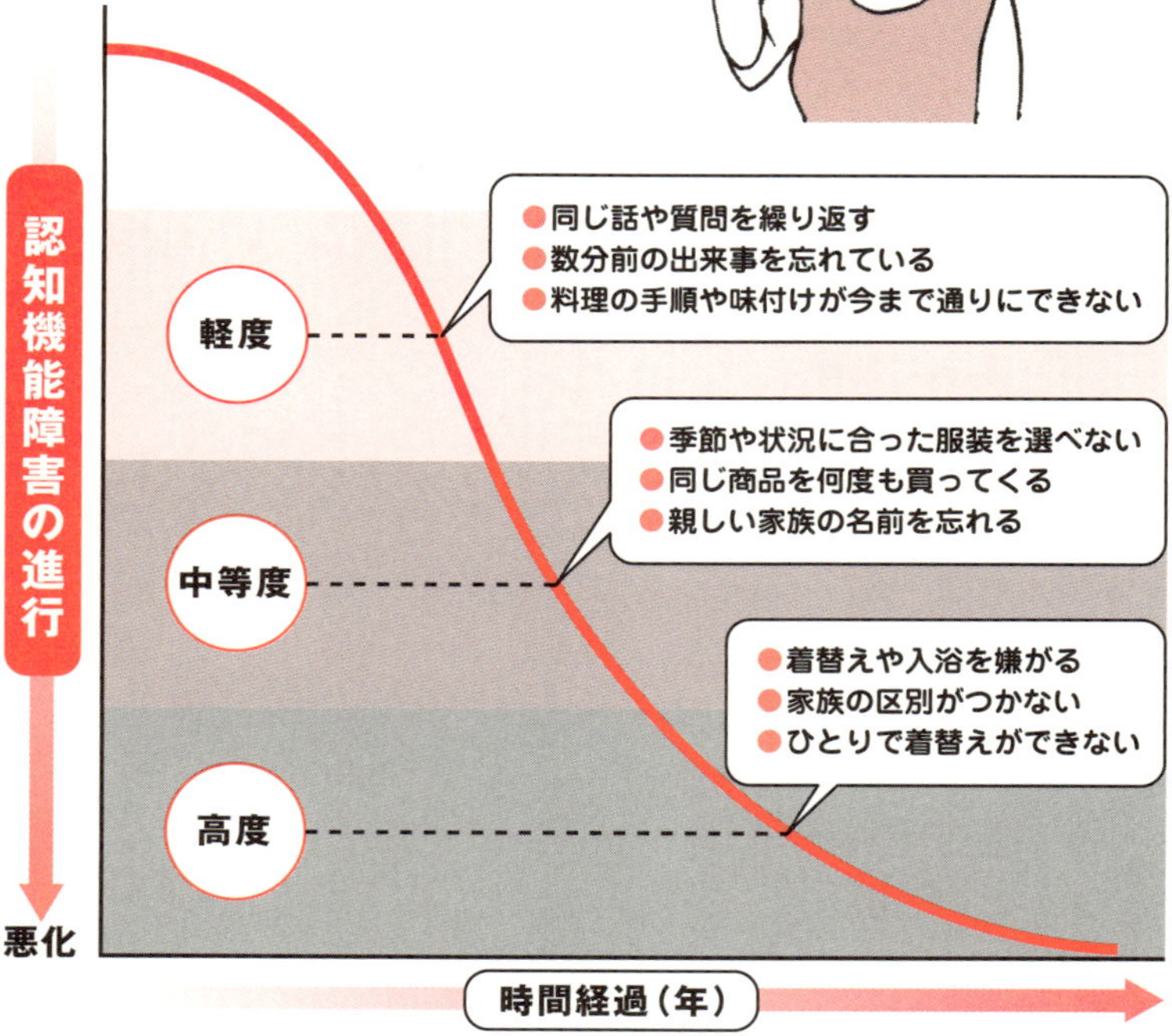
認知機能障害の進行
悪化
時間経過（年）
軽度
●同じ話や質問を繰り返す
●数分前の出来事を忘れている
●料理の手順や味付けが今まで通りにできない
中等度
●季節や状況に合った服装を選べない
●同じ商品を何度も買ってくる
●親しい家族の名前を忘れる
高度
●着替えや入浴を嫌がる
●家族の区別がつかない
●ひとりで着替えができない

法則6

「こんな行動、なぜ？」対応のヒント

❶常にボーっとしている、趣味に興味がなくなった

【具体的にはこんなことが……】

夫は趣味や旅行に忙しい人でしたが、最近は断ることが多くなりました。ふと気が付くと、縁側に座ってボーっと庭を眺めていることが多くなりました。

【家族がしがちな対応】

たまにはゆっくり気を休めることも必要だと思い、そっとしておきます。家族もそれぞれ仕事や学校、家事などで忙しいので、積極的に話しかけたりしていません。

【なぜこんなことをする？　何を考えている？】

中核症状により、意欲や自発性が低下しているのかもしれません。また、自分で判断できないことが増えているために、人と接することにストレスを感じている場合もあります。

【家族はどうすればよい？】

基本的な挨拶はもちろんですが、積極的に話しかけてみましょう。家族のなかで役割を決め、接する機会を増やすことも大切です。

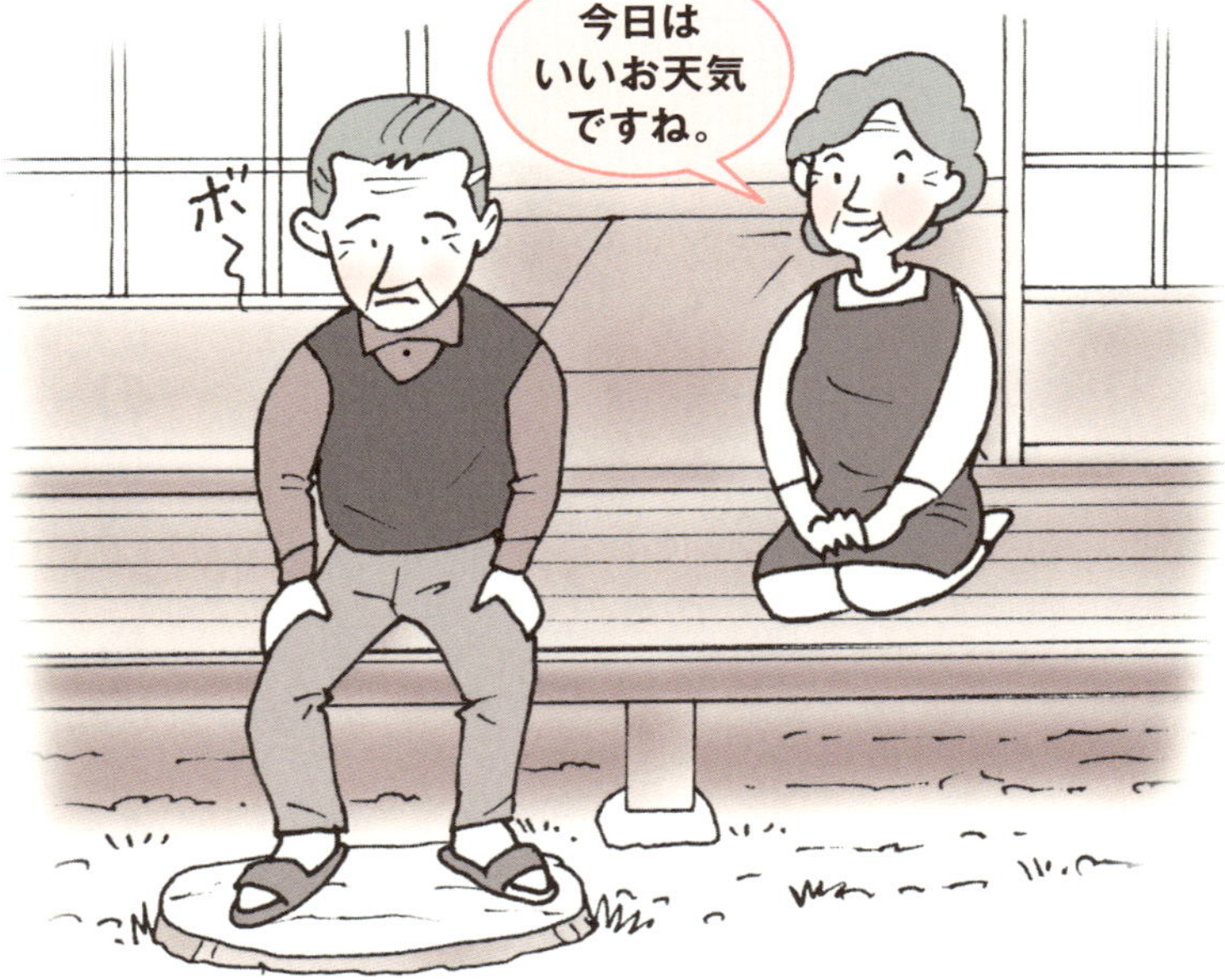
今日は
いいお天気
ですね。
ボ

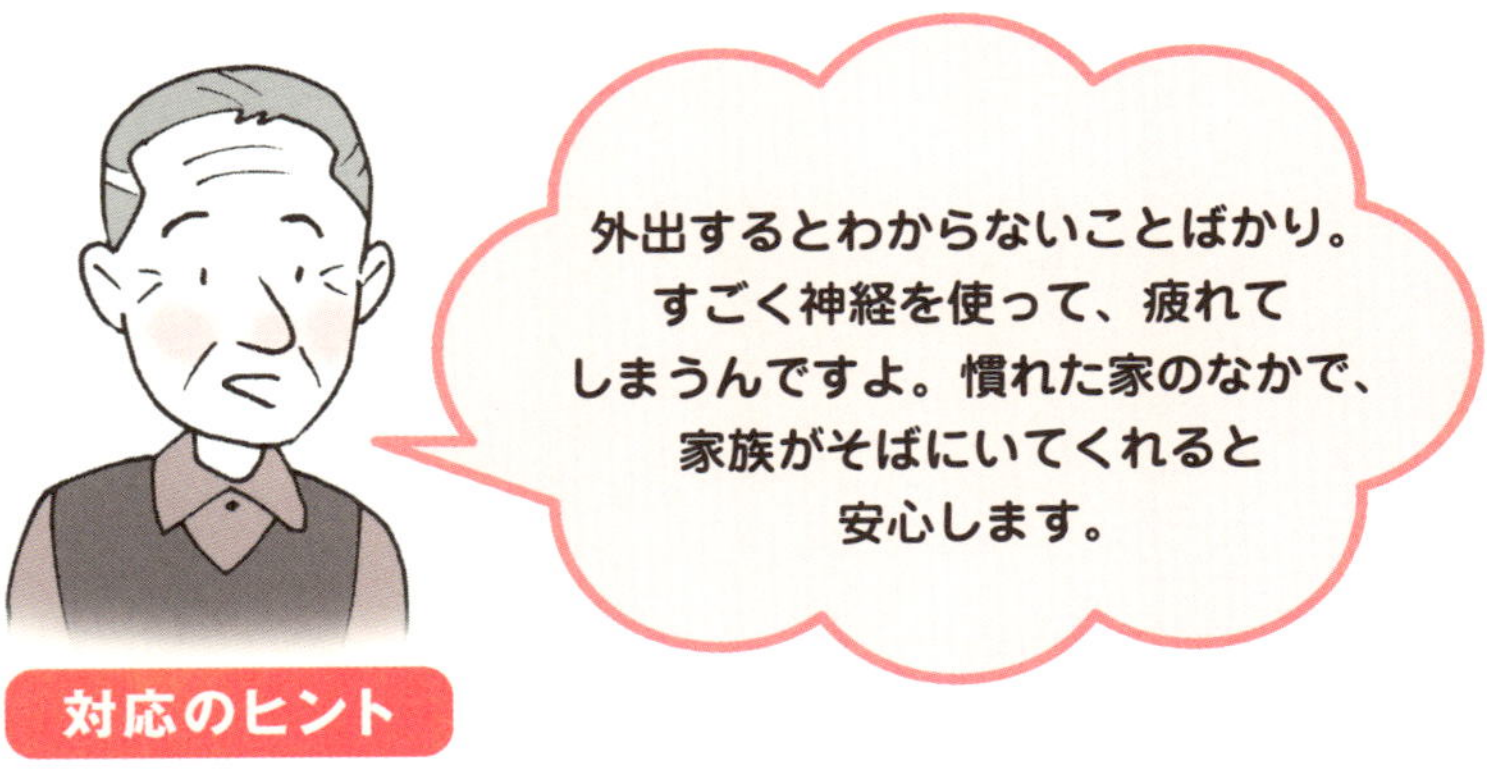
外出するとわからないことばかり。
すごく神経を使って、疲れて
しまうんですよ。慣れた家のなかで、
家族がそばにいてくれると
安心します。

対応のヒント

法則6

「こんな行動、なぜ?」対応のヒント

❷ものの位置やもの事の順番が違うと不機嫌になる

【具体的にはこんなことが……】

夫は、家のカギや生活用品などが決まった位置にないと、家族のせいにして怒り出します。また、決まった時間に食事ができなかったりすると、機嫌が悪くなります。

【家族がしがちな対応】

家族にとっては「少しくらいの違い」でしかないため、「そんなに怒らなくてもいいこと」と言って、こだわりすぎる本人を責めてしまい、喧嘩になることもあります。

【なぜこんなことをする? 何を考えている?】

記憶力や感情をコントロールする力が低下しているため、いつも通りでないと不安になります。家族にそれを理解してもらえず、自衛心が強くなっているのかもしれません。

【家族はどうすればよい?】

まずは冷静に事実だけを受け止めて、「カギがないですね。戻しておきましょうね」「今日の食事は○時からですよ」など、具体的な行動や時間を伝えるようにしましょう。

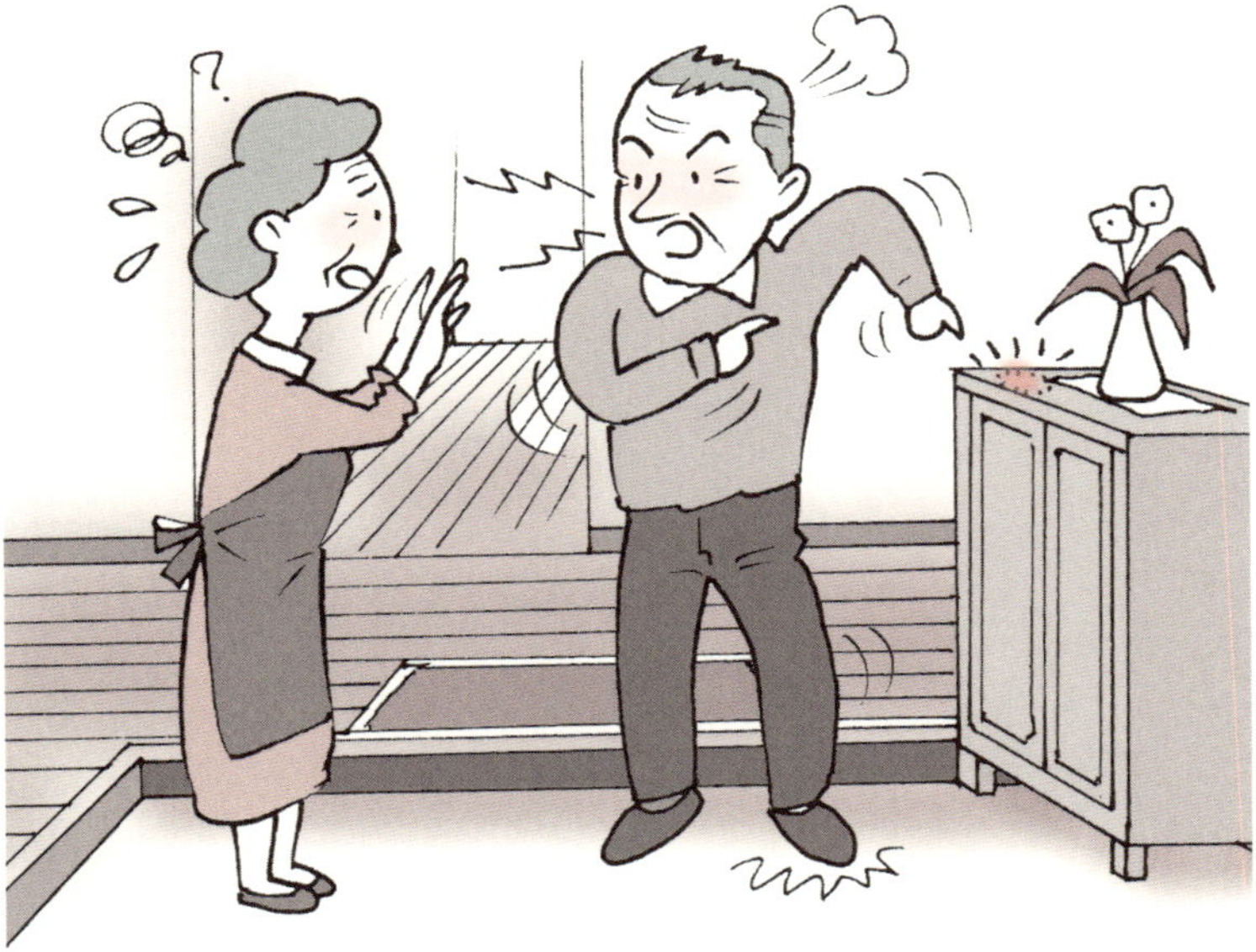

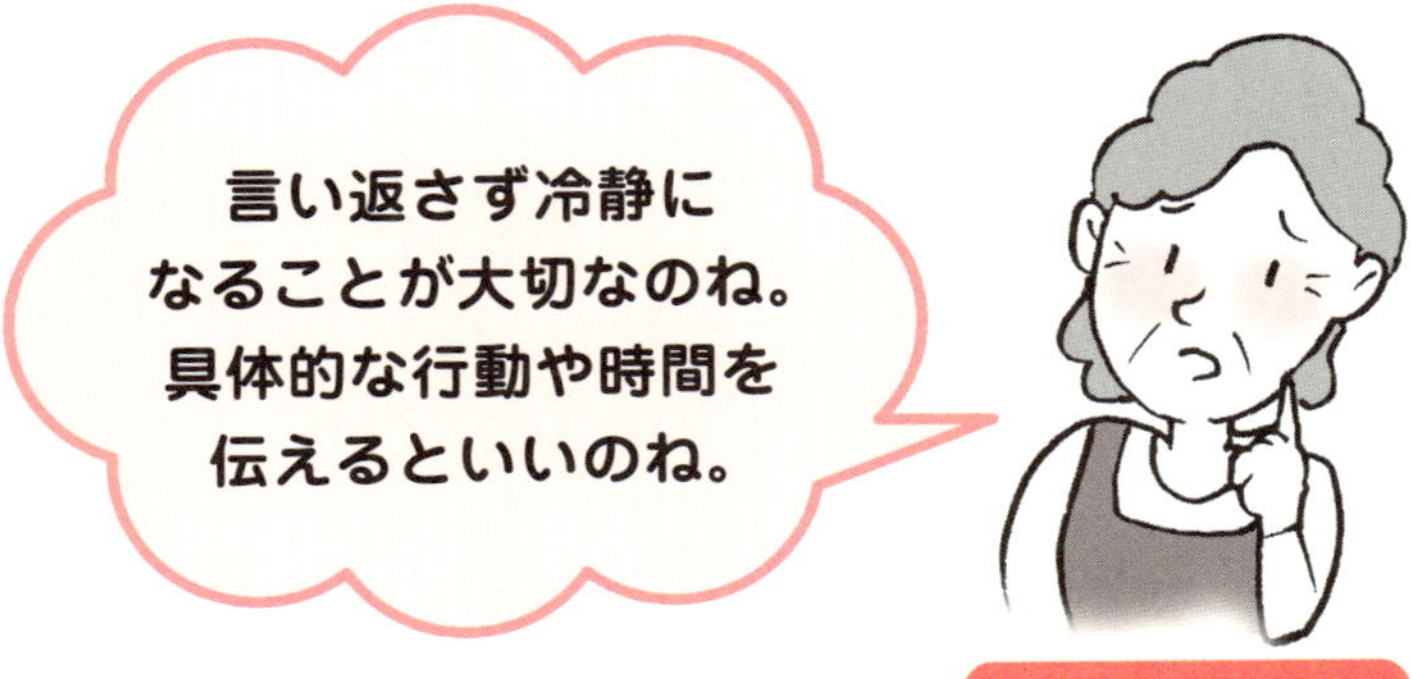
言い返さず冷静に
なることが大切なのね。
具体的な行動や時間を
伝えるといいのね。

対応のヒント

法則6

「こんな行動、なぜ？」対応のヒント

❸食事をしたばかりなのに「ご飯はまだ？」と言う

【具体的にはこんなことが……】

母は夕食を終えて間もなく「今晩は刺身が食べたい」と言ってきます。食事を終えたばかりでも「まだ食べていない」と言います。食事中は、何度もご飯をおかわりします。

【家族がしがちな対応】

家族は食べたことを前提に会話をするので、話がかみ合いません。食事中のおかわりは、たくさん食べることは元気な証拠と考えます。

【なぜこんなことをする？　何を考えている？】

少し前のことを記憶する力が衰えているため、直前に「食事をした」ことを覚えていないのです。また、満腹中枢に障害が起きると、満腹感を得られない場合もあります。

【家族はどうすればよい？】

食事を済ませたことや回数などを、具体的に伝えます。「今は夜の7時ですよ。夕飯のお刺身、おいしかったですね」など、分かりやすい言葉で伝えましょう。

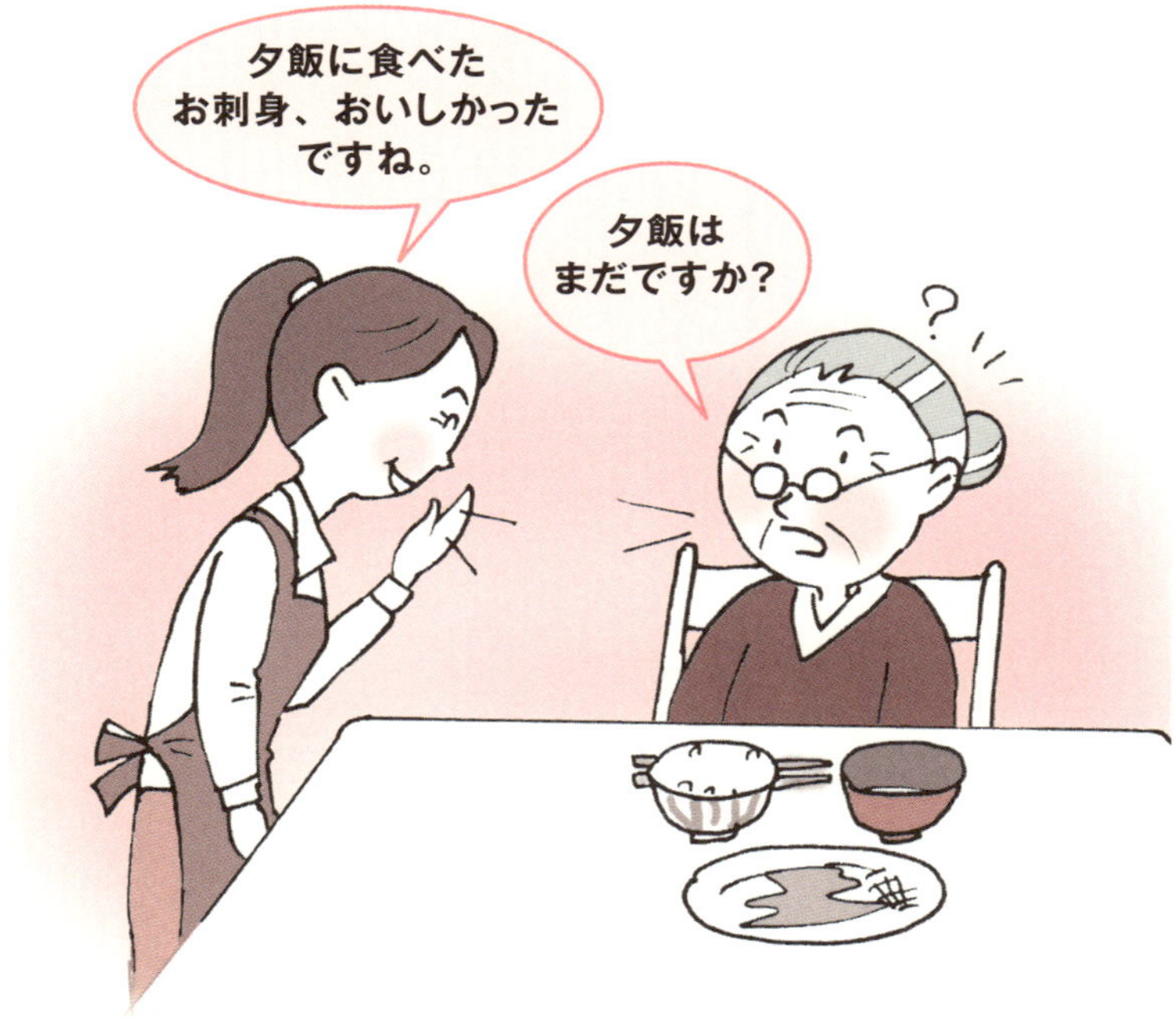
夕飯に食べた
お刺身、おいしかった
ですね。
夕飯は
まだですか?
?

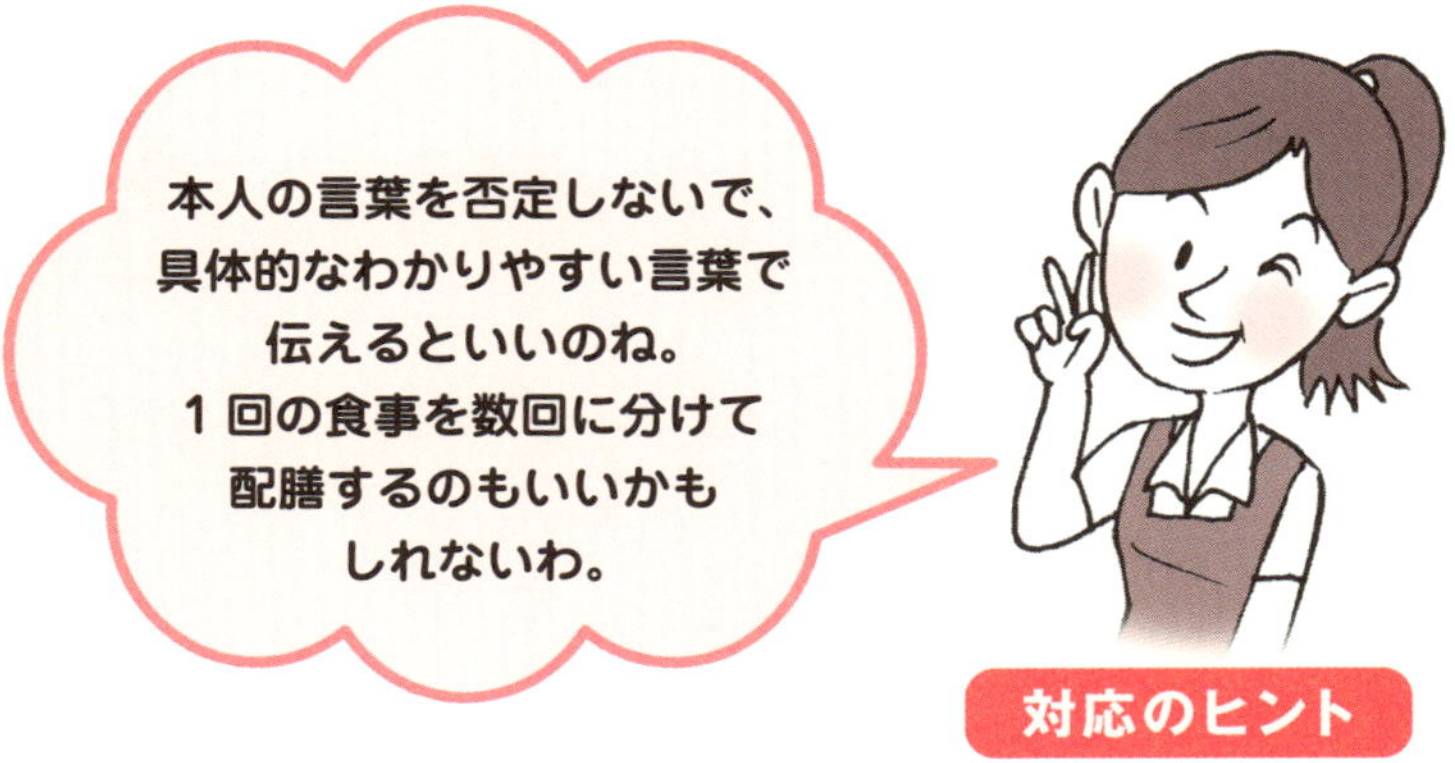
本人の言葉を否定しないで、
具体的なわかりやすい言葉で
伝えるといいのね。
1回の食事を数回に分けて
配膳するのもいいかも
しれないわ。
対応のヒント

法則6

「こんな行動、なぜ？」対応のヒント

❹季節に合わない服を着ようとする

【具体的にはこんなことが……】

夏休みに子どもたちと実家へ帰ると、真夏にも関わらずセーターを着た父に出迎えられました。「暑くないの？」と聞いたら、セーターを着たままクーラーをつけてくれました。

【家族がしがちな対応】

「こんなに暑いのにセーターなんておかしい」と本人を責めたり、季節に合わない服で外出してご近所のうわさになるのが嫌で、必死で着替えさせたりしようとします。

【なぜこんなことをする？　何を考えている？】

体温調節機能、判断力、時期の見当識が低下していることが考えられます。

【家族はどうすればよい？】

無理に脱がせようとせず、しばらく様子をみて「汗をかいているから脱ぎましょうか？」と、具体的な状態を説明して着替えを促してみます。一緒に服を選んだり、会話のなかに季節を入れたり、玄関先に季節に合ったコートなどを置いておくのもよいでしょう。

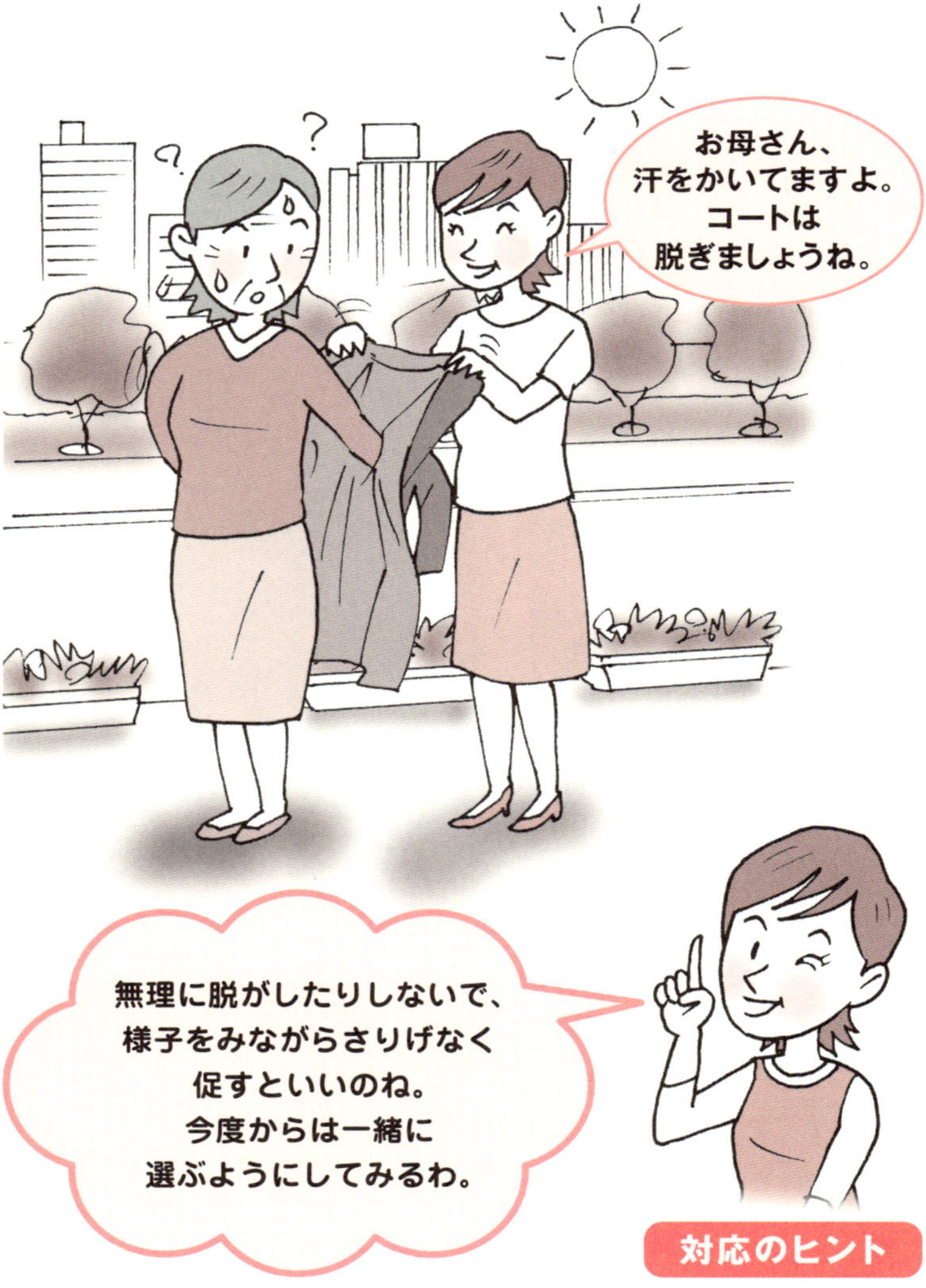
お母さん、
汗をかいてますよ。
コートは
脱ぎましょうね。
無理に脱がしたりしないで、
様子をみながらさりげなく
促すといいのね。
今度からは一緒に
選ぶようにしてみるわ。
対応のヒント

法則6 「こんな行動、なぜ？」対応のヒント

⑤家族が誰だか分からなくなる

【具体的にはこんなことが……】

父が孫の名前をよび間違えています。孫も「ぼく、〇〇じゃないよ。それパパのお名前だよ」と言っても、本人は分かっていないようです。

【家族がしがちな対応】

間違えるたびに訂正したり、よび間違えを周囲がおもしろがったりします。「分からないの？　年を取ったね」など、年のせいにしたり、本人を不快にさせる会話をします。

【なぜこんなことをする？　何を考えている？】

記憶障害が進んでいるためです。昔の記憶ほど鮮明に憶えていたり、自分を実際の年齢よりも若いと思っているために、孫を自分の息子だと思ったりします。

【家族はどうすればよい？】

孫を息子だと思うのなら息子のままで、知らない人であれば、初めましてのご挨拶で大丈夫です。本人の世界に合わせましょう。

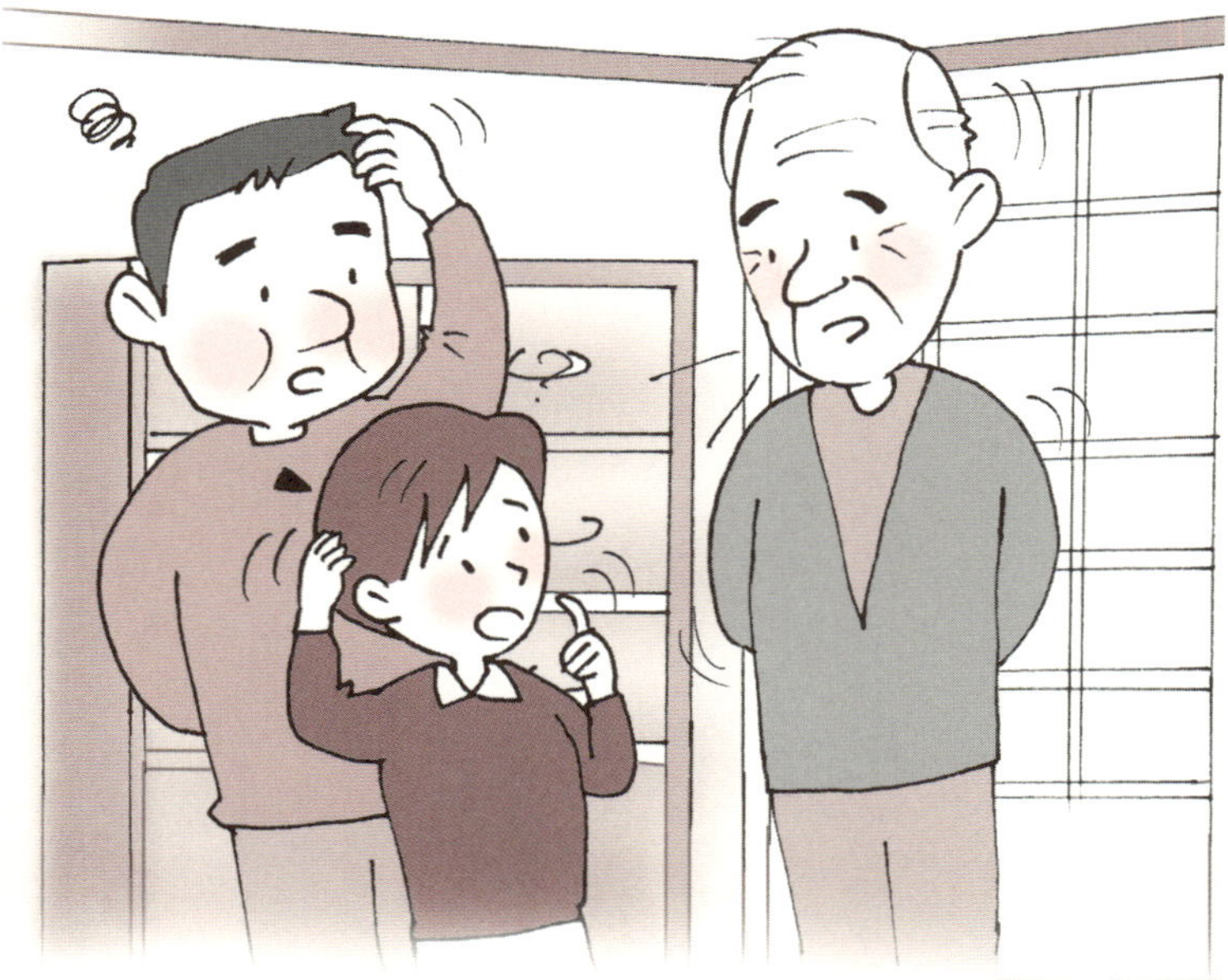

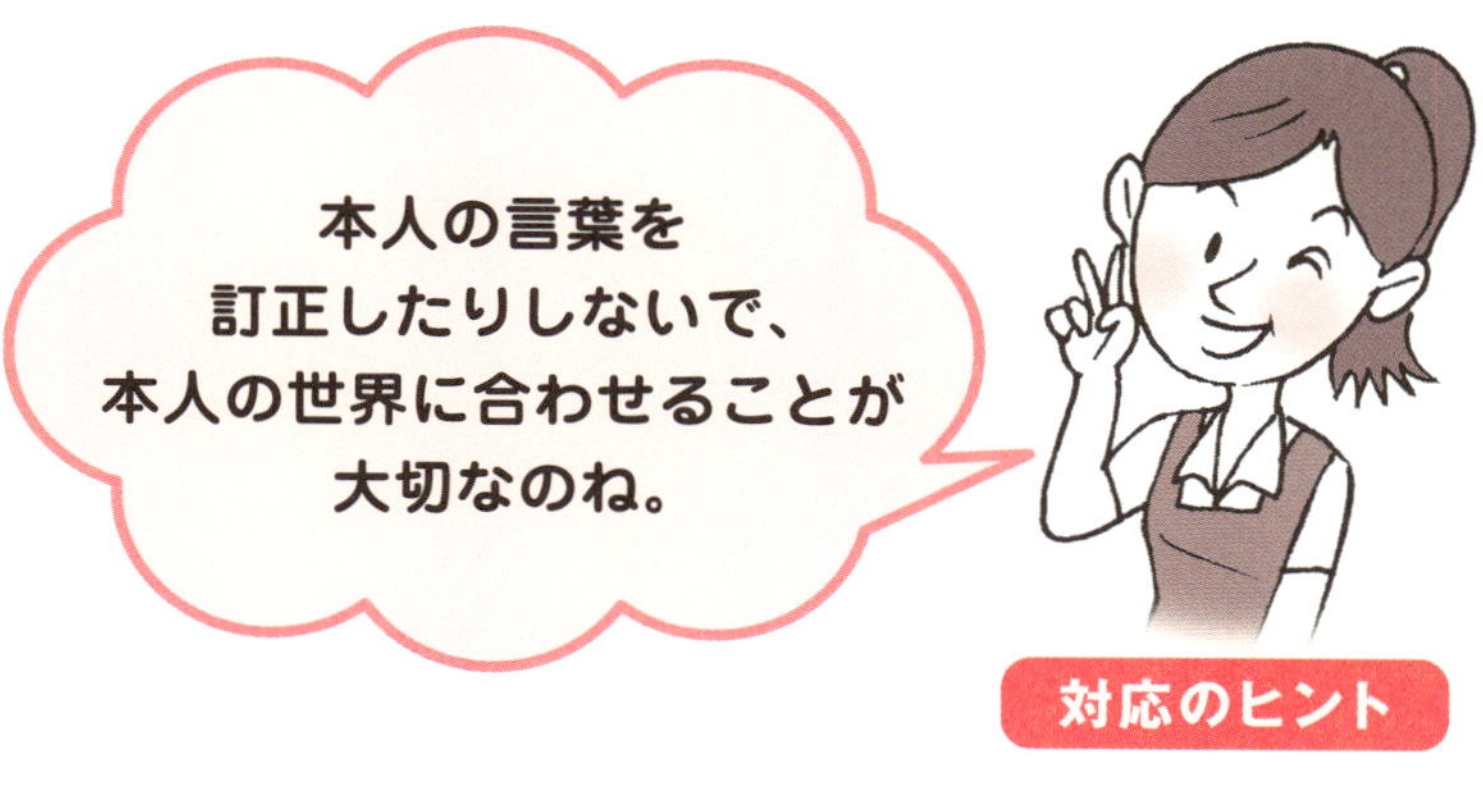
本人の言葉を
訂正したりしないで、
本人の世界に合わせることが
大切なのね。
対応のヒント

法則6

「こんな行動、なぜ？」対応のヒント

❻いるはずのない人が見える

【具体的にはこんなことが……】

休日に家族でくつろいでいたら、突然、母が部屋の隅や天井に向かって「こっちへくるな！」など、見えない誰かと会話を始めます。

【家族がしがちな対応】

突然のことなので驚き、不気味に感じて「誰と話しているの？　誰もいないけど？」「気持ち悪いこと言わないでよ」など、不快感をあらわにしてしまいます。

【なぜこんなことをする？　何を考えている？】

レビー小体型認知症によくみられる症状の、幻視や幻聴が現れているためと考えられます。

【家族はどうすればよい？】

たとえ幻覚でも本人には見えたり聞こえたりしているので、否定してはいけません。否定も肯定もせずに、本人の驚きや怯えた気持ちに共感を示しましょう。

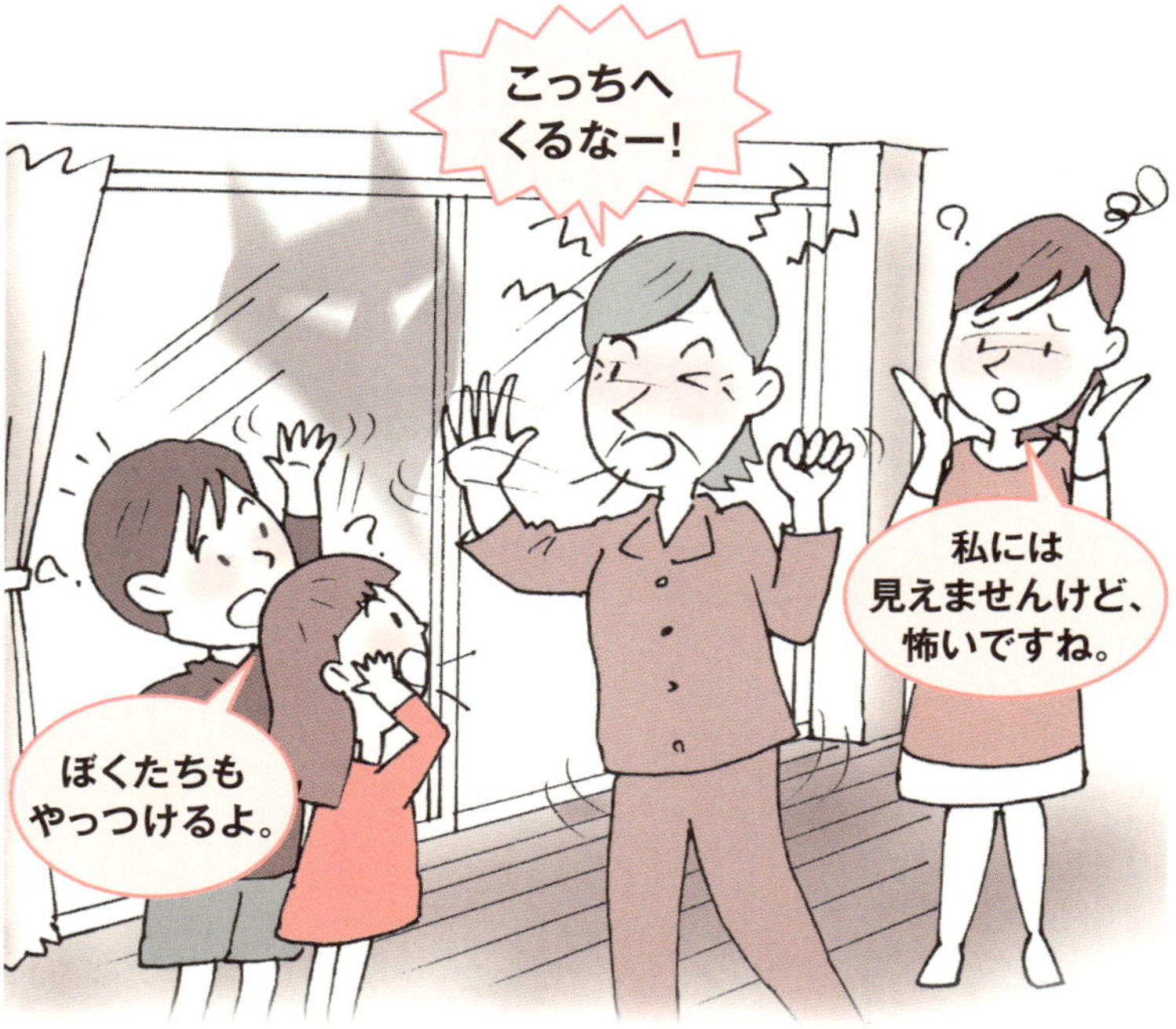
こっちへ
くるなー！
私には
見えませんけど、
怖いですね。
ぼくたちも
やっつけるよ。

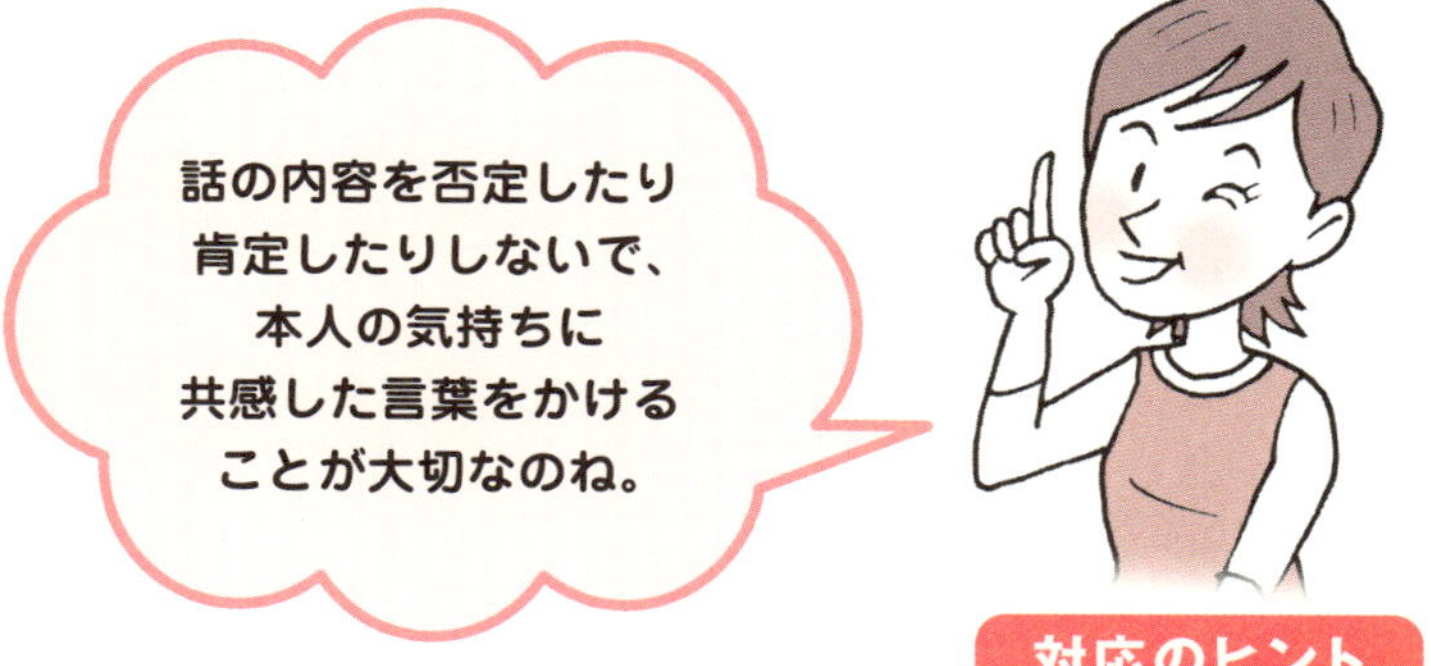
話の内容を否定したり
肯定したりしないで、
本人の気持ちに
共感した言葉をかける
ことが大切なのね。
対応のヒント

法則6 「こんな行動、なぜ？」対応のヒント

❼「財布を盗られた」と家族を責める

【具体的にはこんなことが……】

義母が「嫁が財布を盗った」と私を責めます。しかし、探すと引き出しにありました。「通帳を盗まれた」と夫に言い付けられたこともあります。

【家族がしがちな対応】

「身近な家族を疑うなんてひどい」「しまい忘れたのでは？」と、本人を責めてしまいます。

【なぜこんなことをする？　何を考えている？】

記憶障害からくる「もの盗られ妄想」が原因です。自分を優位に立たせたい気持ちから起こったり、お金で苦労した経験があると、この妄想が強く出たりすることがあります。

【家族はどうすればよい？】

犯人扱いされた人は嫌な思いをしますが、すべては認知症の症状と割り切りましょう。探しものは家族が先に見つけた場合でも、一緒に探して本人が見つけられるよう誘導します。通帳などは金庫など決まった場所へ保管し、その都度、本人と一緒に確認しましょう。

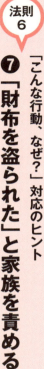

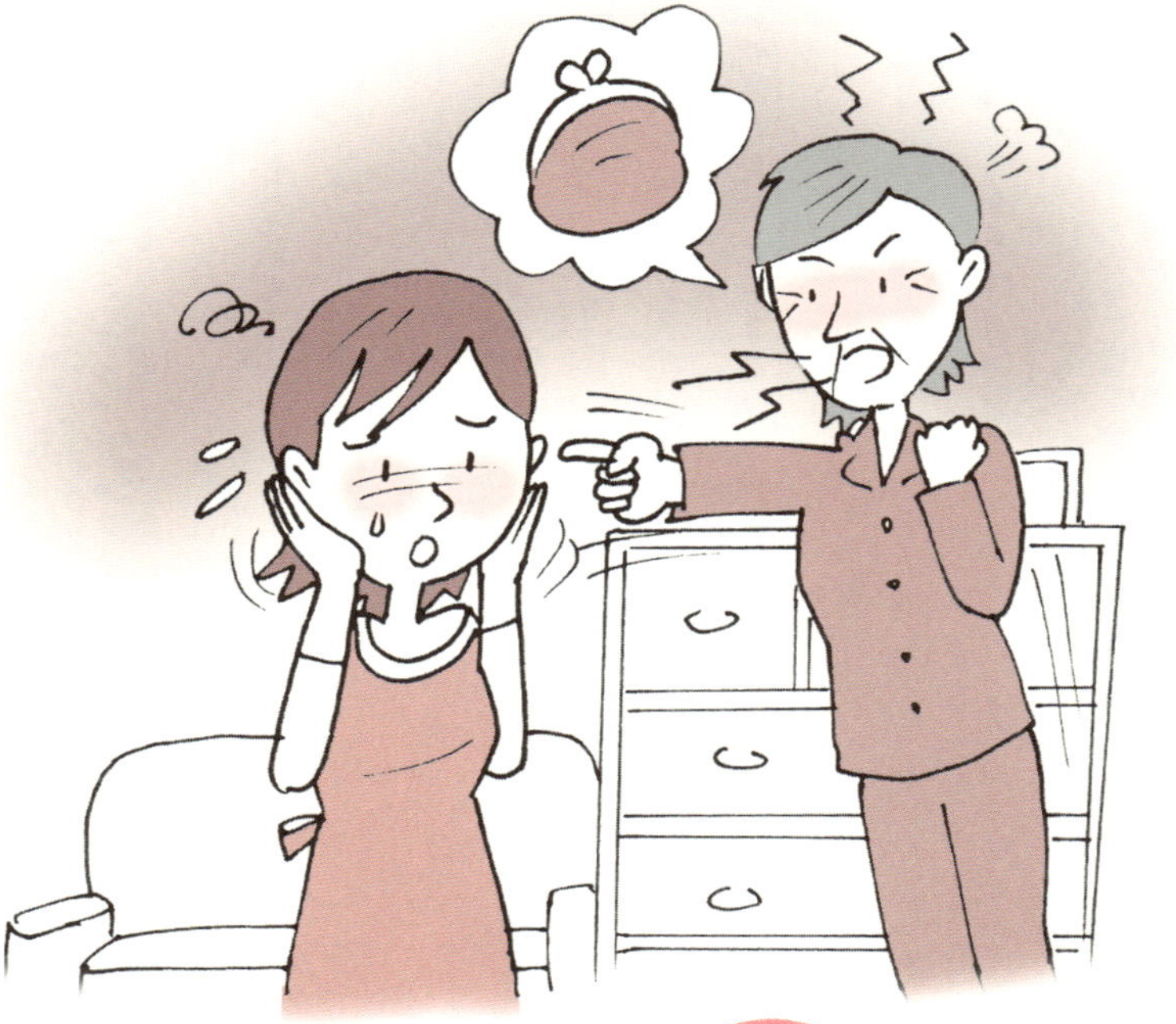

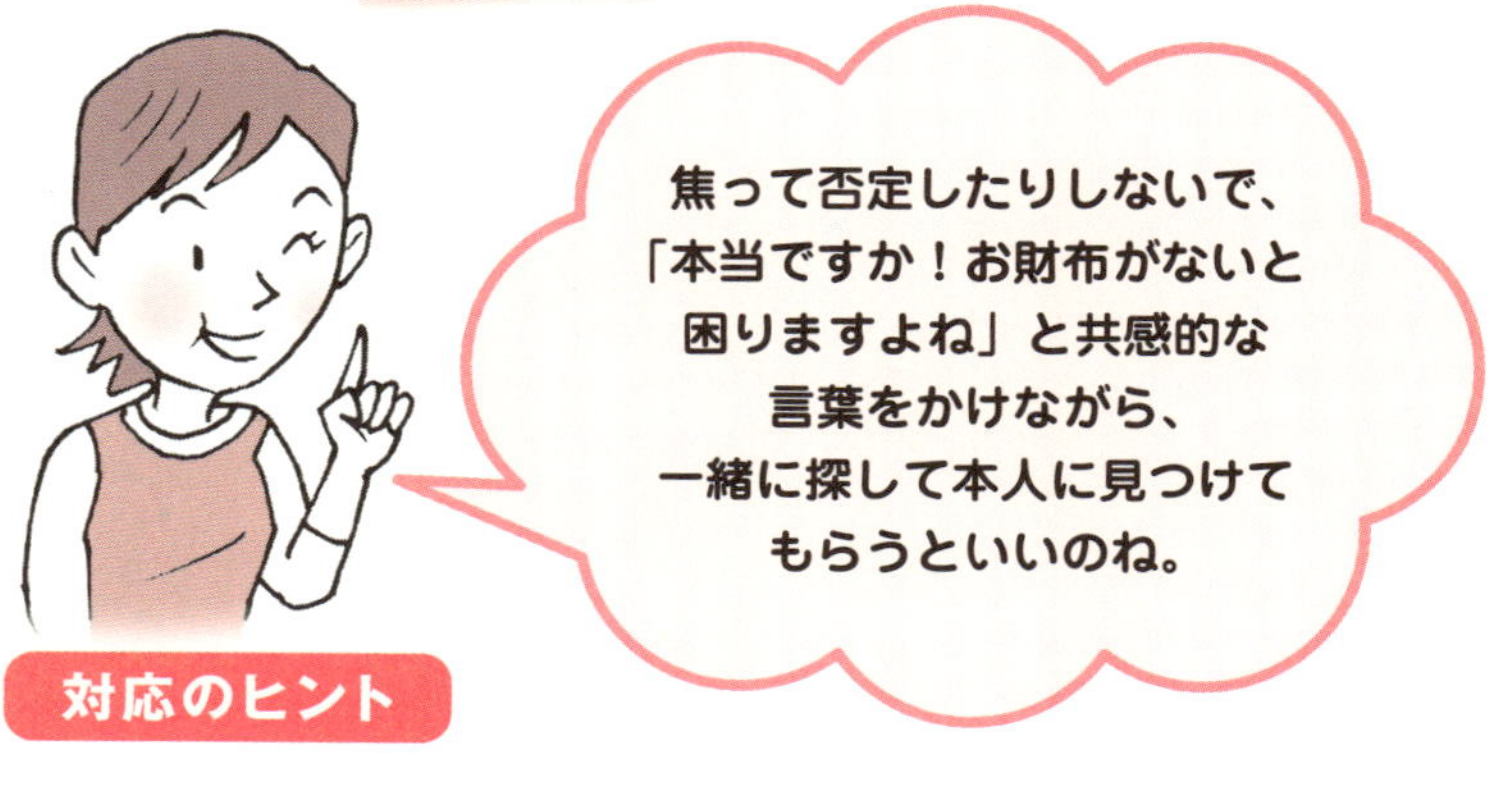
焦って否定したりしないで、
「本当ですか！お財布がないと
困りますよね」と共感的な
言葉をかけながら、
一緒に探して本人に見つけて
もらうといいのね。

対応のヒント

法則6

「こんな行動、なぜ？」対応のヒント

❽何をしても楽しくなさそう、いつも暗い顔をしている

【具体的にはこんなことが……】

久しぶりに家族で旅行に出かけました。子どもたちは大はしゃぎですが、一緒にきている父は浮かない表情で、ただ後ろから一緒に付いてくるだけです。

【家族がしがちな対応】

皆で行動することにこだわったり、反対に自分たちのやりたいことを優先してしまったりします。子ども向けの場所であればなおさらです。

【なぜこんなことをする？　何を考えている？】

本人が楽しめる場所ではない、記憶力や判断力の低下で外出に疲れを感じている、意欲の低下や感情のコントロールがうまくできないことなどが、原因かもしれません。

【家族はどうすればよい？】

これまでの生活習慣から、本人が楽しめそうなことや興味が持てそうなことを提案したり、どうしたいのかを聴いたりして、本人の気持ちを尊重しましょう。

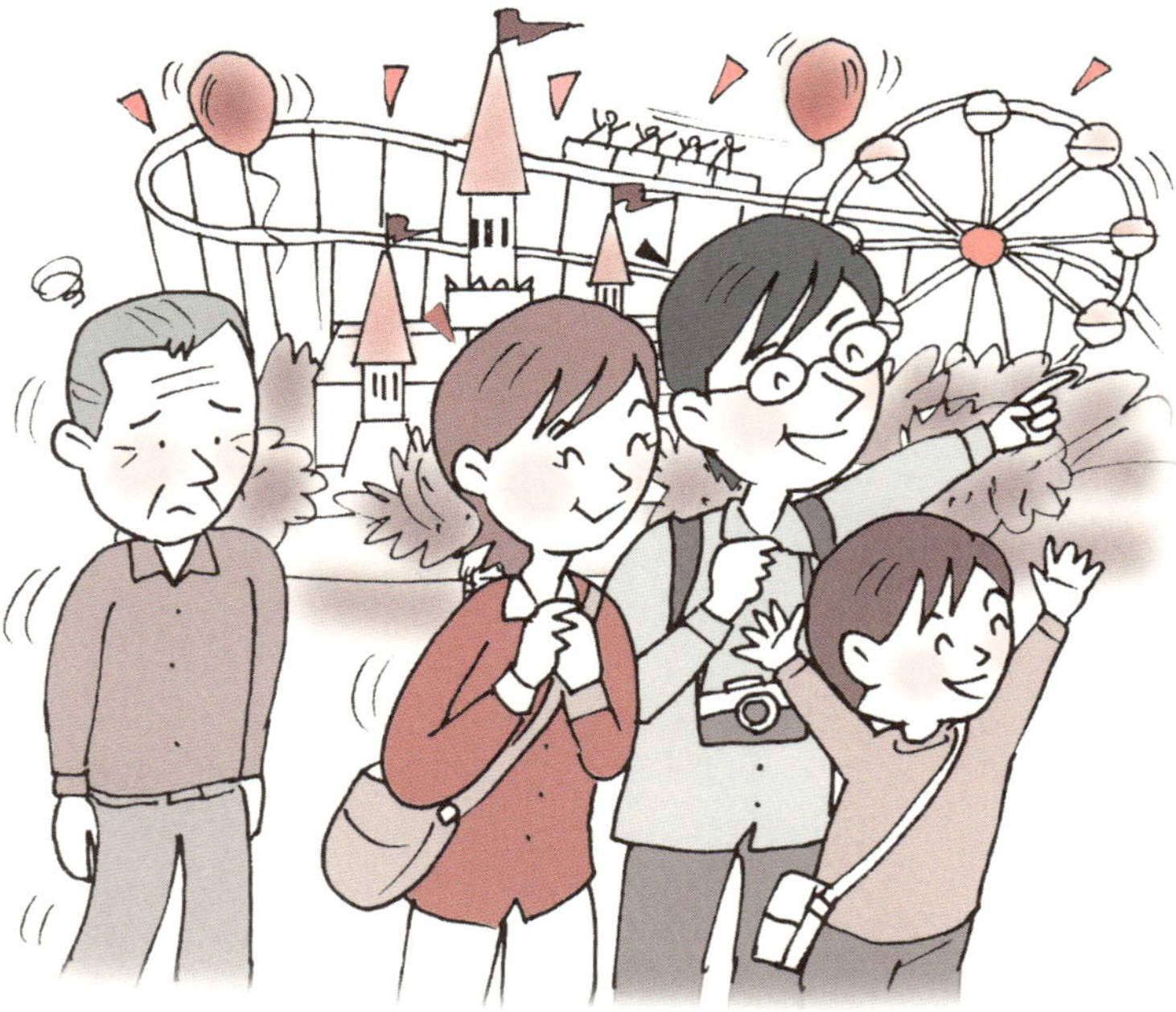

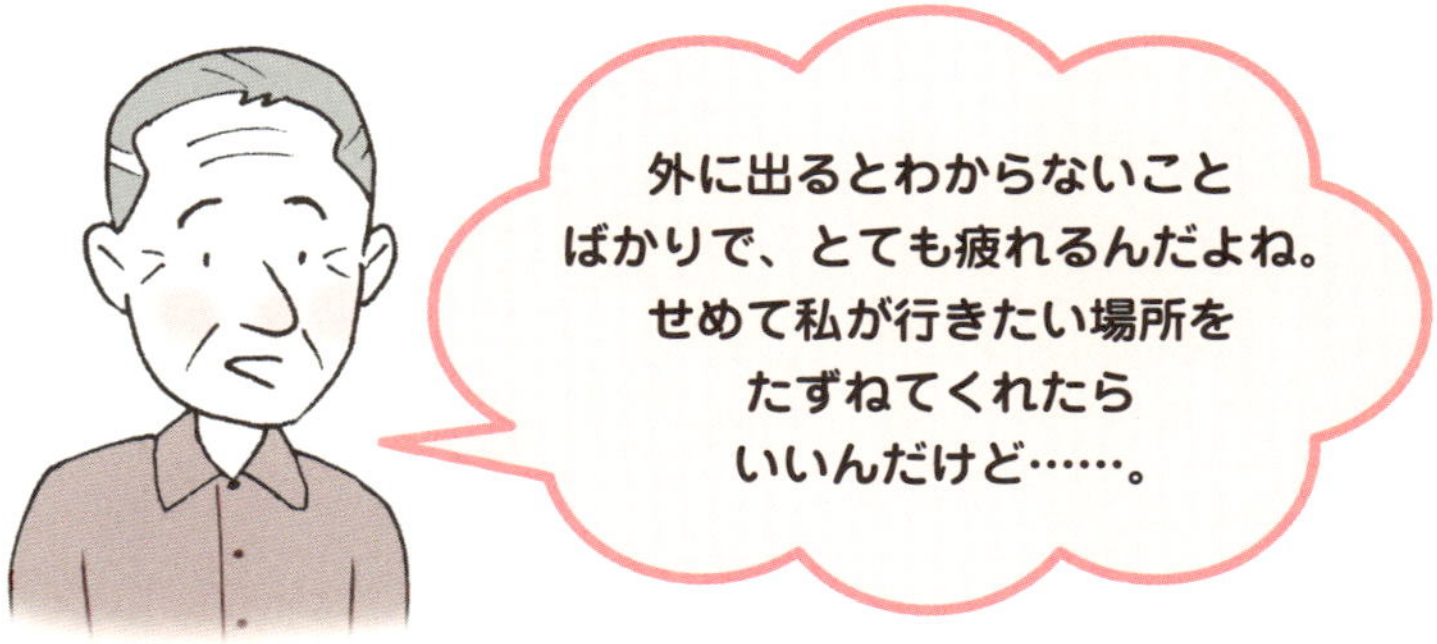
外に出るとわからないこと
ばかりで、とても疲れるんだよね。
せめて私が行きたい場所を
たずねてくれたら
いいんだけど……。

対応のヒント

法則6

「こんな行動、なぜ？」対応のヒント

❾眠ってくれない、眠ってもすぐに起きてしまう

【具体的にはこんなことが……】

父は夜中に目を覚ますと、そのまま眠れない様子です。電気を付けて大声で家族を起こし、「会社に遅刻する」と言ってあわてて出かける準備を始めることもあります。

【家族がしがちな対応】

眠れないのが本人だけであれば、そのまま放置してしまいがちです。ただ、家族も起こされるとなると「何時だと思っているの！　まだ夜中よ！」と本人を責めてしまいます。

【なぜこんなことをする？　何を考えている？】

睡眠障害は最も多くみられる症状です。夜だという認識が持てません。

【家族はどうすればよい？】

日中は、一緒に散歩に出かけたり会話をするなどして生活リズムを見直したり、時間を意識させるような会話を心掛けるようにします。医師に相談してお薬を処方してもらうのも1つの方法です。

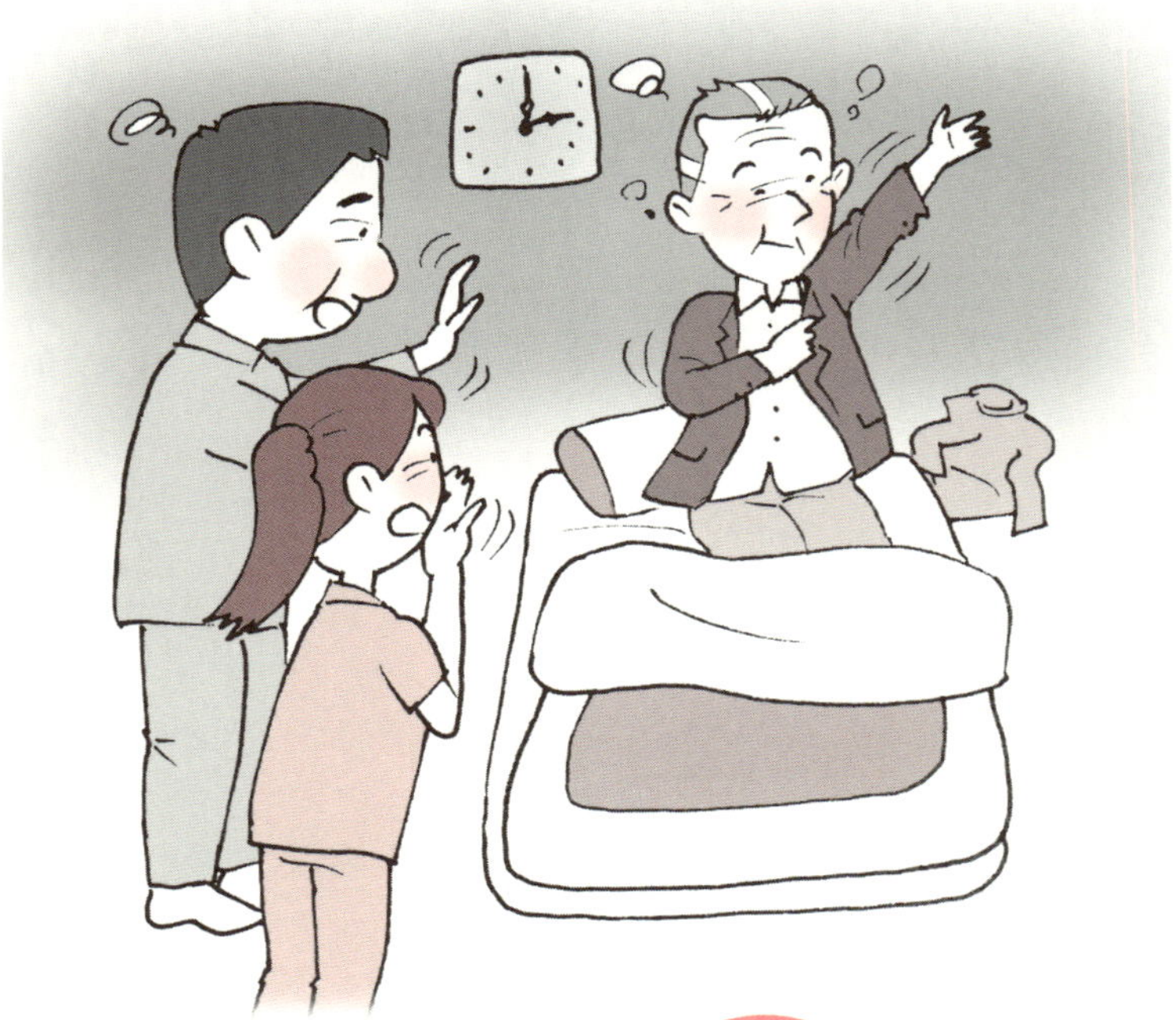

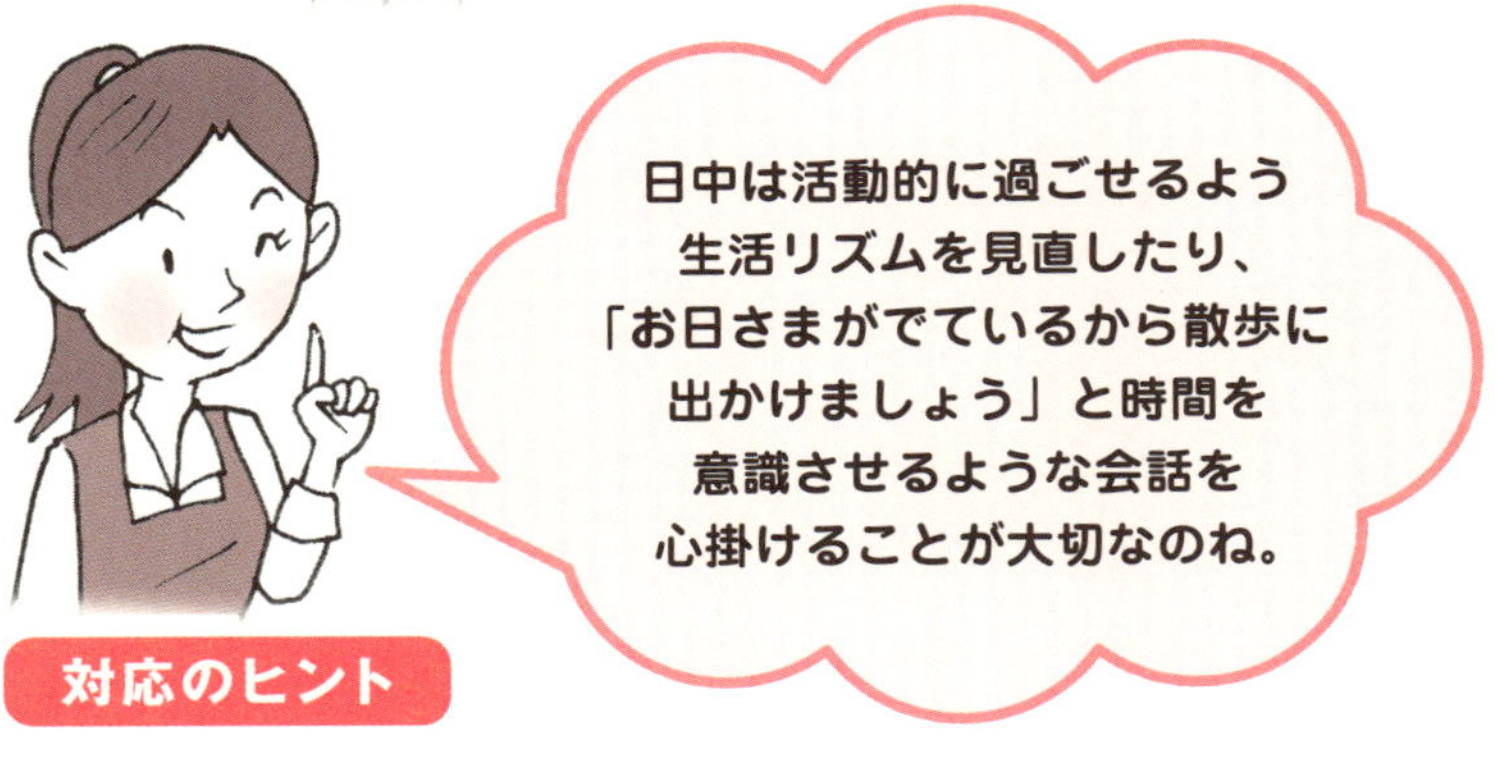
日中は活動的に過ごせるよう
生活リズムを見直したり、
「お日さまがでているから散歩に
出かけましょう」と時間を
意識させるような会話を
心掛けることが大切なのね。

対応のヒント

法則6

「こんな行動、なぜ？」対応のヒント

⑩家にいるのに「帰る」と言って家を出て行く

【具体的にはこんなことが……】

父が自宅にいるにも関わらず、夕方になると「家に帰る」といって出て行こうとします。

【家族がしがちな対応】

「帰るってどこに行くの？　今、家にいるでしょ」と本人の行動を止めようとします。また、警察などのお世話になると世間体を気にするあまり、本人を責めてしまいがちです。

【なぜこんなことをする？　何を考えている？】

新しい記憶から失われていくので、例えば引っ越して間もなかったりすると、自宅を自分の家だと思えなかったりします。あるいは、若い頃に住んでいた家に戻ろうとしています。

【家族はどうすればよい？】

本人の「帰りたい」気持ちを受け入れて、帰りたいと思っている先の話を聴いたりしましょう。頻繁に出て行こうとする場合は、玄関先に本人のお気に入りの絵を飾るなど、他に気持ちがいくよう工夫するのも効果があります。

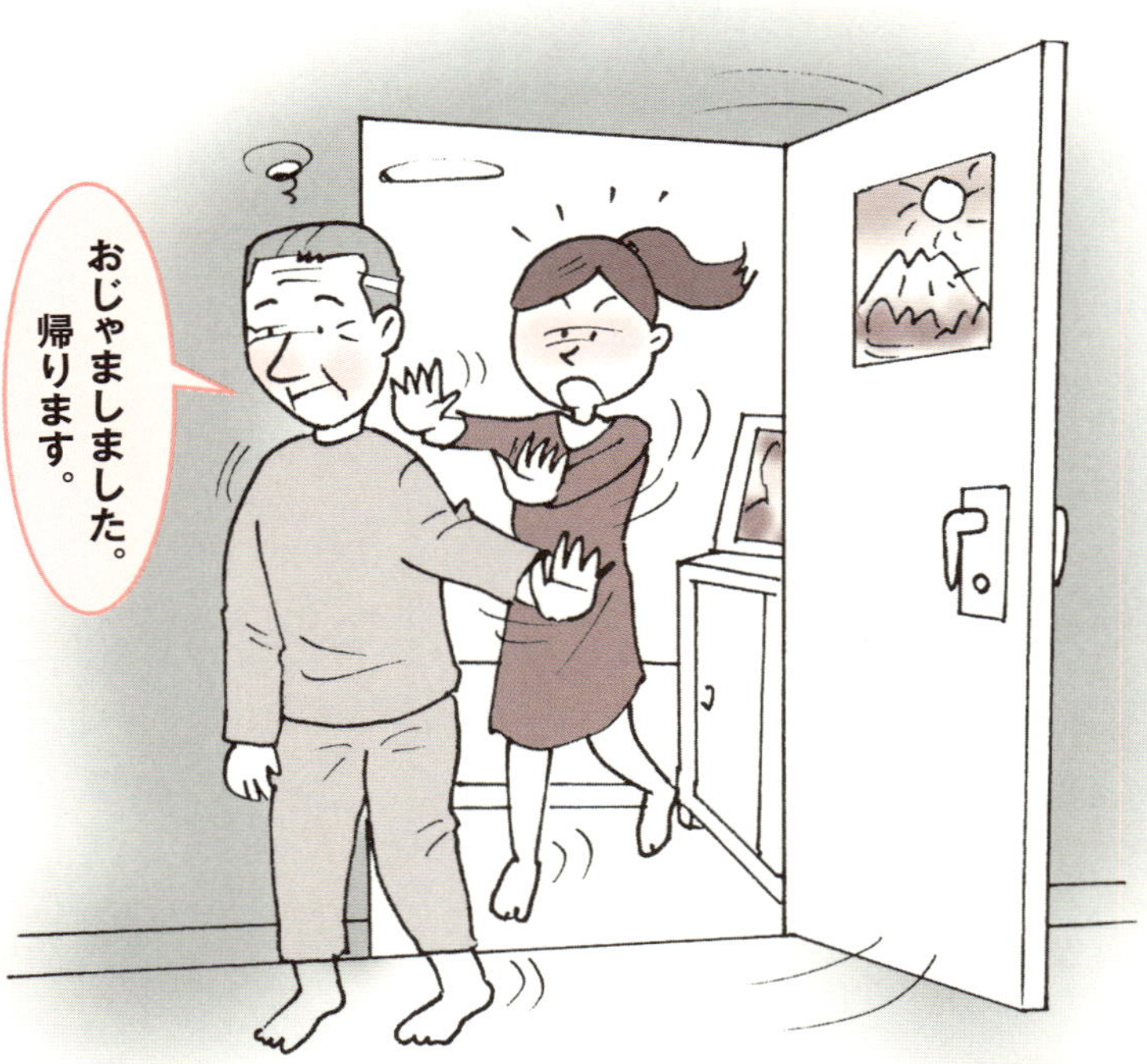
おじゃましました。
帰ります。

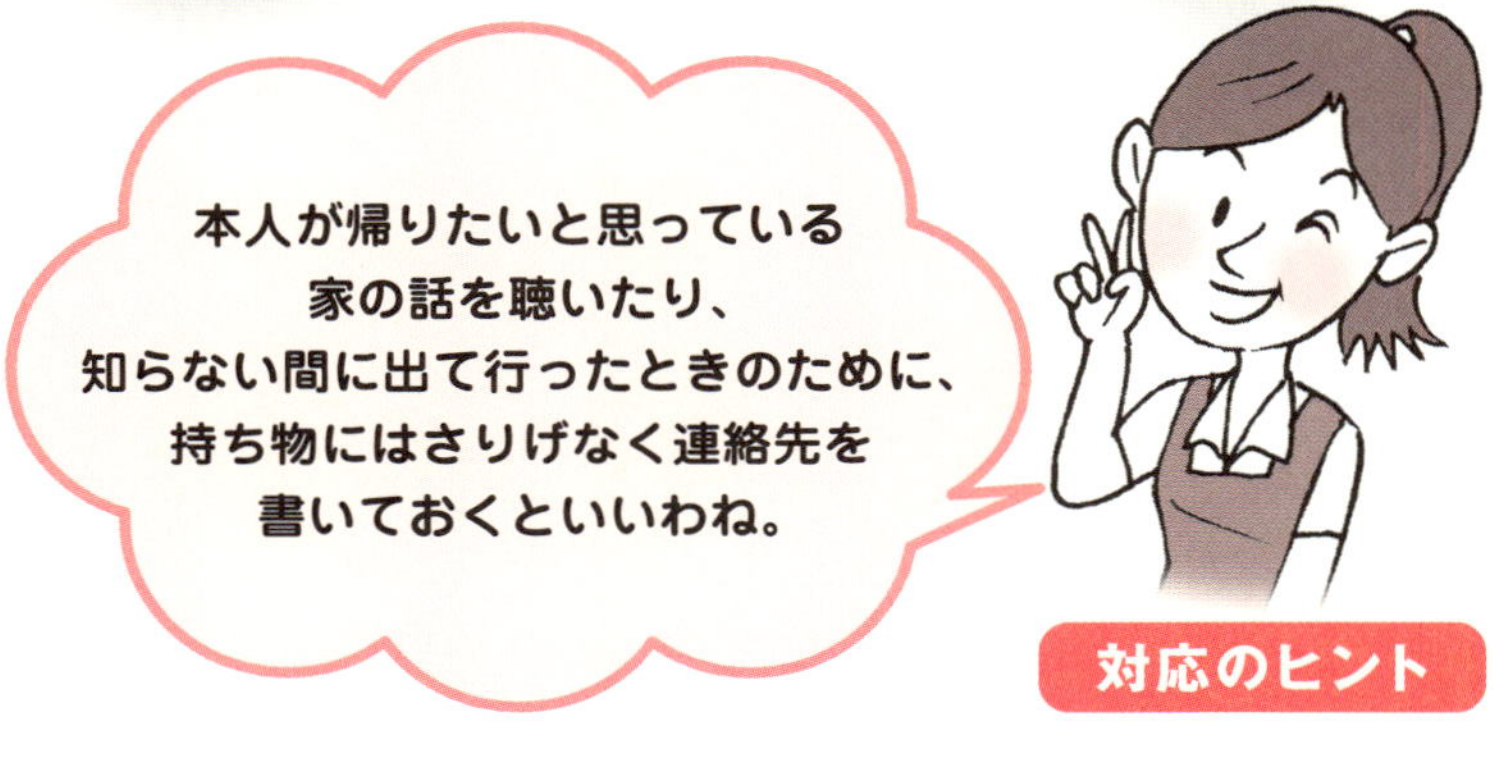
本人が帰りたいと思っている
家の話を聴いたり、
知らない間に出て行ったときのために、
持ち物にはさりげなく連絡先を
書いておくといいわね。
対応のヒント

法則6

「こんな行動、なぜ？」対応のヒント

⑪土や新聞など食べられないものを食べる

【具体的にはこんなことが……】

自宅のガーデニングを楽しむ母が、ある日、庭で土を食べていました。その後も新聞紙やトイレットペーパー、石鹸や乾電池など、危険なものでも口に入れようとします。

【家族がしがちな対応】

「食べちゃダメ！」「そんなもの食べると大変！」など、とにかく異常と思える行動をやめさせようと必死になります。

【なぜこんなことをする？　何を考えている？】

食べられるものかどうかの判断能力が、障害されているためと考えられます。

【家族はどうすればよい？】

まずは、身の回りから危険なものを取り除きます。乾電池や薬の入っている棚にはカギを付けたり、紙や石鹸などは手の届かない場所へ保管します。また本人の近くに、お腹が空いたらいつでも食べられるような軽食やスナックなどを置いておくのもいいでしょう。

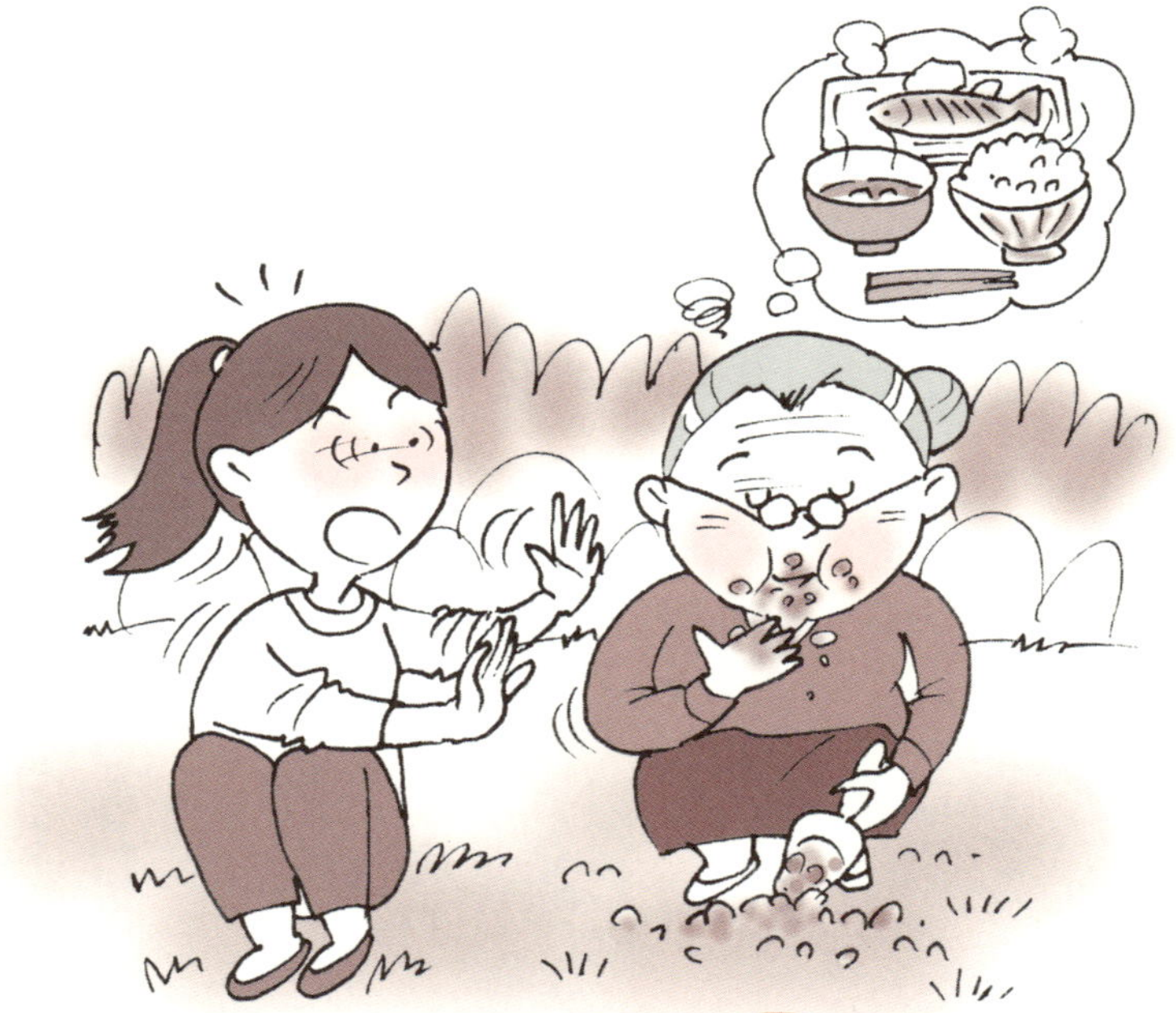

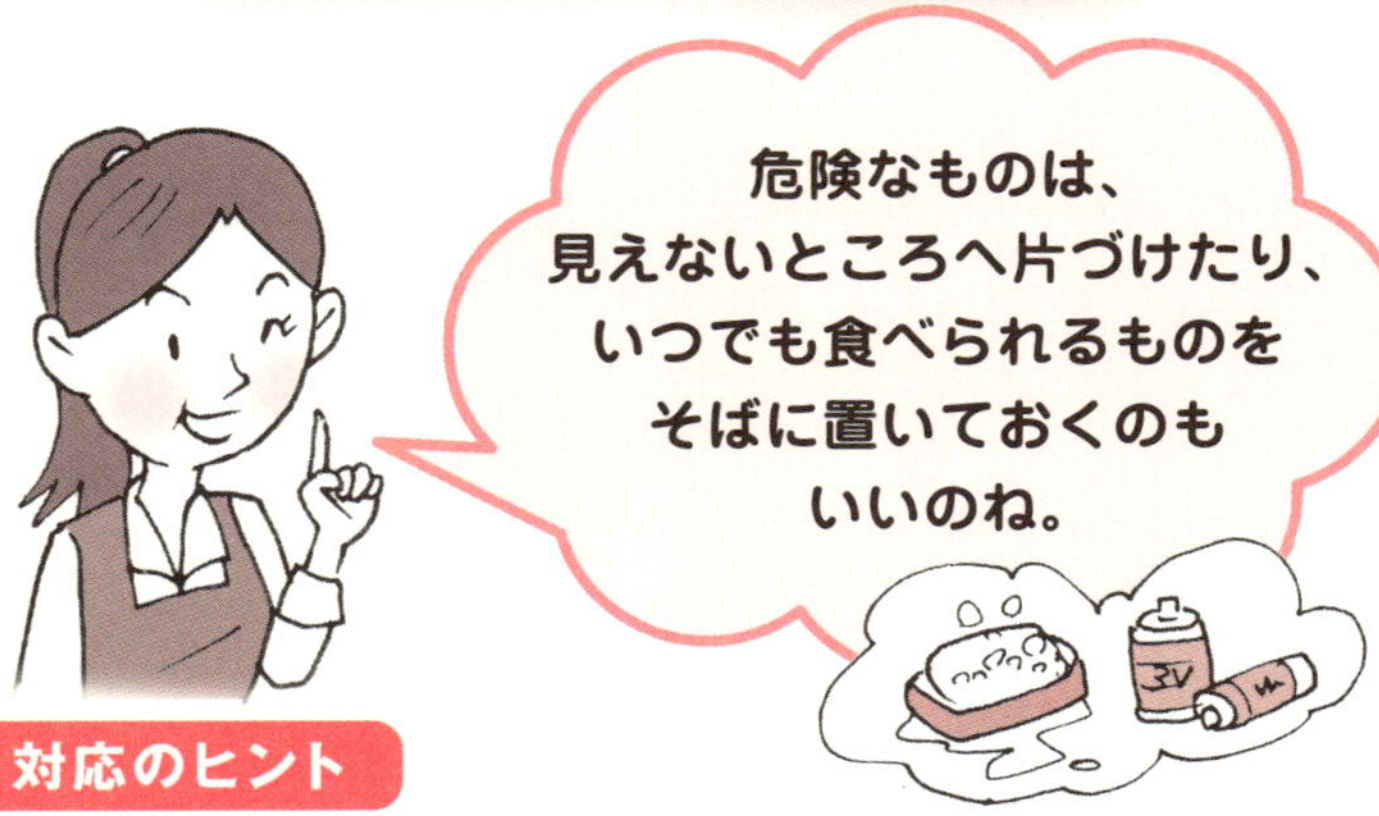

対応のヒント

法則6 「こんな行動、なぜ?」対応のヒント

⑫トイレに行けずもらしてしまう

【具体的にはこんなことが……】

夫がトイレに間に合わず、下着を汚しました。何回か同じことを繰り返すようになり、最近は部屋のあちこちをトイレと間違えて用を足してしまいます。

【家族がしがちな対応】

「もっと早くトイレに行けば間に合うのに……」「また失敗したの?」と本人を責めます。

【なぜこんなことをする? 何を考えている?】

アルツハイマー型や脳血管性認知症からくる失禁と考えられますが、膀胱炎などの可能性もあります。また見当識障害によって、トイレの場所が分からなくなっているようです。

【家族はどうすればよい?】

失敗を責めてはいけません。症状を悪化させるだけです。昼間なら本人をよく観察して、そわそわするなどのサインがあれば、早めにトイレに誘導してみましょう。泌尿器系の病気が原因のこともあります。専門医を受診してみましょう。

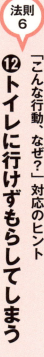

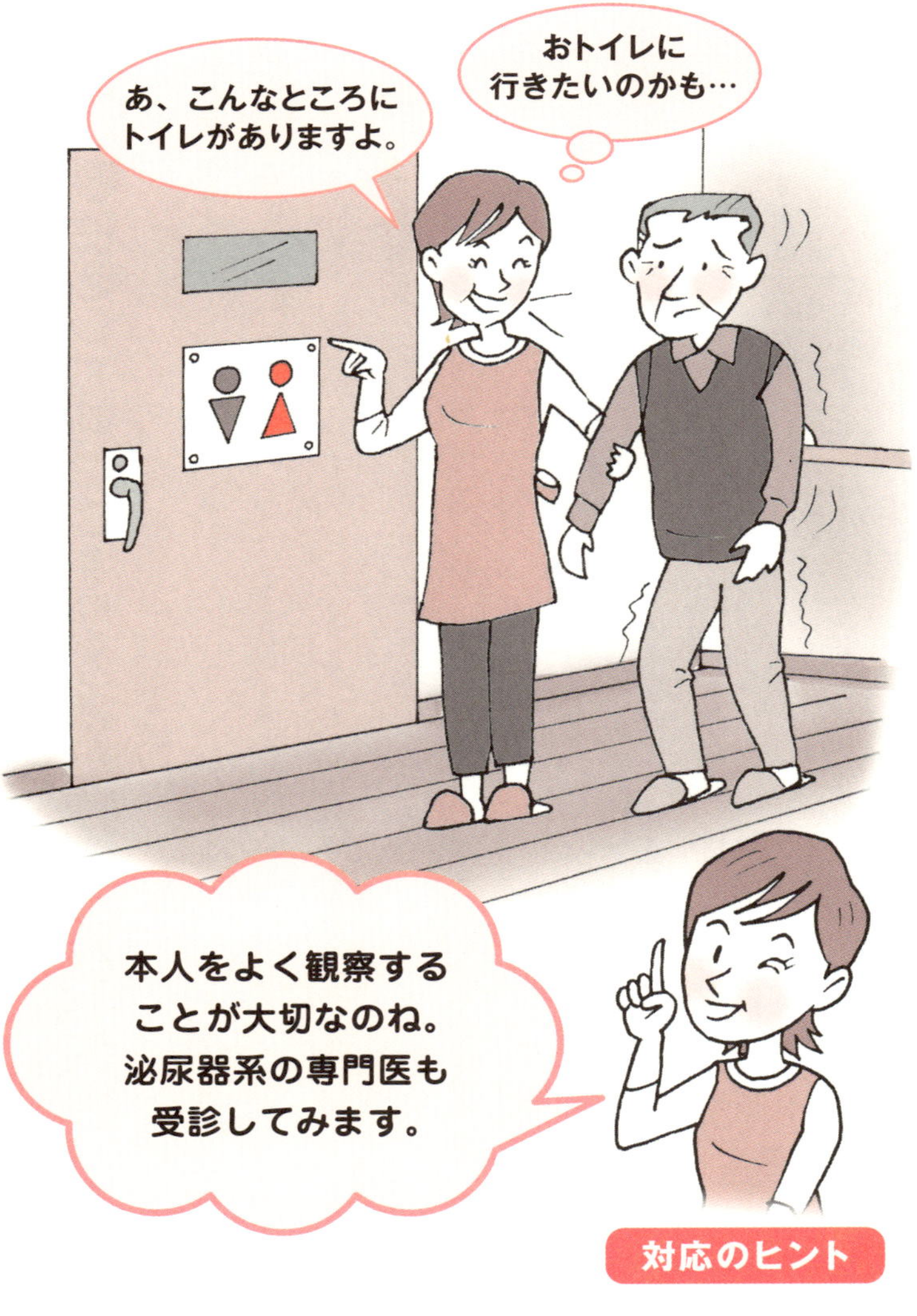
あ、こんなところに
トイレがありますよ。
おトイレに
行きたいのかも…
本人をよく観察する
ことが大切なのね。
泌尿器系の専門医も
受診してみます。
対応のヒント

法則6 「こんな行動、なぜ?」対応のヒント

⑬便をして壁にこすり付けた、便を食べた

【具体的にはこんなことが……】

父のトイレにいる時間が長いので見てみると、壁や床、父の口の周りなどが、こすり付けられた便で汚れていました。おむつにすると、今度は勝手に外してしまいます。

【家族がしがちな対応】

「汚い！　こんなことしちゃダメ！」「信じられない！」「掃除が大変！」など、とにかく本人をきつく責めてしまいます。

【なぜこんなことをする？　何を考えている？】

本人には「便は汚いもの」という認識がありません。ただお尻が不快なので触ってみたら何かが付いてしまって、それを何とか拭き取ろうとした結果かもしれません。

【家族はどうすればよい？】

本人の排便リズムを把握して、決まった時間に排便するよう促します。日中お尻を触ったり、そわそわしているようであれば、早めにトイレへ誘導しましょう。

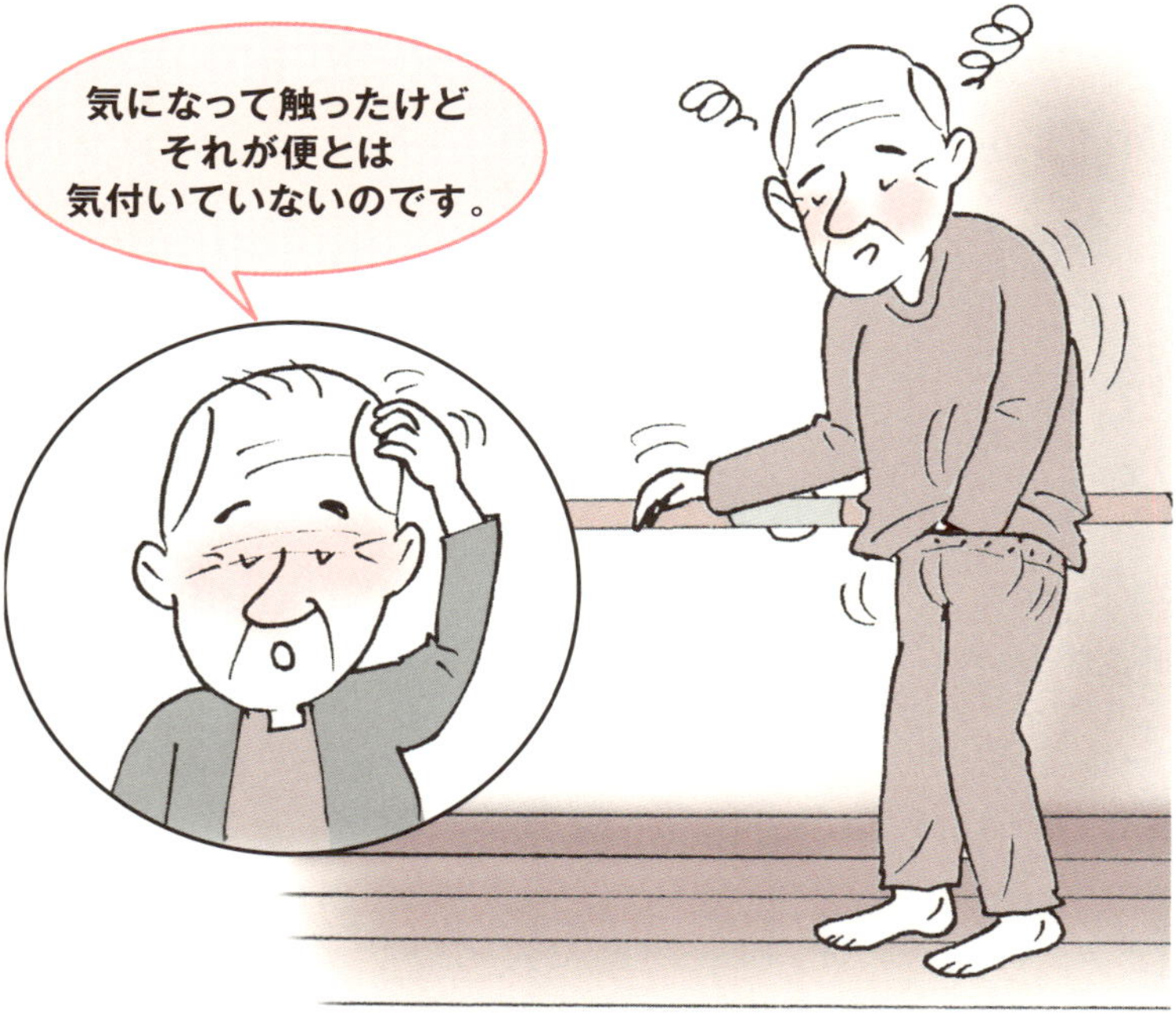
気になって触ったけど
それが便とは
気付いていないのです。

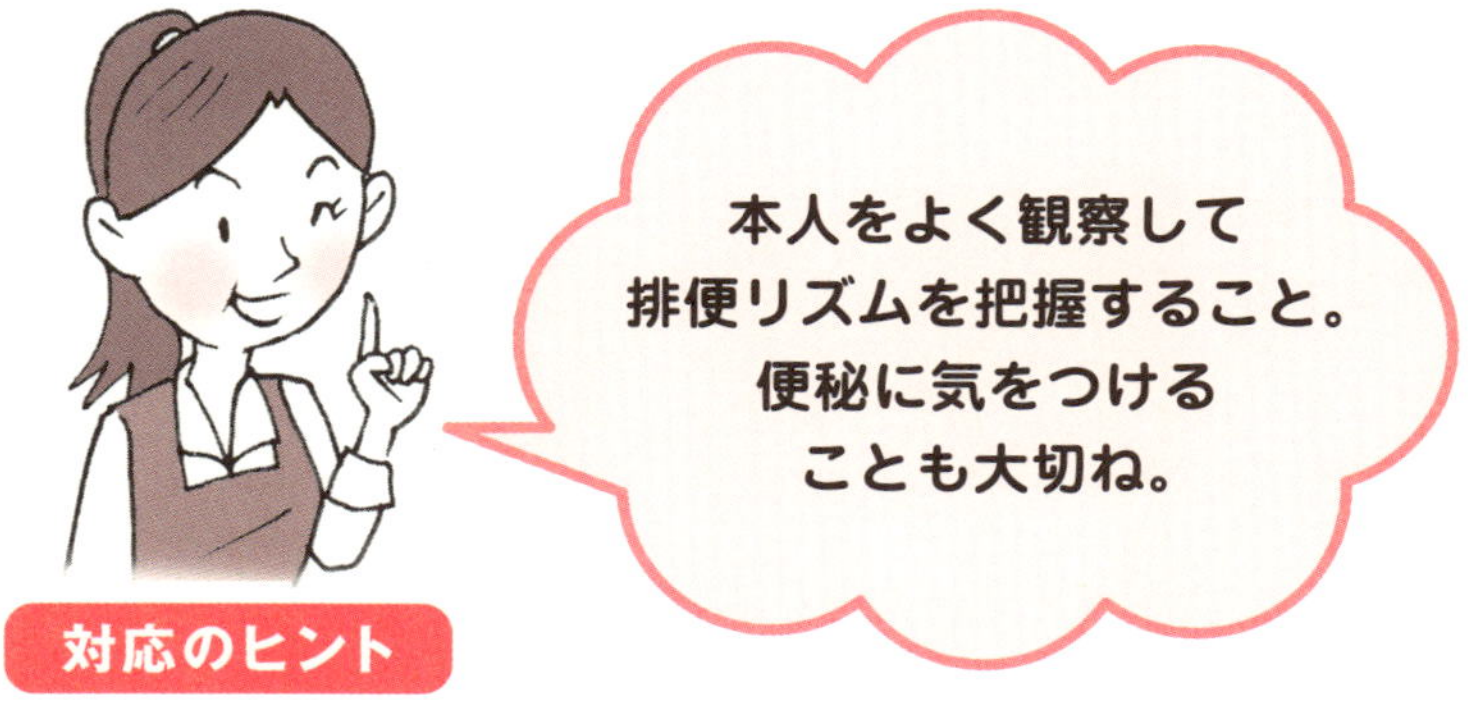
本人をよく観察して
排便リズムを把握すること。
便秘に気をつける
ことも大切ね。
対応のヒント

法則6

「こんな行動、なぜ？」対応のヒント

⑭家族に暴力をふるう

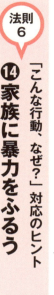

【具体的にはこんなことが……】

居間でくつろいでいると、テレビを見ていた父が突然、母を殴りました。止めに入った夫も、思いきり突き飛ばされました。父は暴力をふるうような人ではありませんでした。

【家族がしがちな対応】

突然のことなので、暴力をふるう本人の動きを無理やりにでも止めようとします。怒ると、「先に手を出したのはそっち」などのやった、やらないで大騒ぎになります。

【なぜこんなことをする？　何を考えている？】

前頭側頭型認知症によくみられる症状です。もの事の善悪を判断する力が衰え、さらに被害妄想や抑うつ症状など、いろいろな原因が関係していると考えられます。

【家族はどうすればよい？】

無理に押さえつけようとしても事態はさらに悪化します。病気ゆえのことと理解し、その場を落ち着かせましょう。医師に相談することも大切です。

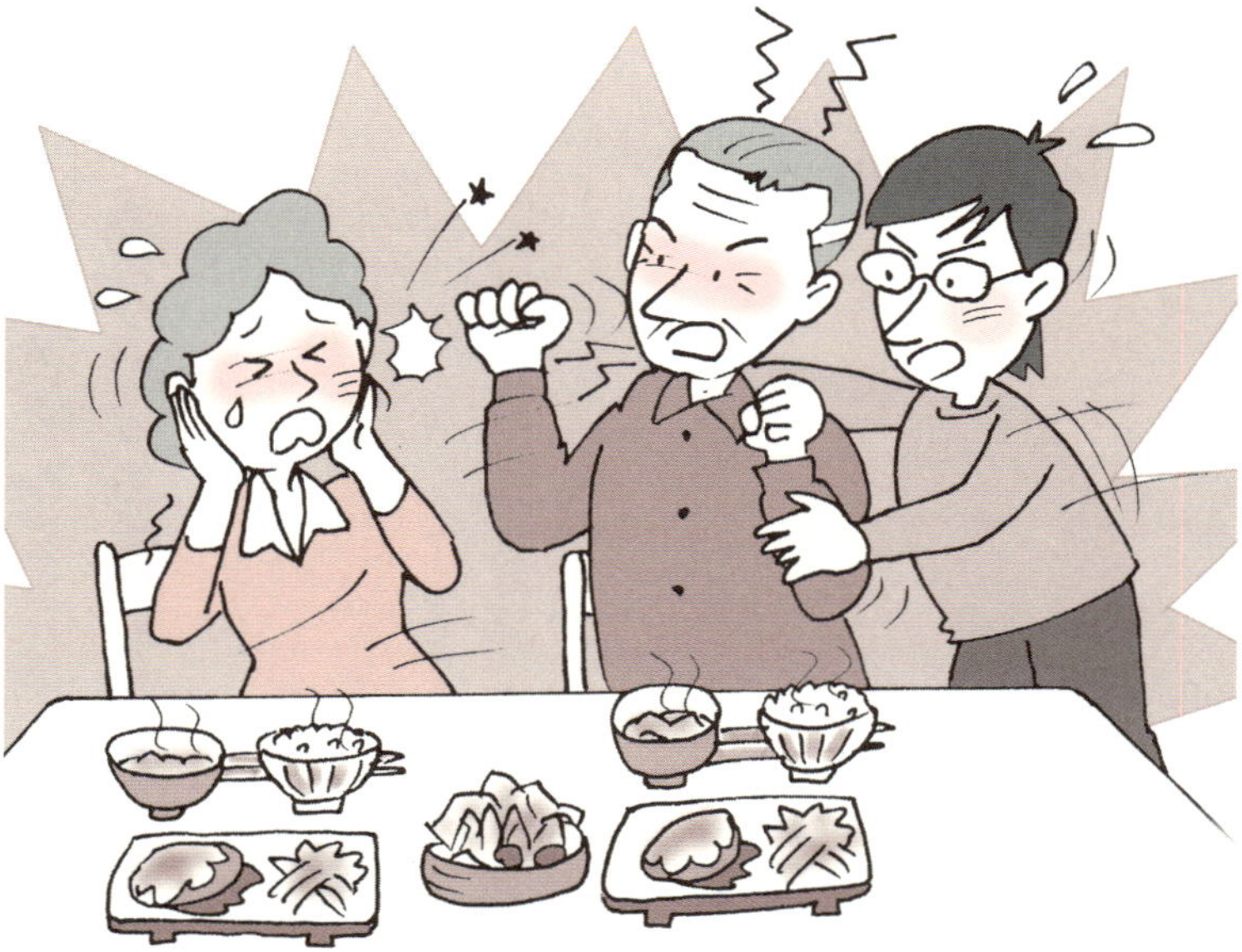

急に殴られるとびっくりするけど
とりあえずは逃げた方がいいですね。
どんなときに暴力をふるい
やすいのか日頃からよく観察して、
未然に防ぐことも大切です。

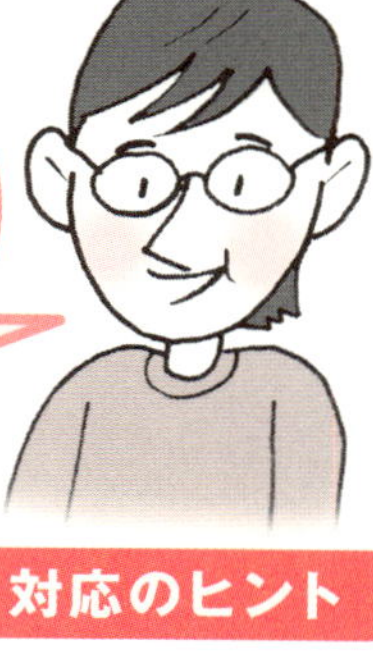

対応のヒント

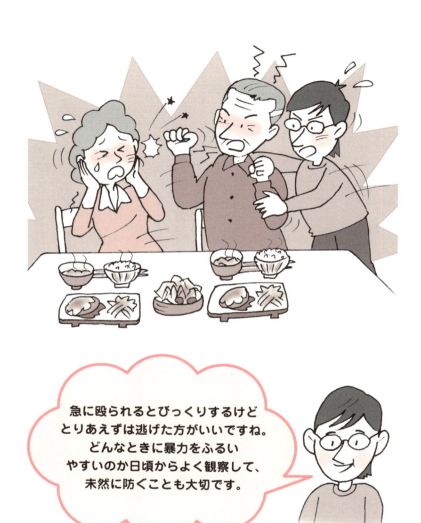

法則6

「こんな行動、なぜ?」対応のヒント

⑮外出する回数が減った、家から出ようとしない

【具体的にはこんなことが……】

毎日のように近くの温泉へ出かけていた母が、どうやら他のお客さんと洗い場をめぐる言い争いをしたようで、それ以降は家から出ようとしません。

【家族がしがちな対応】

言い争いをしたことだけを注意してしまいます。外出先でトラブルばかり起こすなら、家でおとなしくしてもらっていた方がいいので、そのままそっとしておきます。

【なぜこんなことをする? 何を考えている?】

認知機能の低下によって、外出すると自分の意図しない状況ばかりに遭遇しているのかもしれません。そのため、心労が重なって外出したがらなくなります。

【家族はどうすればよい?】

放ってばかりいると悪循環です。気分がよさそうな日は、例えば洗濯物をたたむなどの手伝いをお願いし、感謝の言葉をかけて、必要な存在であることを伝えましょう。

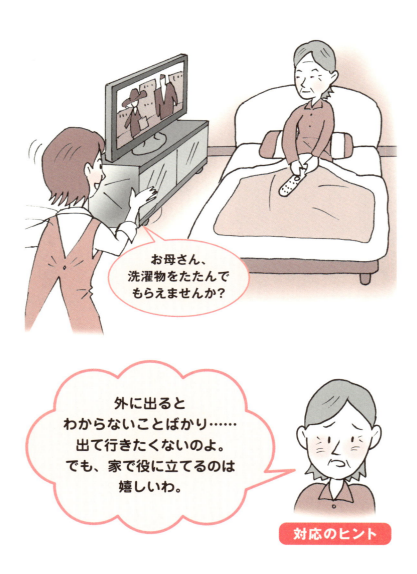

お母さん、
洗濯物をたたんで
もらえませんか？

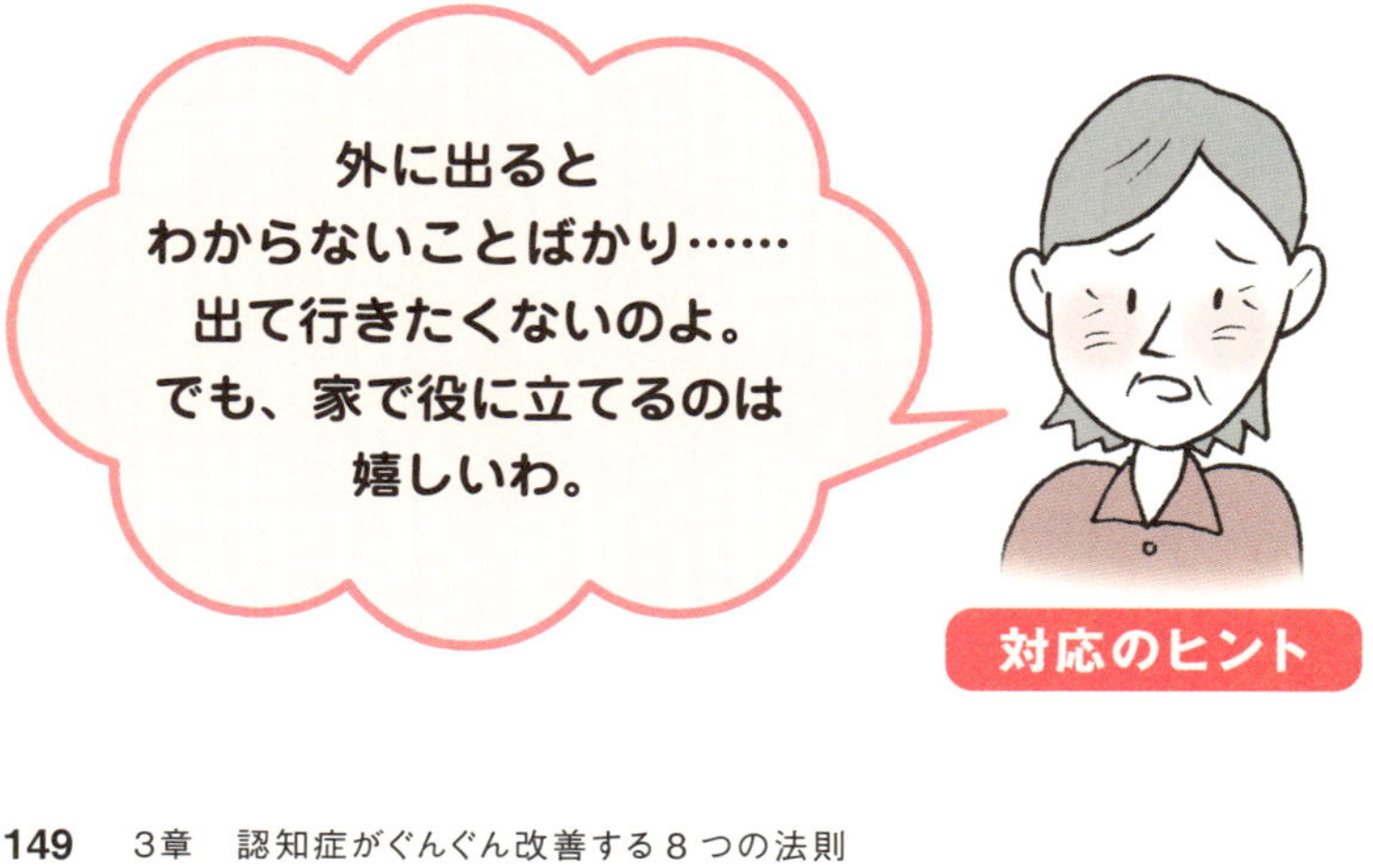
外に出ると
わからないことばかり……
出て行きたくないのよ。
でも、家で役に立てるのは
嬉しいわ。

対応のヒント

法則
7
認知症に負けない脳をつくる

認知症がなぜ発症するのか、いまだ完全には解明されていません。しかし、**発症を抑制する因子として食事・運動などの生活習慣と、知的・社会的活動が重要**であることが、最近の研究から分かっています。つまり、これらに留意して**「認知症に負けない脳をつくる」ことが、認知症の予防・改善**につながるといえるでしょう。

生活習慣の改善に的をしぼったプログラムで、認知症の治療を試みた研究があります。米・カリフォルニア大学のブレーデセン教授が行った研究では、独自の治療プログラム（炭水化物や加工食品を含まない食事、定期的な運動、ストレス軽減、よい睡眠習慣、魚油・クルクミン・ビタミンDなどのサプリメント、ホルモン療法などの36の要素を、その人に合わせて調整すること）によって、早期アルツハイマー型認知症による記憶障害に回復がみられました。10人中9人の記憶機能が3～6ヵ月以内に改善していたのです。

ブレーデセン教授は、**生活習慣の乱れなどによって、脳の神経信号の伝わり方が不均衡になることが、アルツハイマー型認知症を発症する一因**ではないかと考えています。

アルツハイマー型認知症の抑制因子と促進因子

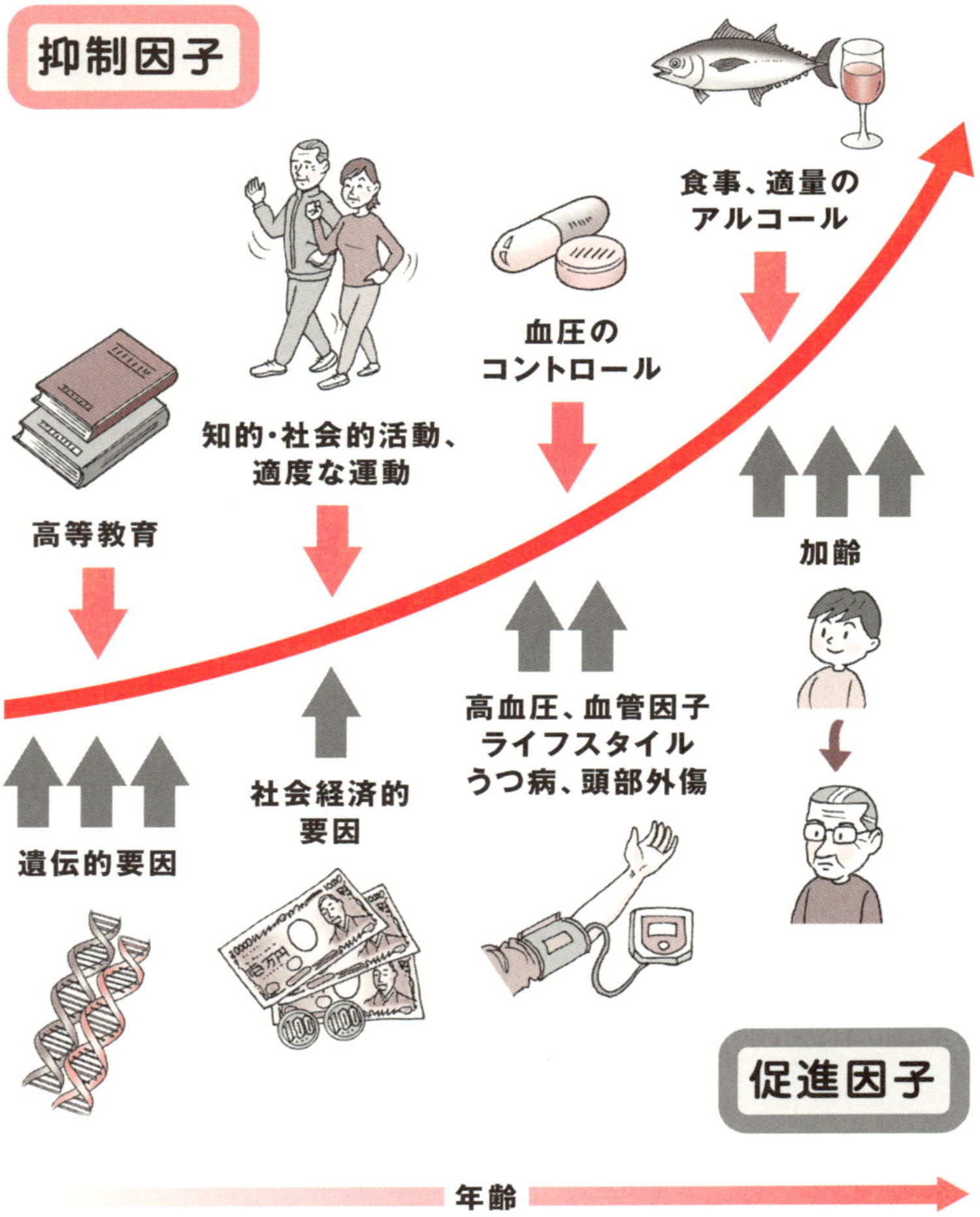

法則7

❶生活リズムを整える

睡眠不足などの生活リズムの乱れは、体調不良や記憶力の低下を引き起こします。

米・ブリガム・アンド・ウイメンズ病院のエリザベス・デボア氏らが行った、70歳以上の健康な女性1万5000人を対象にした調査では、中年期以降に睡眠時間が1日5時間以下または9時間以上だった人たちと、7時間だった人たちの記憶力を比べました。その結果、5時間以下または9時間以上だった人たちの方が、記憶力が低いことが分かりました。この記憶力の差は年齢にすると、約2歳分に相当するものでした。また、日によって1日の睡眠時間に2時間以上の変化があった人は、変化がなかった人に比べて、やはり記憶力が低いことが分かっています。つまり、**睡眠時間が極端に多い人や少ない人、不規則な睡眠時間の人は、高齢になったときに記憶障害を生じやすい**ことが分かったのです。

特に認知症の人は、睡眠や排泄などの生活リズムが乱れると、体の不快や不調が原因で、周辺症状が悪化することがあります。良質な睡眠をとるためには、日中は適度に体を動かし、生活リズムを整えることが大切です。

認知症予防と症状を緩和するための生活習慣

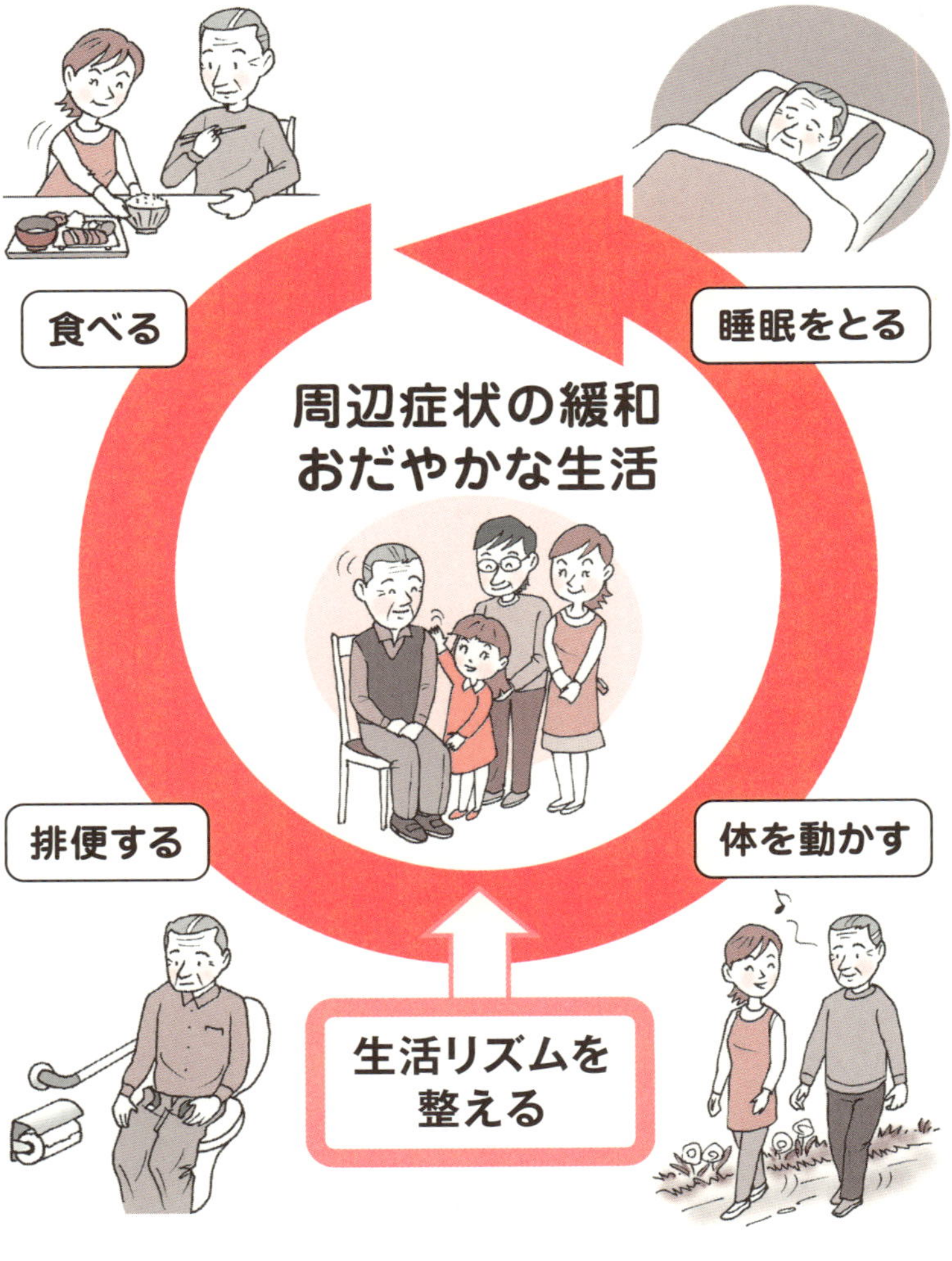

例えば排泄リズムが乱れた場合、健康な人であれば「便秘気味かもしれない」と考え、食物繊維や水分を多めに摂ったりしますが、認知症の人の場合、それが自発的にできなかったりします。**便秘で何となく体が落ち着かないためにウロウロ歩き回り、それが「徘徊」のように周りの目には映ることも**あります。もちろん個人差はありますが、3日以上の便秘が続くと、徘徊や怒りっぽくなるなどの周辺症状が強く出る傾向があるようです。

また、のどの渇きを感じたり、自発的に潤したりできないことがあるので、**周りの人が時間をみて「お茶を飲みましょう」などの声をかけないと、水分補給を全くしないまま1日を過ごすことも**あります。この場合は脱水となり、①食欲がなくなる、②元気がなくなる、③尿量が減る、④便秘になる、⑤皮膚が乾燥する、⑤微熱程度の発熱、⑥吐き気・嘔吐などの症状がみられるようになり、1日中うつらうつらしたり、会話が難しくなったり、幻覚が見えるようになることもあります。

認知症の人は、こうした生活リズムの乱れからくる不快や不調を、自ら上手く伝えることが難しくなっていくため、家族や周りの人は十分に配慮する必要があります。

食べる・排便する・体を動かす・睡眠をとる、といった当たり前のように思える「生活リズムを整える」ことだけでも、周辺症状が緩和されるのです。

脱水になると…

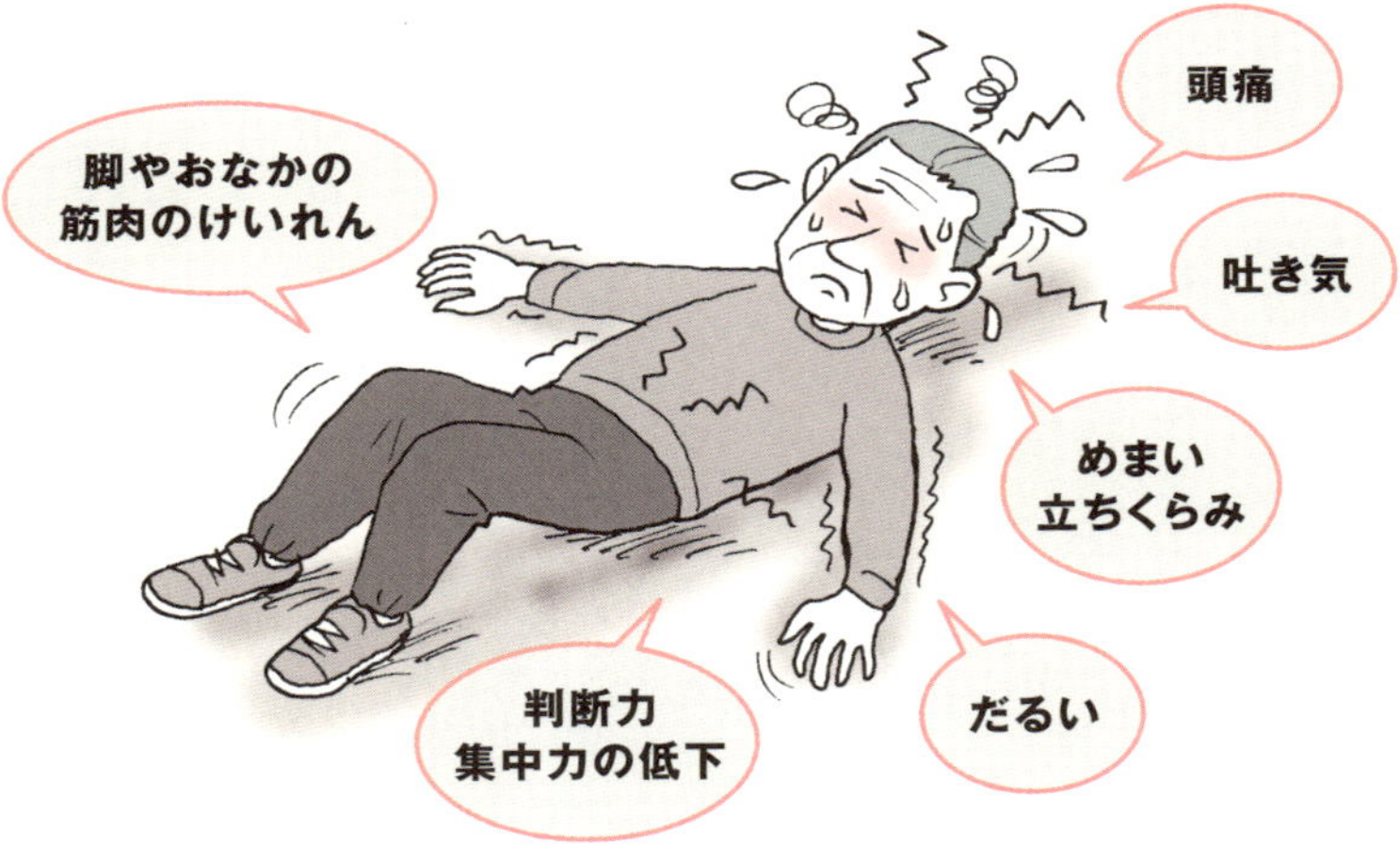

周りの人が配慮しましょう

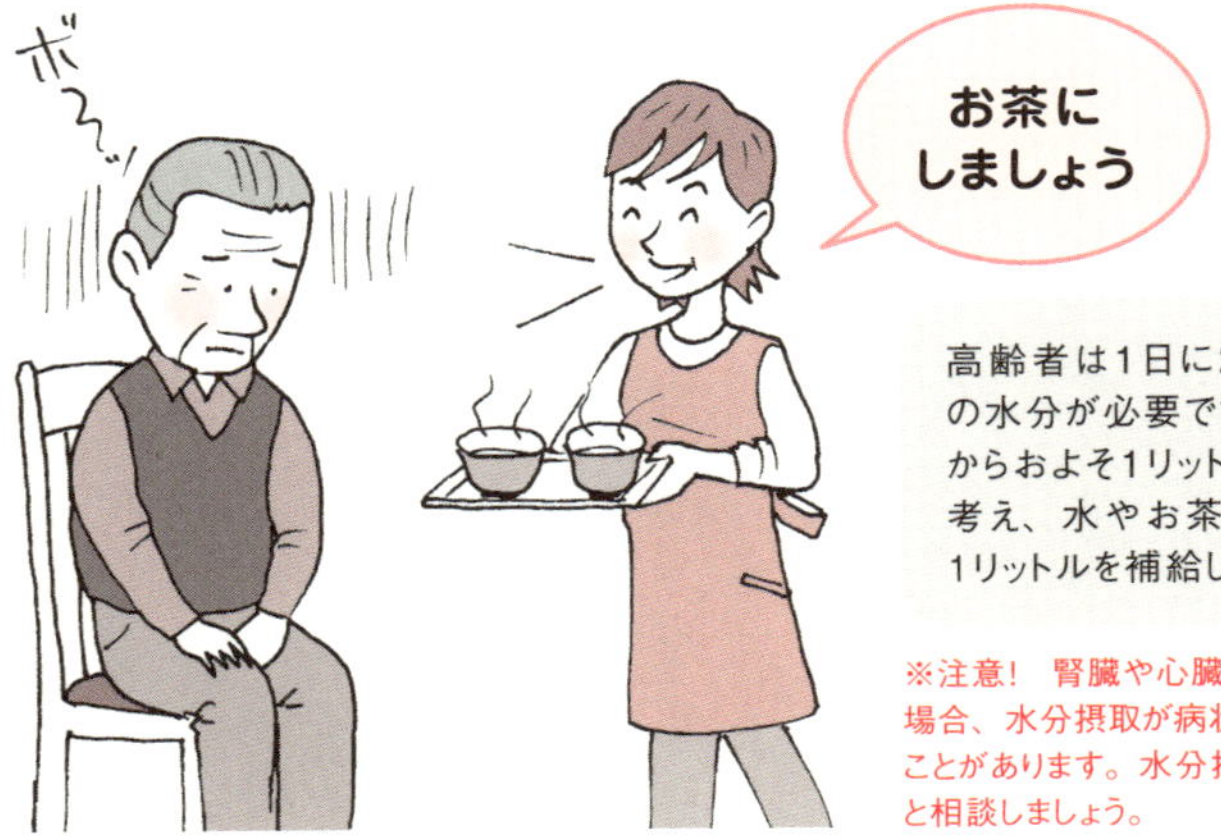

高齢者は1日に2リットルの水分が必要です。食事からおよそ1リットル摂ると考え、水やお茶でおよそ1リットルを補給しましょう。

※注意！ 腎臓や心臓に疾患がある場合、水分摂取が病状を悪化させることがあります。水分摂取量は医師と相談しましょう。

法則7

❷食習慣を見直す

脳の健康によいとされる食べ物の代表といえば、まぐろなどの青魚でしょう。これは、**青魚に含まれているDHAやEPAが、脳によい**とされているためです。

島根大学医学部の橋本道男准教授らが行った研究では、108人（65歳以上）を2つのグループに分け、一方にはDHAとEPAを添加した魚肉ソーセージ、もう一方にはいずれも含まない魚肉ソーセージを、毎日2本ずつ1年間食べてもらいました。その結果、DHAとEPA入りを食べていた人たちの方が、認知機能テストの成績が改善していたのです。

青魚の他に、緑茶やココアなどの嗜好飲料にも効果があることが分かっています。

金沢大学神経内科の山田正仁教授らの研究では、60歳以上の人を対象に緑茶の効果を調べたところ、緑茶を週に1～6回飲む人は認知機能低下リスクが約2分の1に、緑茶を毎日1杯以上飲む人は約3分の1に減少していました。アメリカの研究では、1日2杯のココアやコーヒーでも同様の結果が出ています。このように嗜好飲料も適度な量であれば、脳に好影響であることが分かっていますから、食生活に上手に取り入れたいものです。

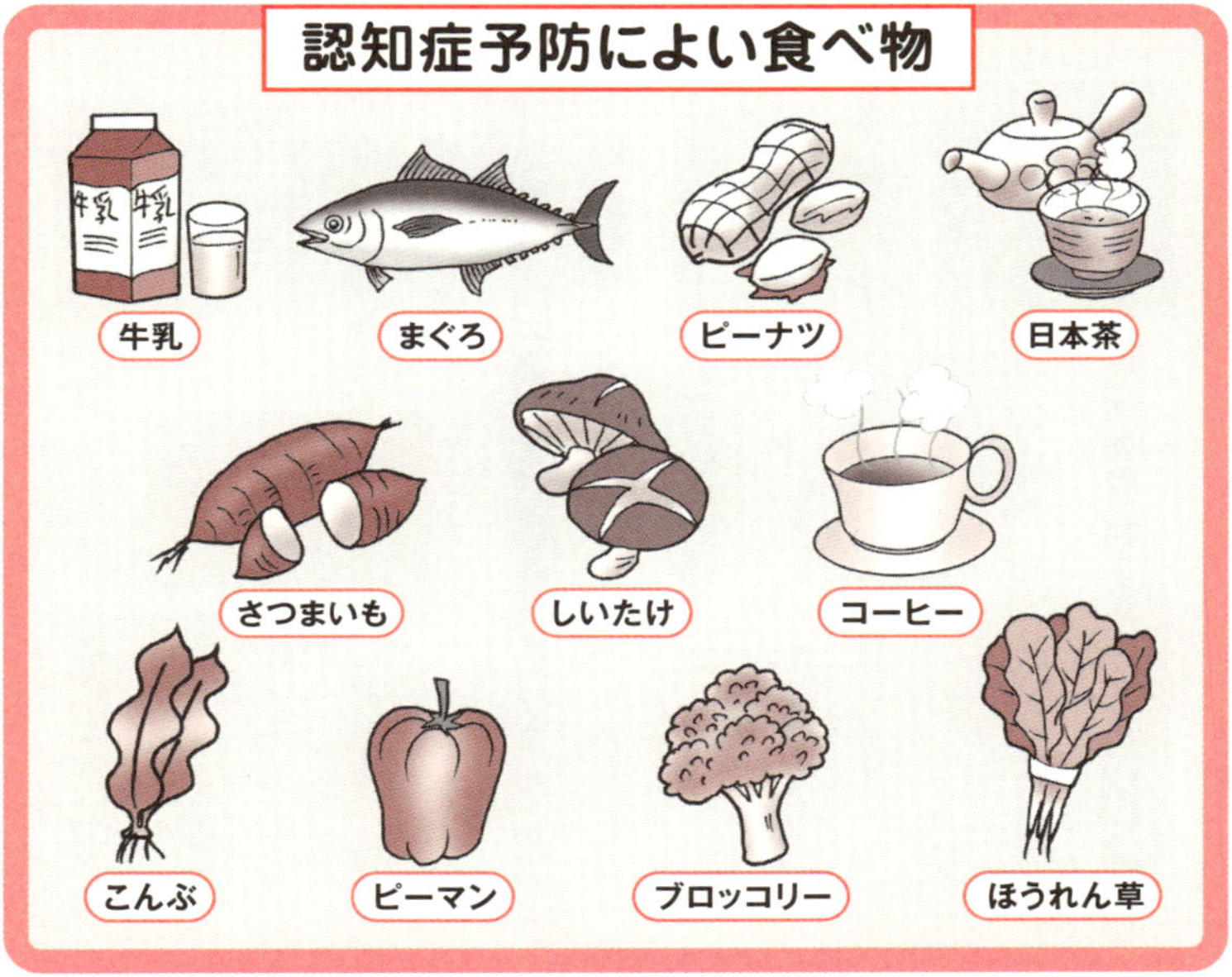
認知症予防によい食べ物
牛乳
まぐろ
ピーナツ
日本茶
さつまいも
しいたけ
コーヒー
こんぶ
ピーマン
ブロッコリー
ほうれん草

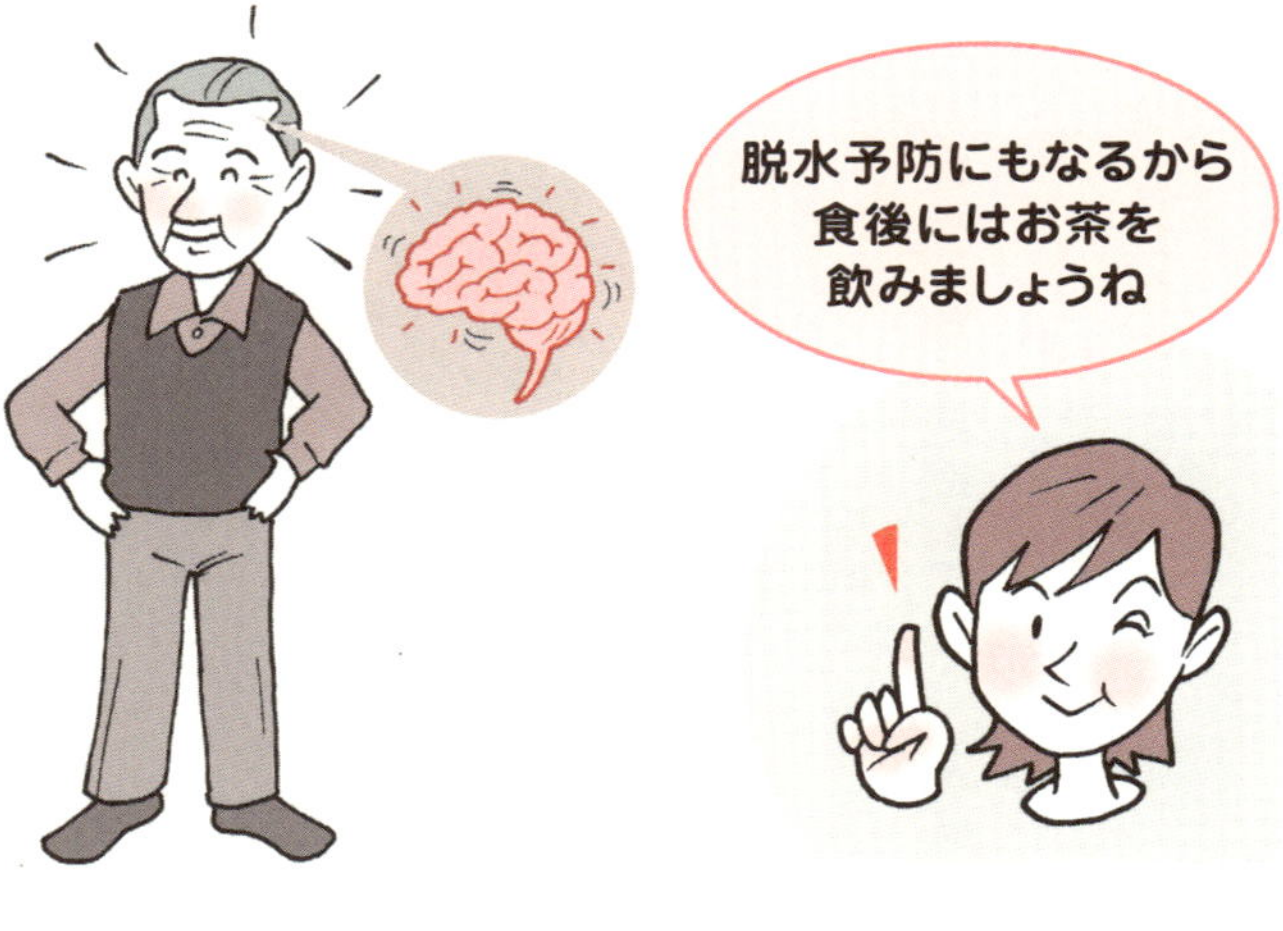
脱水予防にもなるから
食後にはお茶を
飲みましょうね

そして、不適切な食習慣が発症原因の1つである2型糖尿病と、認知症の関係について調べた研究もあります。

独・シャリテ大学医学部のアグネス・フレエエル氏らが行った研究では、健康な人と、正常範囲には入るが血糖値が少し高めの人に対して、記憶力のテスト・血糖値測定・脳の海馬のサイズ測定を行いました。その結果、血糖値が低い人ほど記憶力が維持されており、海馬のサイズも大きいことが分かりました。つまり、**たとえ正常範囲であっても血糖値が高めであれば、記憶力を減退させるリスクも高くなる**ことが分かったのです。これは、糖尿病が脳を萎縮させるリスクも示唆しています。実際に、2型糖尿病の人と、そうではない人の脳のサイズを比べた研究があります。

米メイヨークリニックのローゼバド・ロバーツ氏らは、軽度の認知障害がある1400人以上（平均80歳）を対象に、中年期以降に2型糖尿病を発症した人と、同時期に糖尿病でなかった人の脳のサイズを比較しました。その結果、**2型糖尿病を発症していた人の脳のサイズは平均2・9％縮小し、特に海馬は平均で4％小さくなっていたのです。**

このように、**食習慣を見直すだけでも認知症の予防・改善に効果**があることが、近年の研究から分かっています。

正常範囲であっても血糖値が高いと……

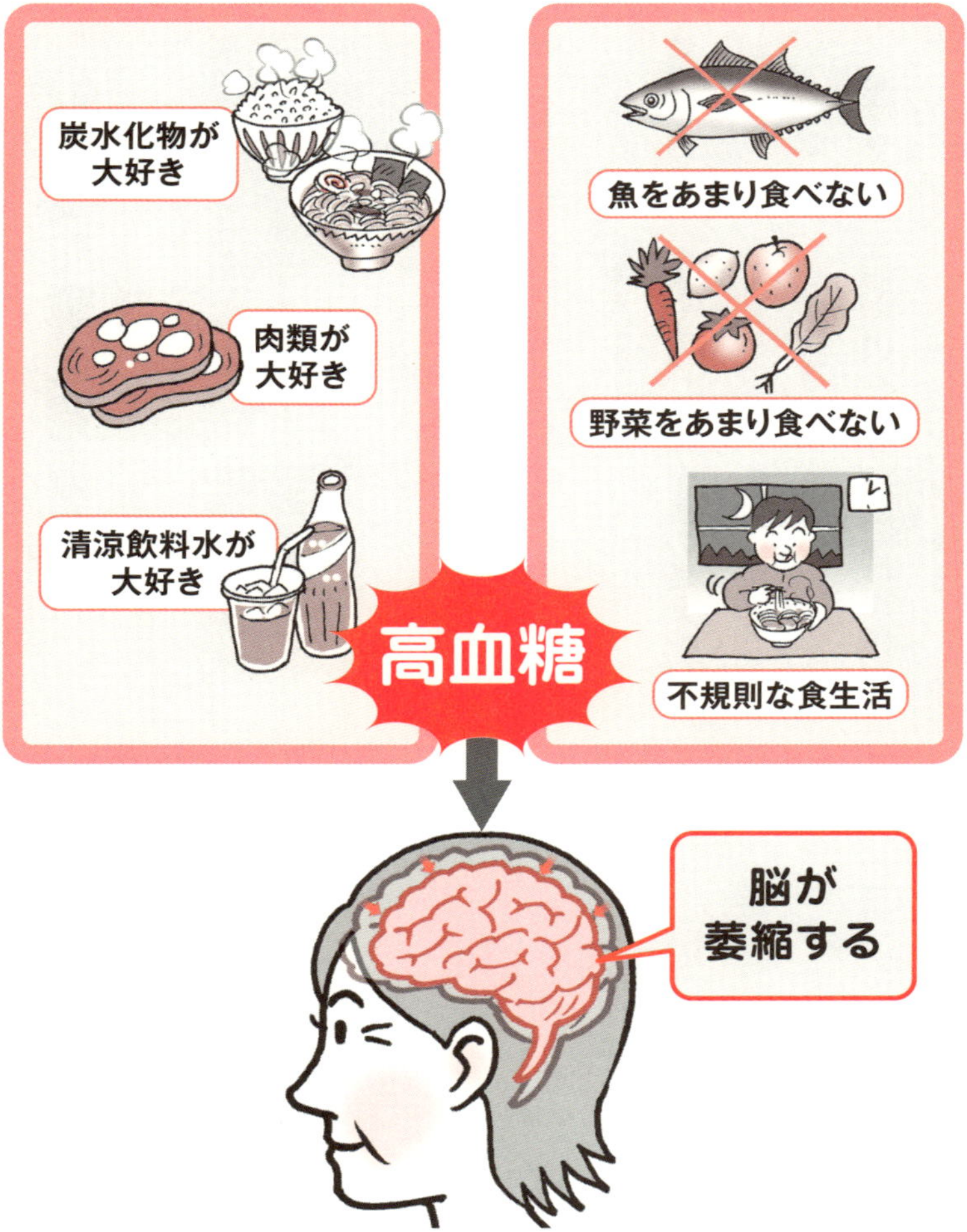

法則7

❸基礎疾患を克服する

認知症になる年代であれば、何らかの基礎疾患を合併していることが考えられます。高血糖や糖尿病のリスクは前述の通りですが、他によくみられるのが**高血圧**です。高血圧は、脳に一体どのような影響を与えるのでしょうか。仏・サン＝テティエンヌ大学病院のセベスチャン・セユ氏らが調べた研究を紹介しましょう。

セベスチャン・セユ氏らは、１８３人（平均年齢65歳）を対象に、血圧と、灰白質《かいはくしつ》（脳内で認知機能と関係する部分）の容量の関係を調べました。その結果、24時間ずっと高血圧の人たちの方が、灰白質の容量が小さくなっていました。つまり、**高血圧は脳の容積を小さくさせ、そのことによって、認知機能の衰えを促進させる**ことが分かったのです。

高血圧は、脳内出血や脳梗塞などの脳血管障害のリスクになります。認知症の多くはアルツハイマー型ですが、脳血管障害によって起こる認知症もあります。さらに脳自体が萎縮したり、記憶や認知機能を司る部分に障害を受けたりすると、認知症になるリスクも高まります。その主な原因となるのが生活習慣病で、**認知症の背景には、そういった高血圧**

セベスチャン・セユ氏らの研究

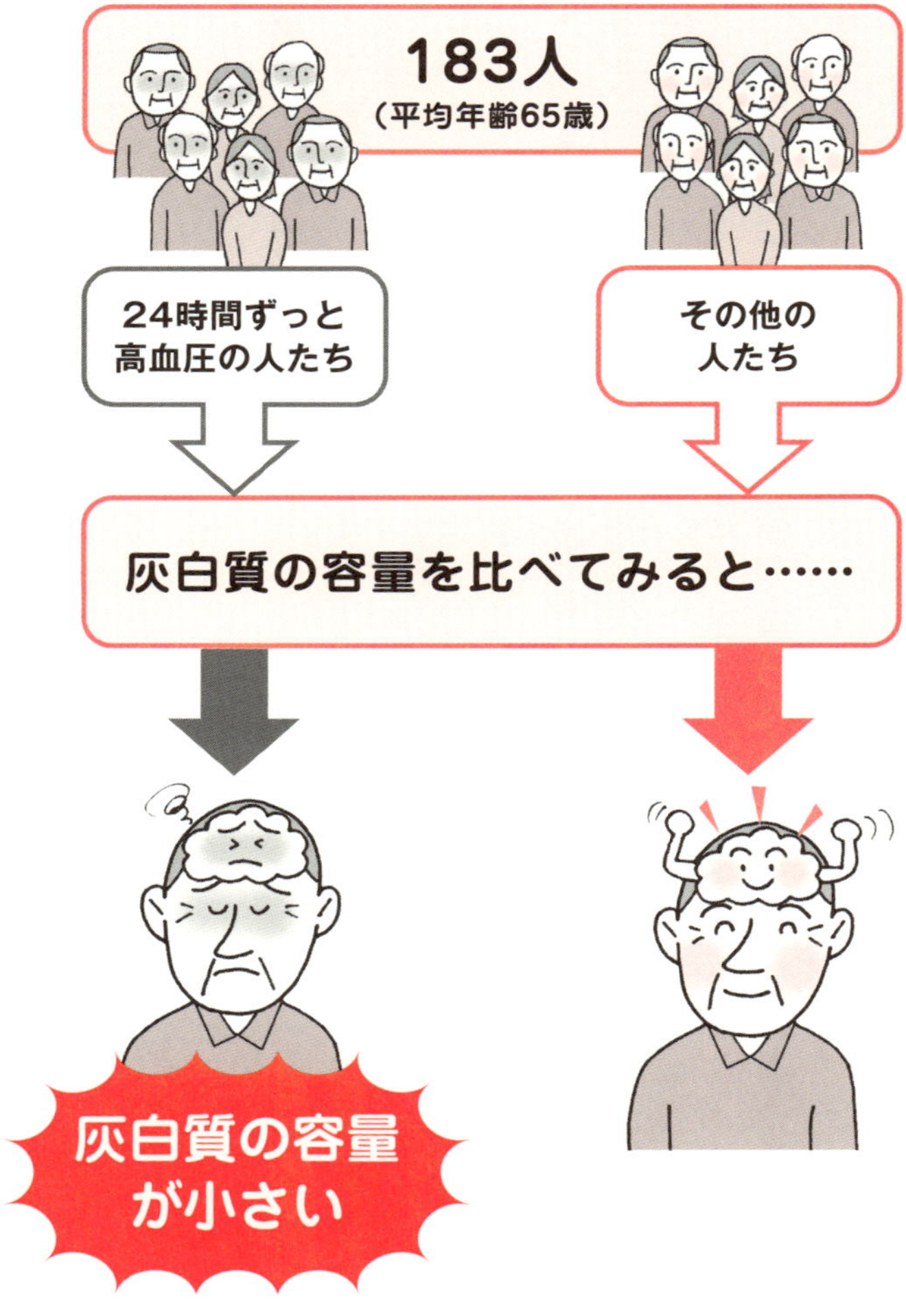

や脂質異状症などの生活習慣に関する基礎疾患が隠れていることが少なからずあるのです。

また、認知症発症の要因となったり、症状を悪化させたりする病気は他にもありますが、糖尿病や高血圧などの生活習慣病だけではなく、歯周病もその1つといわれています。

国立長寿医療研究センターの松下健二氏らの研究グループは、アルツハイマー型認知症を発症させたモデルマウスに、歯周病も発症させて、その進行について調査を行いました。

その結果、歯周病を発症させていないマウスと比較して、認知機能の低下や、アルツハイマー型認知症に特徴的なアミロイドβたんぱく質の沈着が、海馬や皮質に多く見られました。つまり**歯周病は、アルツハイマー型認知症を悪化させる可能性が高い**ことが分かったのです。理由としては、口腔で増殖した菌や炎症物質が血液にのって脳へ運ばれ、脳へ何らかの影響を与えていると考えられます。

アメリカの他の研究でも、**歯周病で歯がなくなった人は、歯が残っている人よりも認知機能が低下**することが分かっています。

このようなことから、**歯周病を予防するための口腔ケアは、認知症の予防・改善に欠かせない、重要なケアの1つ**といえるでしょう。

しっかりとした口腔ケアで歯周病予防

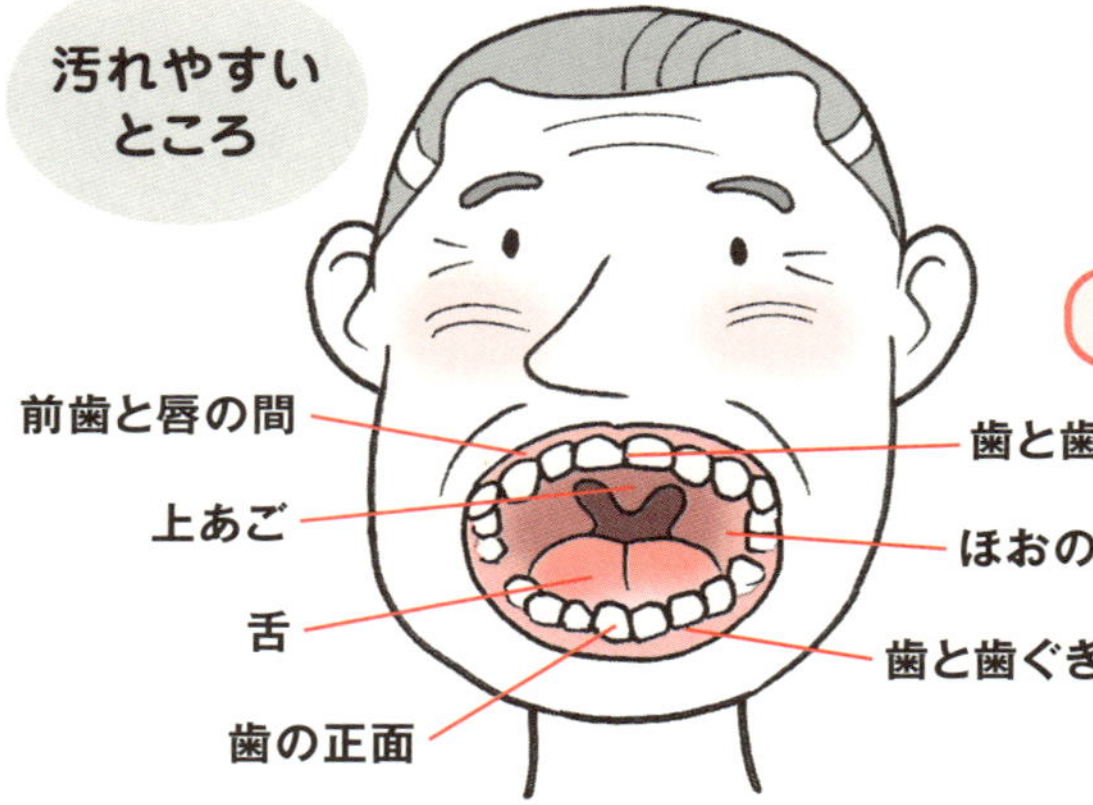

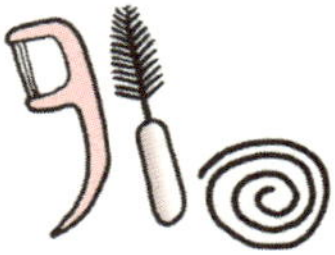

ケアの補助用具

汚れやすいところには、スポンジブラシ、綿棒、歯間ブラシなどのケアの補助用具を使います。

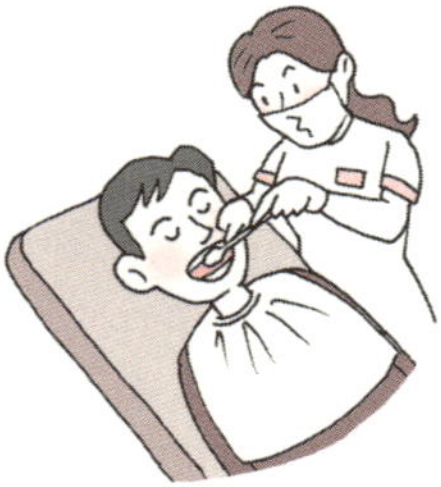

定期検診を!!

年に数回は定期検診を受けるようにしましょう。自分では取り除けない歯石を除去することは、歯周病予防に有効です。

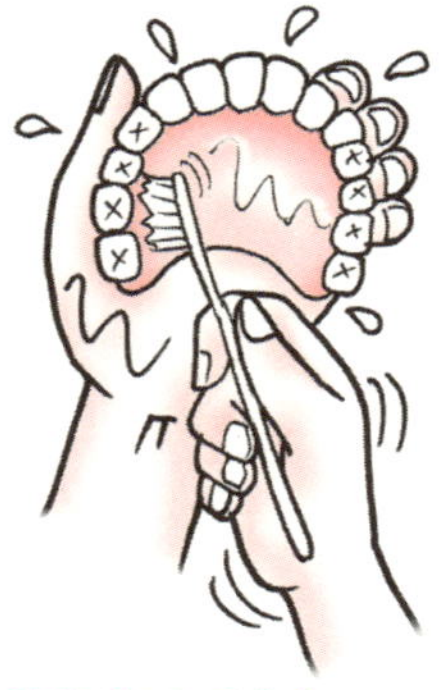

入れ歯の手入れ

毎食後に、入れ歯専用歯ブラシでしっかり洗い、就寝時は水につけて乾燥によるダメージを防ぎましょう。

正しい歯みがきのしかた

①歯ブラシは、歯にまっすぐに当てます。

②歯と歯の間に毛先が入るようにして、小きざみに動かします。

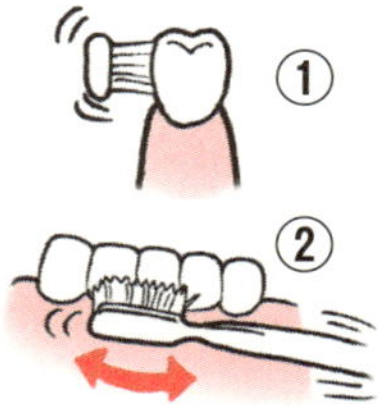

法則7

❹ 運動習慣を見直す

定期的な有酸素運動には、認知症の進行を遅らせる可能性があることが、カナダ・ブリティッシュ・コロンビア大学のテレサ・リュウ・アンブロス氏らの研究から分かっています。

この研究では、軽度の認知障害がみられる70～80歳の女性86人を対象に、6ヵ月間、早歩きなどの有酸素運動を週に2回、1時間行う人たちと、有酸素運動以外の運動を行う人たちとに分けて比較しました。その結果、脳内で記憶をためておく働きのある海馬の容積が、有酸素運動をした人たちの方が明らかに大きくなっていたのです。つまり、**高齢であっても適度な運動、特に早歩きなどの有酸素運動を継続的に行うことで、脳の記憶領域が拡がり、認知症の進行を遅らせる可能性がある**ことが分かったのです。

代表的な有酸素運動といえば「歩く」ことですが、たとえ毎日歩くのが難しい場合でも、掃除や料理などの日常の動作だけでも、認知症予防に効果があることが分かっています。そのことについて、具体的に紹介しましょう。

有酸素運動を続けると脳が元気に

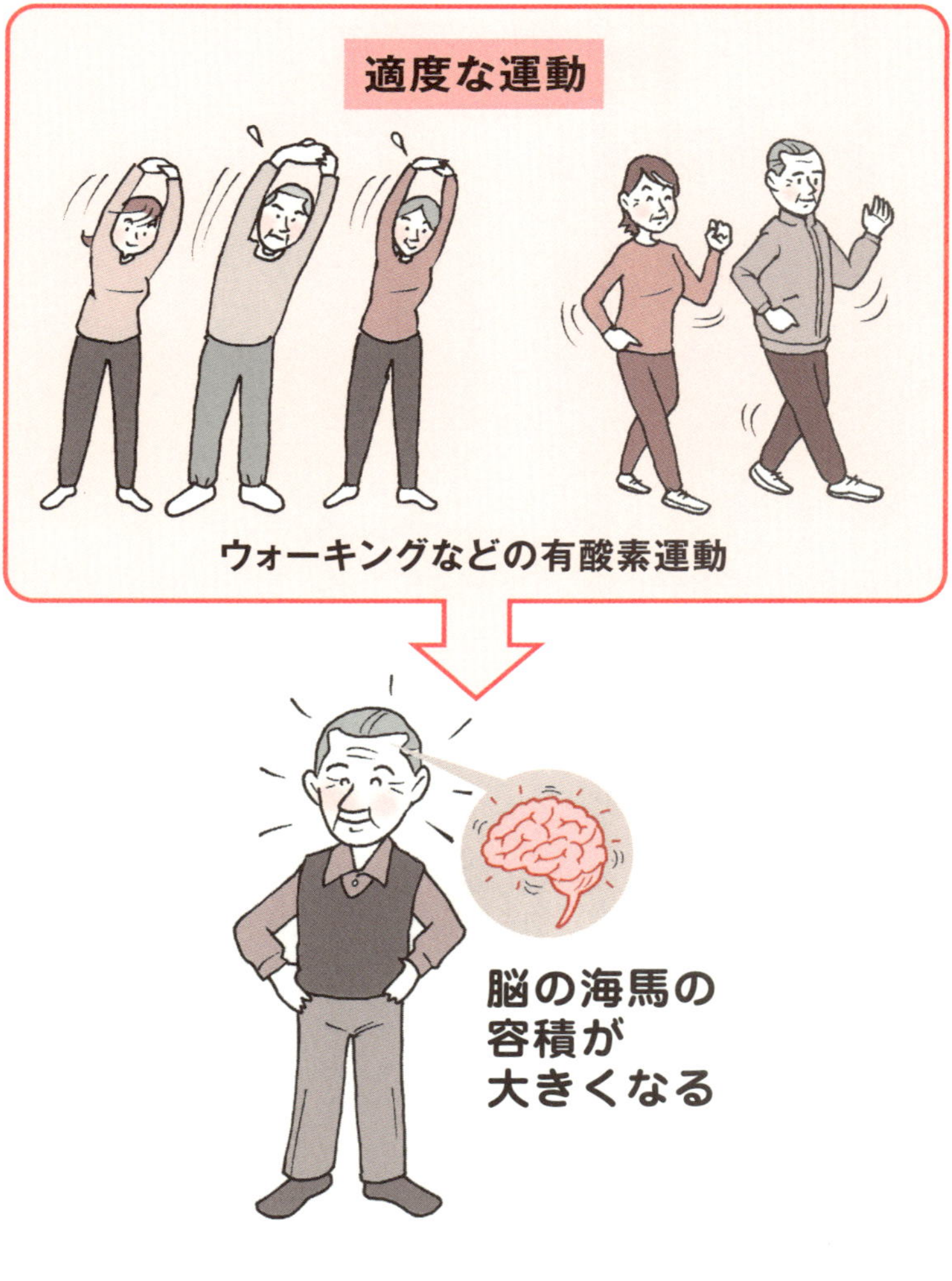
適度な運動
ウォーキングなどの有酸素運動
脳の海馬の
容積が
大きくなる

米・ラッシュ大学医療センターのアロン・S・ブックマン氏らが行った研究では、料理や皿洗い、掃除などの日常の動作だけでも、認知症予防に効果があることが報告されています。

この研究では、認知症ではない716人（平均年齢82歳）を対象に、10日間腕に活動計を付けてもらって日常の身体活動量を測定しました。その後、毎年認知テストを受けてもらい、記憶力と思考能力も測定しました。その結果、**家事などで日常的によく動いている人の方が、アルツハイマー型認知症を発症しにくい**ことが分かったのです。

運動習慣は早いうちから身に付けるに越したことはありませんが、認知症の改善には、中年期以降から始めてもその効果は期待できます。そして、**必ずしも激しい運動がよいのではなく、中等度の運動を習慣化することが効果的なのです。**運動の内容としてはいろいろとありますが、高齢者であることを考慮すれば、早歩き（ウォーキング）、音楽に合わせた体操、ヨガなどが最適ではないでしょうか。

しかし、たとえ特別な運動ができないとしても、日常生活のなかで活動量を増やせるように心掛けるだけでも、認知症の予防や進行抑制には十分効果があるのです。

無理をしない程度に身体を動かしましょう

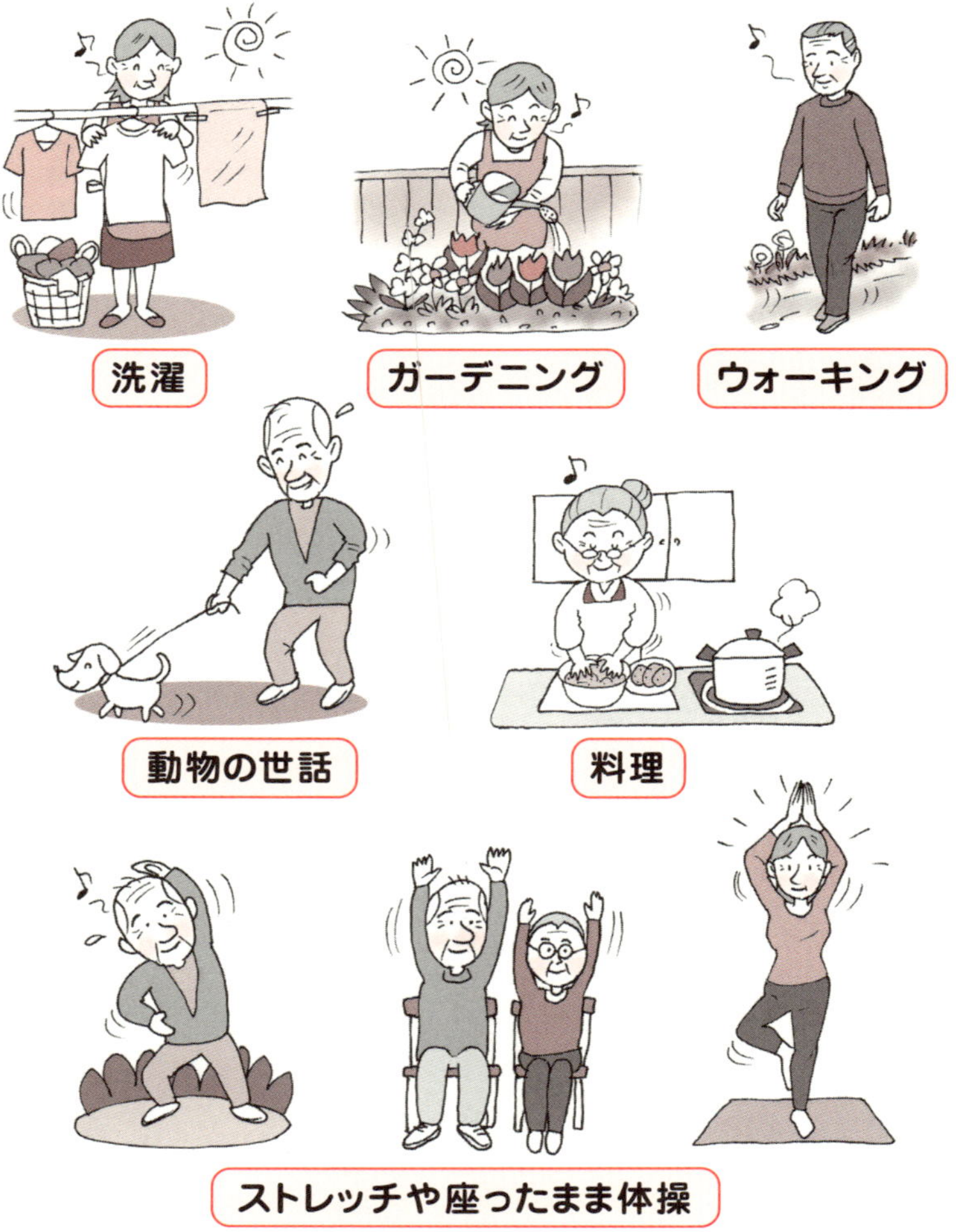

法則7

❺人とコミュニケーションをとる

脳の前頭葉とよばれる部分には「人間らしさ」を司る働きがあります。ここでいう人間らしさとは、考える、行動を抑制する、意思決定をする、感情をコントロールする、意識を集中する、周りに注意を払う、やる気を出す、記憶をコントロールする、コミュニケーションをとる、などの働きのことを指しています。

ほとんどの認知症は、記憶障害から始まります。これは、アルツハイマー型認知症の場合、記憶をためておく海馬とよばれる部分の病変から始まるためです。そして実は、この**記憶をコントロールしているのが、前頭葉**なのです。**前頭葉は新しいことを記憶したり、古い記憶を海馬から引っ張り出したりする役割を担っています。**

また、**前頭葉には「コミュニケーションをとる」という働き**もあります。実際に、脳に特殊な機器を付けて調べてみると、誰かとコミュニケーションをとっているときの脳では、前頭葉が特に活性化していることが分かりました。つまり、誰かと話をしたり、一緒に何かを考えたり、相手のことを認めて一緒に行動することで、前頭葉が活性化するので

コミュニケーションは脳（前頭葉）を活性化してくれる

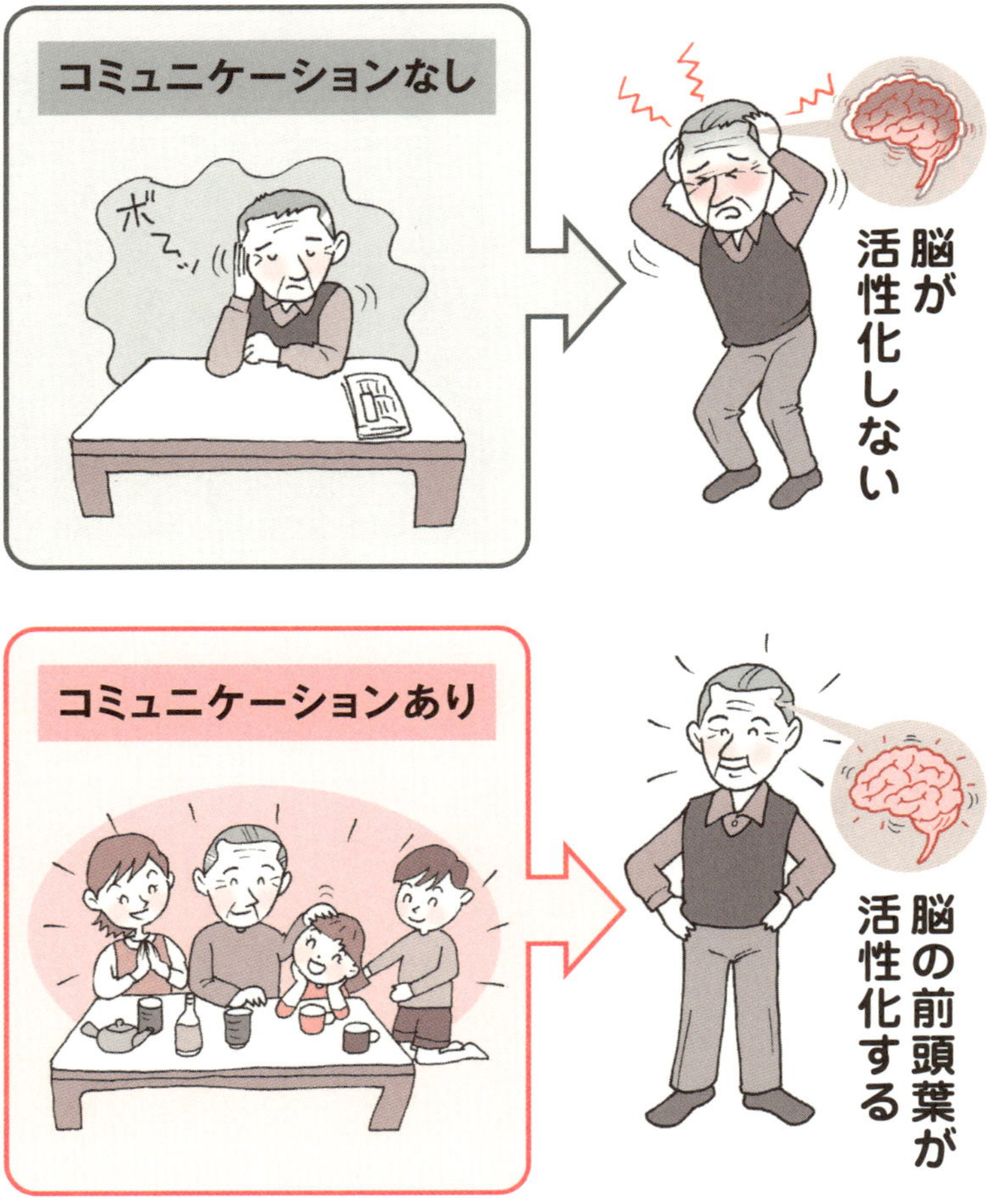

す。これは、**人と人とのつながりが、脳を鍛えることにもつながっている**といえそうです。

コミュニケーションを、認知症の進行抑制のために効果的にとり入れている例として、認知症の人のケアや自立支援を行っている、デイサービスセンターやグループホームなどがあります。ここでは様々なプログラムを通じて、介護スタッフや他の認知症の人たちとの時間を共有することで、積極的にコミュニケーションがとれるように働きかけています。例えば**「回想法」**とよばれるプログラムでは、過去の楽しい思い出を回想しながら相手とコミュニケーションをとることで、共感し合い、心を安定させることができます。これは、認知症を発症していない人でも同様の効果が期待できます。

また**「音楽療法」**とよばれるプログラムでは、多くの人と楽器を演奏したり、大きな声を出して歌うことで、記憶力や集中力がアップしたり、行動面や心理面でよい変化が報告されています。

このように、仲間同士で一緒に何かを作り上げたり、楽しい時間を共有するなどして**誰かとコミュニケーションをとることは、脳を活性化させ、認知症の症状緩和に役立っているのです。**

コミュニケーションをとり入れた様々なプログラム

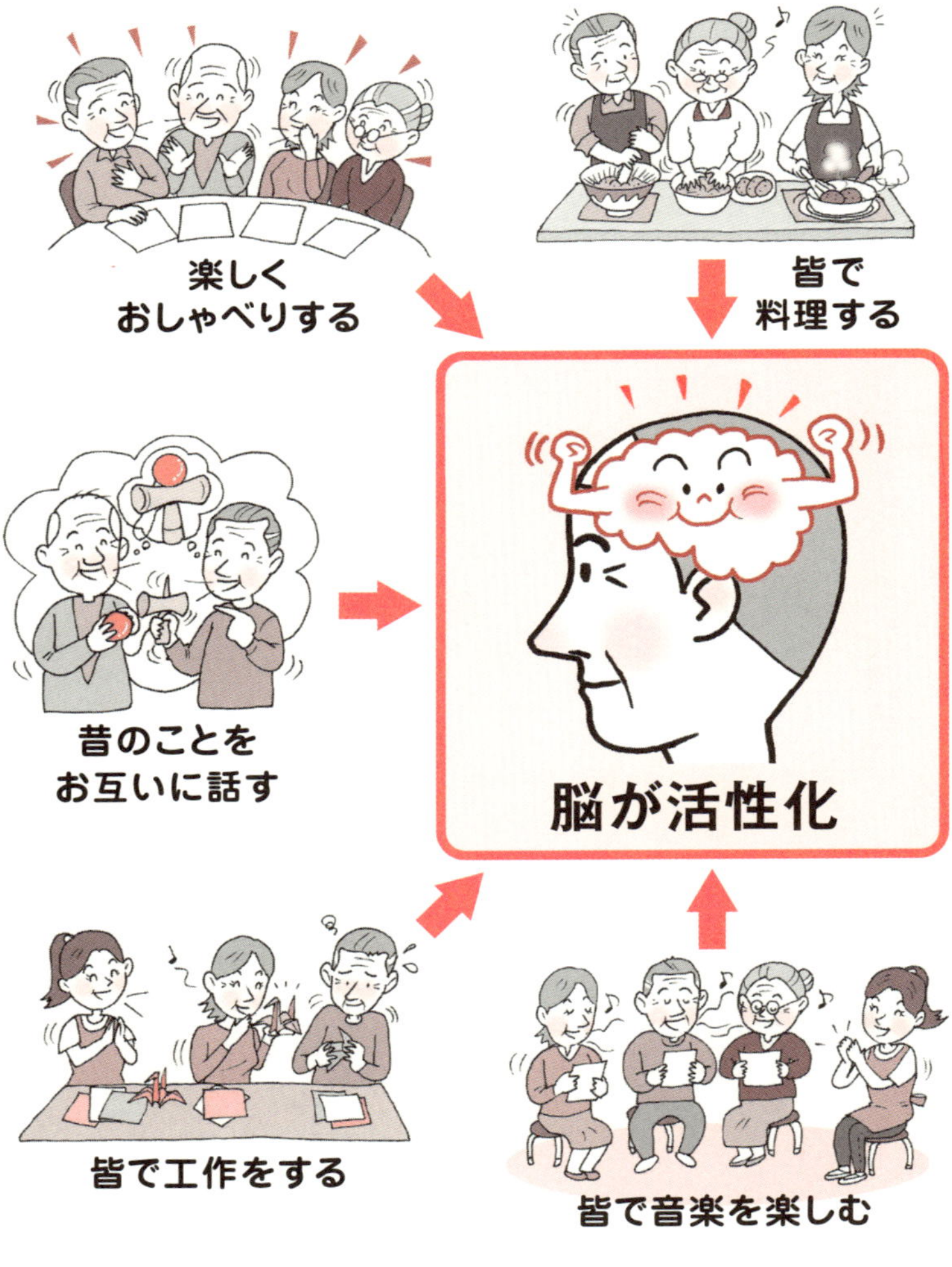

法則7 ❻ 知的活動を心掛ける

「学習」「勉強」と聞くと、子どもだけに必要なものと思いがちですが、大人になっても学習などの知的活動をしている人は、認知症になりにくいことが分かっています。

英・エディンバラ大学のトーマス・バク氏らの研究では、**大人になってから新たな言語を学んだ場合でも、2つ以上の言語を話せる人は、高齢になっても脳が活性化している**可能性が高いことが分かりました。この研究では、英語を母国語とする835人（うち262人は2つ以上の言語を話せる人）を対象に、11歳と70代前半のときに、メンタルスキルテストを受けてもらいました。その結果、第2言語を習得している人の方が、言語の習得年齢に関係なく、高齢で受けたメンタルスキルテストの結果がよいことが分かったのです。特に、一般知能と読解で優れていました。

アメリカの別の研究では、**生涯を通じて読書や書きものなどの知的活動を続けてきた人は、そうではない人と比べて、記憶力の衰えが15％遅い**ことも分かっています。さらに高齢になってからも知的活動を常に行っている人は、知的活動が平均だった人に比べて、記

知的活動でいつまでも元気な脳を目指そう

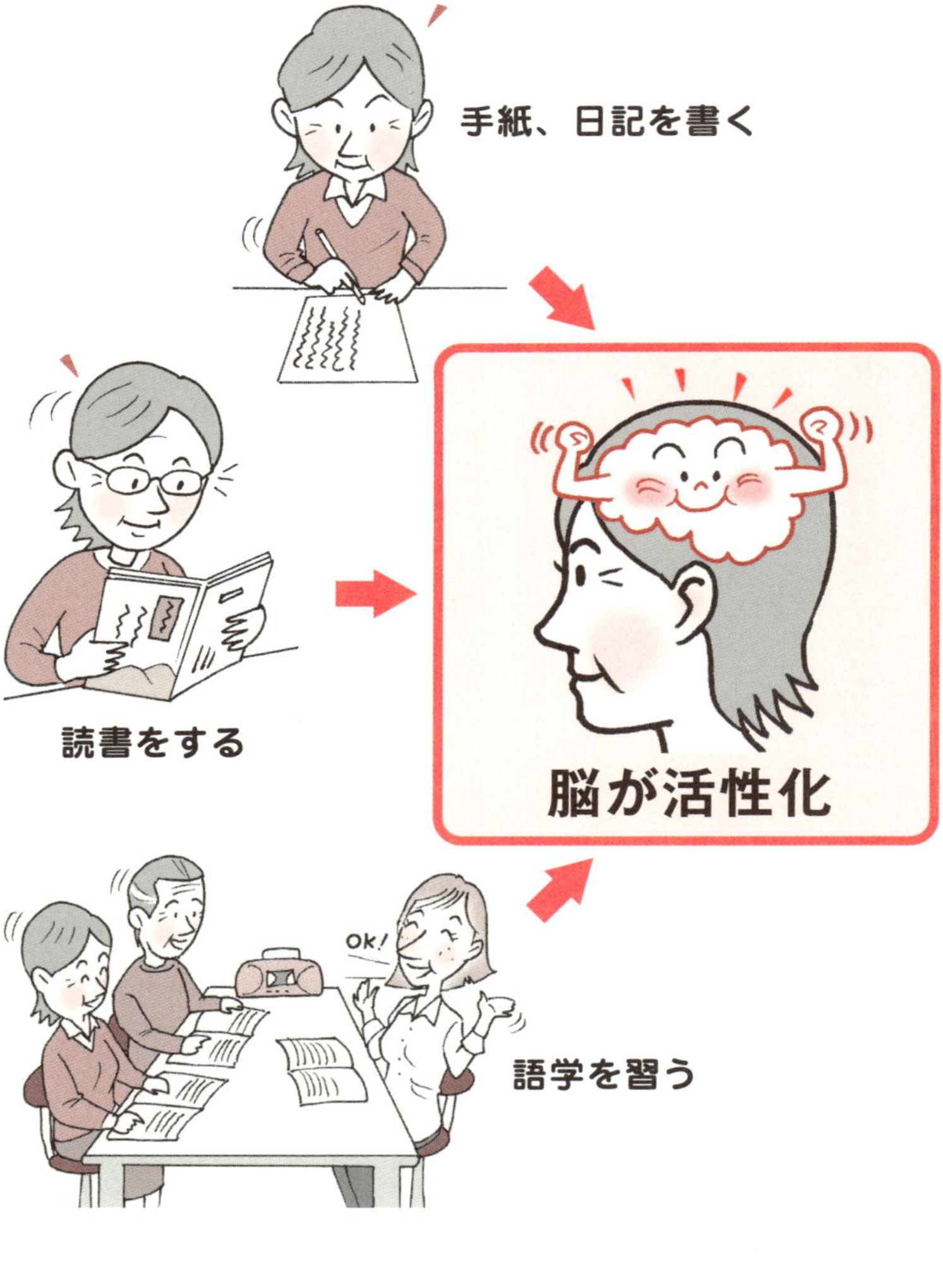

憶力の衰えが32％少ないという結果も出ています。

このようにいくつになっても、学習が与える脳への影響は、計り知れないものがあるようです。それでは、学習が認知症の人に与える影響について調べた、日本の研究にも目を向けてみましょう。

東北大学が行った研究では、認知症の人に6ヵ月間、**簡単な読み書き・計算とコミュニケーション**を続けてもらい、症状などの変化を比較しました。その結果、**記憶障害や見当識障害などの中核症状が、およそ半数の人で改善した**ことが分かりました。さらに**全体の2〜3割で、抑うつ・興奮・徘徊・不眠などの周辺症状の改善**もみられました。

この研究の中心となった東北大学の川島隆太教授は研究結果について、「中核症状と周辺症状の改善は、前頭葉の特に前頭連合野の機能改善と直接関係があると考えています。ヒトの前頭連合野には実行機能そのものや、記憶・判断の機能を直接支える作動記憶、興奮や徘徊などと深く関わる抑制などの機能が宿っています。学習することによって、特に実行機能と作動記憶が転移効果により改善することの影響が大きいと考察しています」と述べています。つまり、**読み書き・計算によって作動記憶力が向上し、その相乗効果によって、他の様々な認知機能も向上した**と考えられるのです。

学習によって前頭前野の様々な働きが活性化する

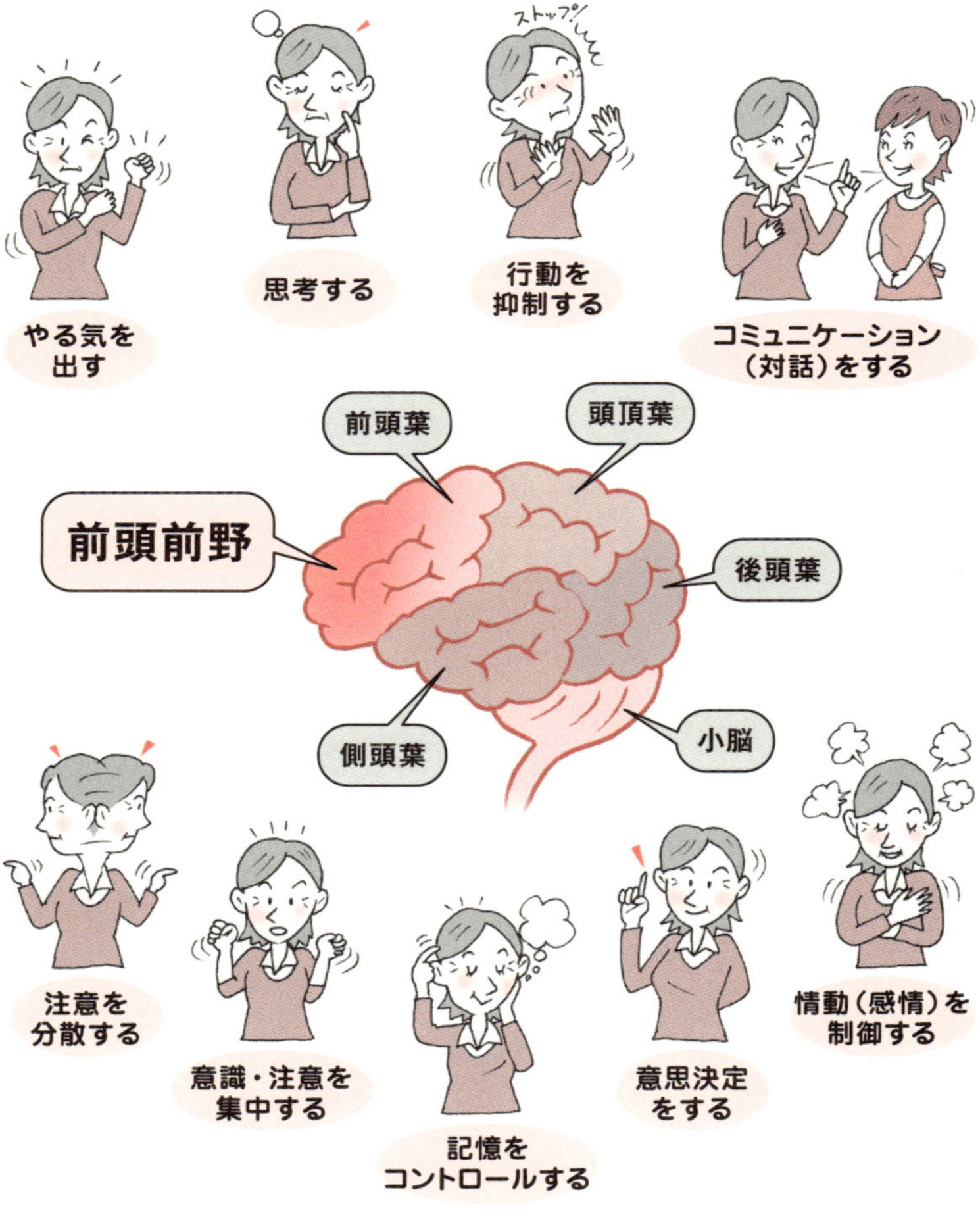

法則7

❼学習療法で認知症を改善する

簡単な読み書き・計算と、コミュニケーションが、認知症の改善に効果的なことは前述しましたが、これらをとり入れた非薬物療法の一例として、「学習療法」があります。「学習療法」は、東北大学加齢医学研究所の川島隆太教授と、56年にわたり、子どもたちの教育に携わってきたKUMONにより開発されたものです。

この学習療法では、独自に開発された易しすぎず難しすぎず、適度な難易度の読み書き・計算教材を使用します。易しすぎる教材では認知症の症状緩和効果が期待できませんし、難しすぎる教材では「子どもでもできることが、自分にはできなくなっている」と、学習者の自尊心を傷つけてしまうことがあるためです。週に5日以上、1日およそ30分程度の学習をします。そして大切なことは、**学習者である認知症の人と学習支援者が、コミュニケーションをとりながら、学習を進めること**です。採点後は支援者と前向きにコミュニケーションを深めることで、学習へのモチベーション維持や向上を図ります。

読み書き・計算によって脳機能が向上する理由を、さらに詳しくみていきましょう。

学習の流れ

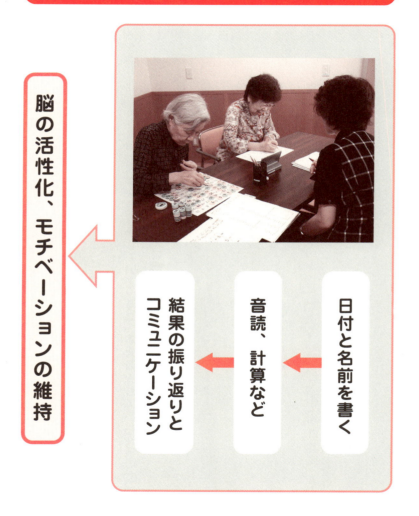

日付と名前を書く

↓

音読、計算など

↓

結果の振り返りとコミュニケーション

↓

脳の活性化、モチベーションの維持

「学習療法」が誕生する以前、東北大学の川島隆太教授は、「脳の前頭前野とよばれる部分が活性化するためには何が必要なのか」を研究していました。そこで、光トポグラフィーとよばれる脳の働き具合を調べる器械を使って、人が様々な行動を行っているときと、何もしていないときの脳の働き具合を比較しました。すると、何もしていないときには働いていなかった脳の前頭前野が、**「簡単な計算をしているとき」「本を音読しているとき」「コミュニケーションをしているとき」には、活発に働いている**ことが分かったのです。さらに、機能MRIとよばれる脳の血流量の変化を調べる器械を使って同様に比較したところ、前述の3つは脳の活性化を確認できましたが、「複雑な計算をしているとき」「明日の予定を一生懸命に考えているとき」「クラシック音楽を聴いているとき」では、逆に脳はあまり活性化していませんでした。

これらの結果が、「学習療法」の原点となっています。そこで、易しすぎず難しすぎず、適度な問題数があり、学習後のコミュニケーションの一助となるような教材が開発されたのです。

脳の働き具合を光トポグラフィーで比較

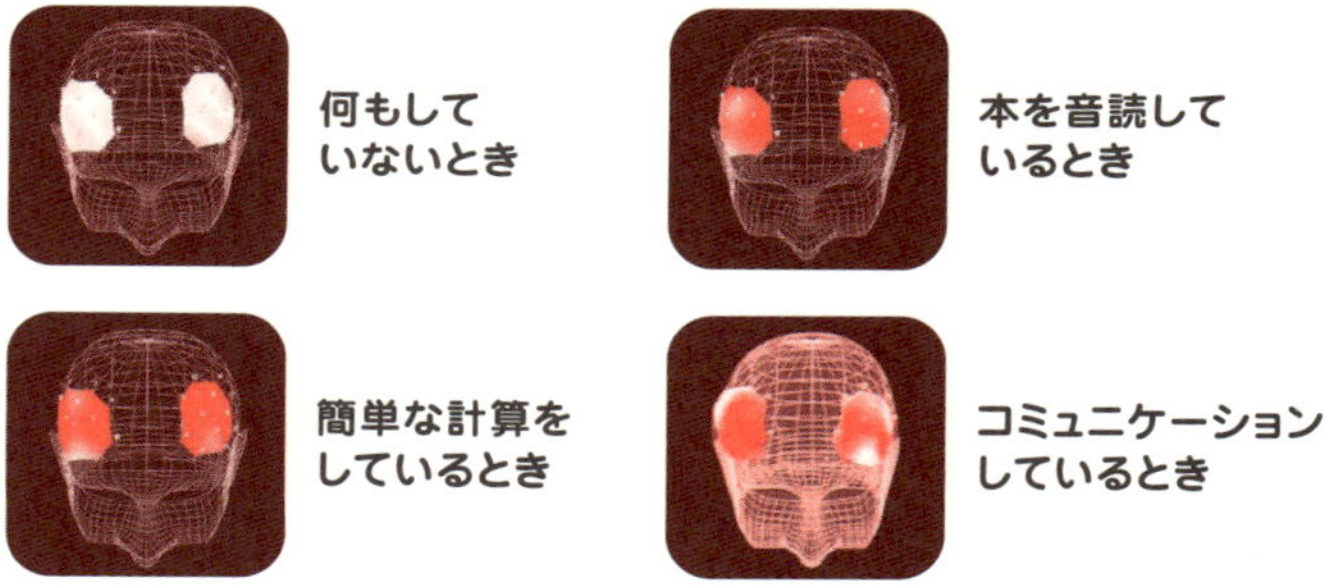

脳の活性化をfMRIで比較

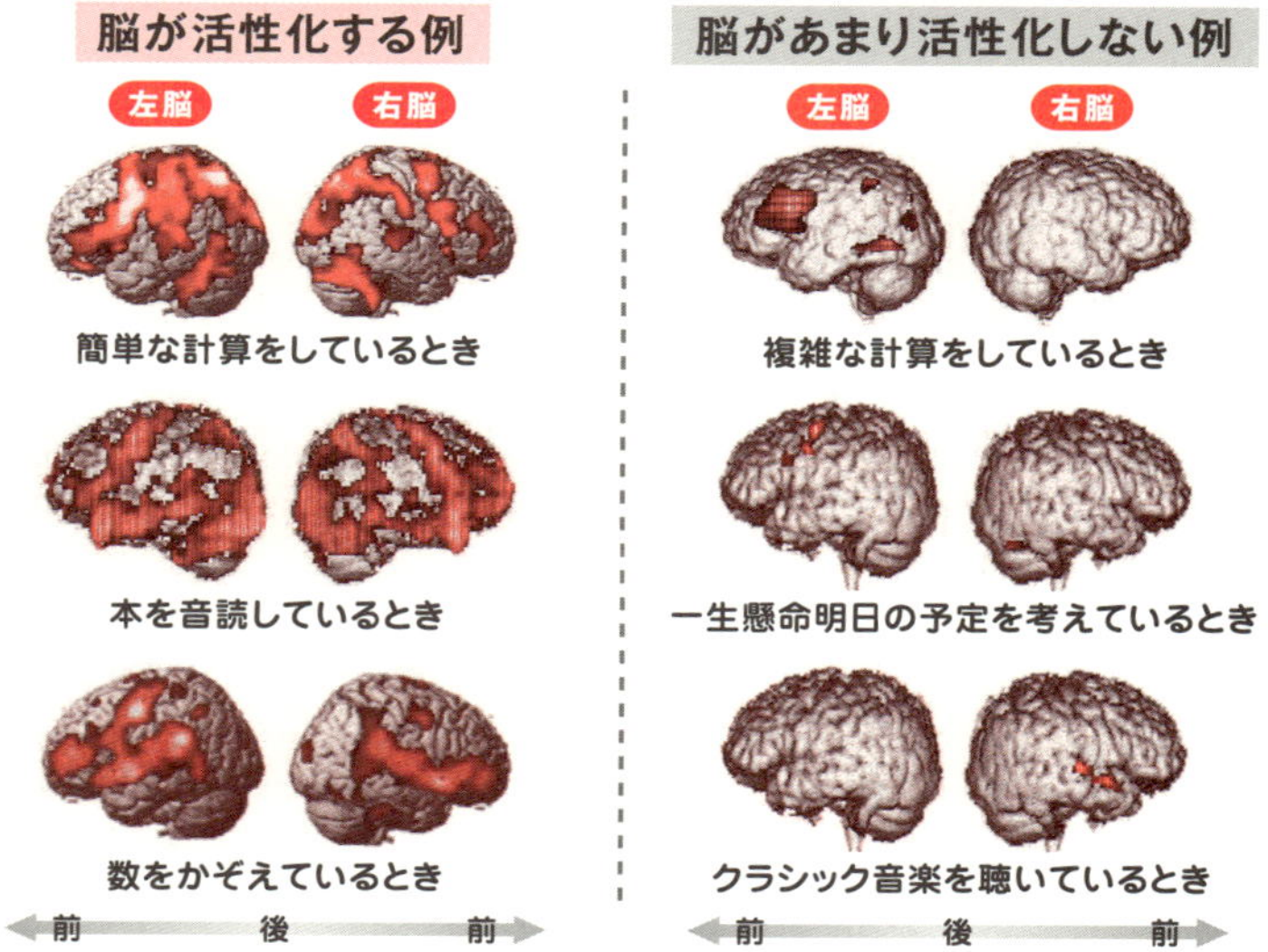

それでは実際に、「学習療法」を受けた認知症の人の話を紹介しましょう。

Iさんは2003年1月、101歳で学習を始めました。当初、誰もが学習は無理と考えていましたが、数字や文字を読むことができることが分かり周囲を驚かせました。不穏なときも学習を始めると落ち着き、1ヵ月後には会話での意思疎通がスムーズになり、8ヵ月後には要介護度も5から4に改善しました。

引用：学習療法センター　学習療法・脳の健康教室のご案内

1902年生まれのIさんは、95歳で認知症を発症、在宅で介護を受けていましたが、100歳で施設に入所。当時は要介護度5で、昼夜逆転、夜間の不穏や徘徊などが目立ち、大声を出して廊下をはい回り、朝まで壁を叩き続ける状態でした。しかし**学習療法によって、常時おむつの状態から車イスの自力駆動でトイレに向かうように**なりました。**幻覚や夜間徘徊もなくなった**そうです。

Iさんの例は決して特別なのではなく、学習のやり方、本人の気持ちの持ち方、周りとのコミュニケーションのとり方が、よい結果となって表れたものといえるでしょう。

Iさんの学習効果

学習を始める前

- ☑ 常時おむつ
- ☑ 入浴・更衣も全介助
- ☑ 精神状態不安定、幻覚・幻聴あり
- ☑ 昼夜逆転
  - ・夜間に不穏になると大声を出す
  - ・廊下をはい回る
  - ・朝まで壁をたたき続ける

学習を始めた後

- ●排泄の訴えあり
  - ・尿意により自分でトイレへ
  - ・やがておむつもとれた
- ●幻覚などの症状が消えた
- ●夜間の徘徊がなくなった
- ●夜は安眠できるようになった

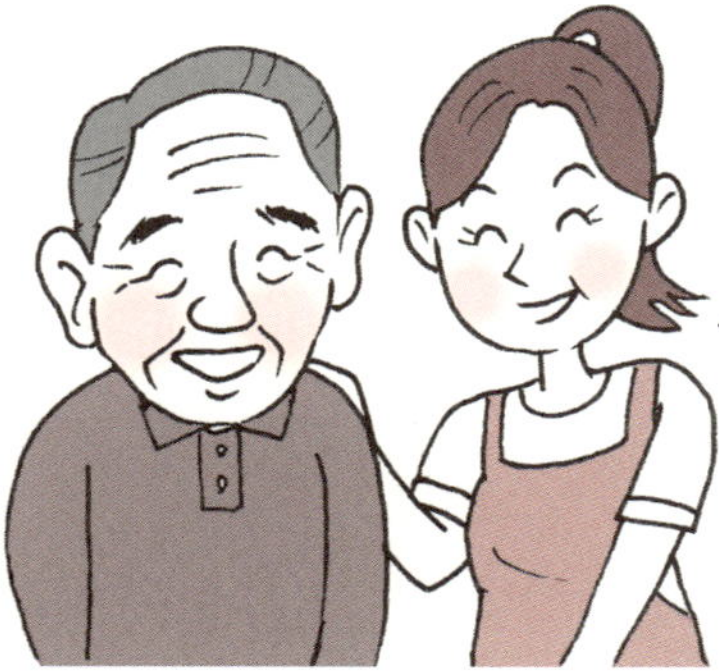

100歳を超えてから
学習を始めたIさん

法則7

❽「脳の健康教室」で認知症を予防する

簡単な読み書き・計算とコミュニケーションは、認知症の予防にも役立ちます。

東北大学と仙台市とが共同で行った「脳ウェルネスプロジェクト」に参加したのは、認知症ではない高齢の人たちです。参加者を2つのグループに分け、支援者とコミュニケーションをとりながら読み書き・計算などの学習をする時期と、しない時期とを半年で入れ替え、脳機能の改善状況を比較しました。すると、どちらのグループも**学習していた半年間が経過すると、脳機能が維持あるいは改善している**一方で、**学習をしていない半年間が経過したときには、脳機能が多少ですが減退**していました。

また、**軽度認知症**の人を対象とした同様の研究では、**半年間の学習期間を経過すると脳機能が改善し、大部分の人の認知能力などが正常範囲まで改善した**ことも分かりました。

「脳の健康教室」とよばれるこれらの取り組みは、全国各地の地方自治体で開講されています。認知症予防はもちろんのこと、地域の仲間づくり、地域とのつながりから社会参加へと、高齢者が自分らしくいきいきと暮らすきっかけづくりにもなっています。

「脳の健康教室」による効果

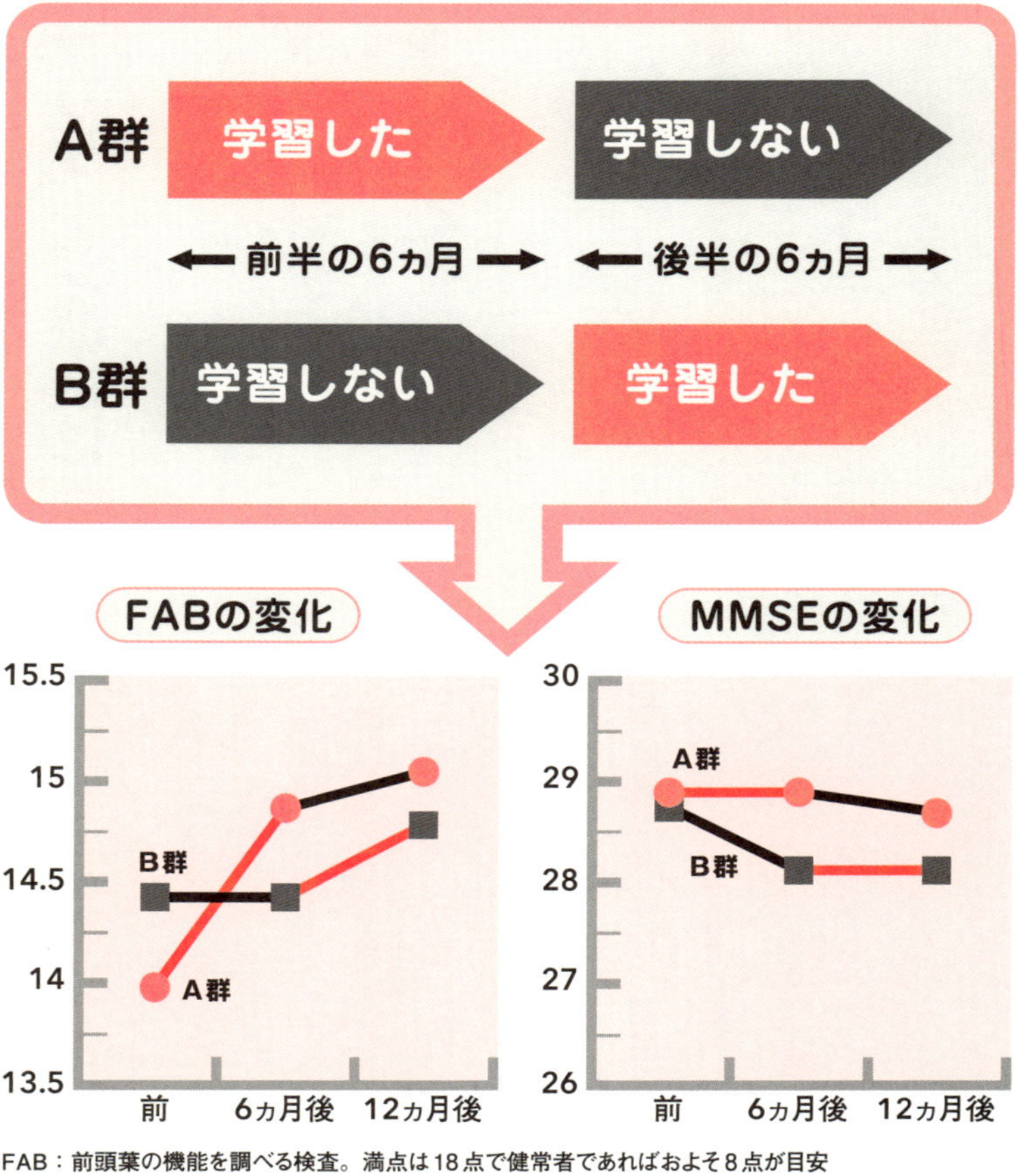

FAB：前頭葉の機能を調べる検査。満点は18点で健常者であればおよそ8点が目安
MMSE：認知能力や記録力を調べる検査。満点は30点で、21点以下は認知症の可能性

研究開始／2003年10月　研究対象者／前期学習群：63名（平均年齢75.2歳）
後期学習群：62名（平均年齢75.4歳）

コラム

マッサージ療法は「耳つぼ指圧」が特に効果的

認知症治療におけるマッサージ療法は、様々な症状の緩和に効果があることが実証されています。2014年に発表された研究結果を紹介しましょう。

スペイン・エストレマドゥーラ大学のジュアン・ロドリゲス・マンシラ氏らは、グループホームに入所している認知症の人（120人）を対象に、①何もしない人、②耳つぼ指圧を受ける人、③マッサージを受ける人の3つのグループに分けて、3ヵ月間治療を行い、その効果を調査しました。

その結果、耳つぼ指圧とマッサージ療法を受けた人たちは、何もしないグループの人たちと比べると、疼痛、不安、抑うつ症状が改善していることが分かりました。特に耳つぼ指圧を受けた人たちは、他の2つのグループよりも症状の改善がみられたのです。

マッサージ療法は、血行促進などのマッサージ効果はもとより、人の手の温もりを感じることで認知症の人に安心感をもたらしたり、人とコミュニケーションをとることで脳が活性化されたりするため、そういった作用が症状の緩和や改善につながっていると考えられています。

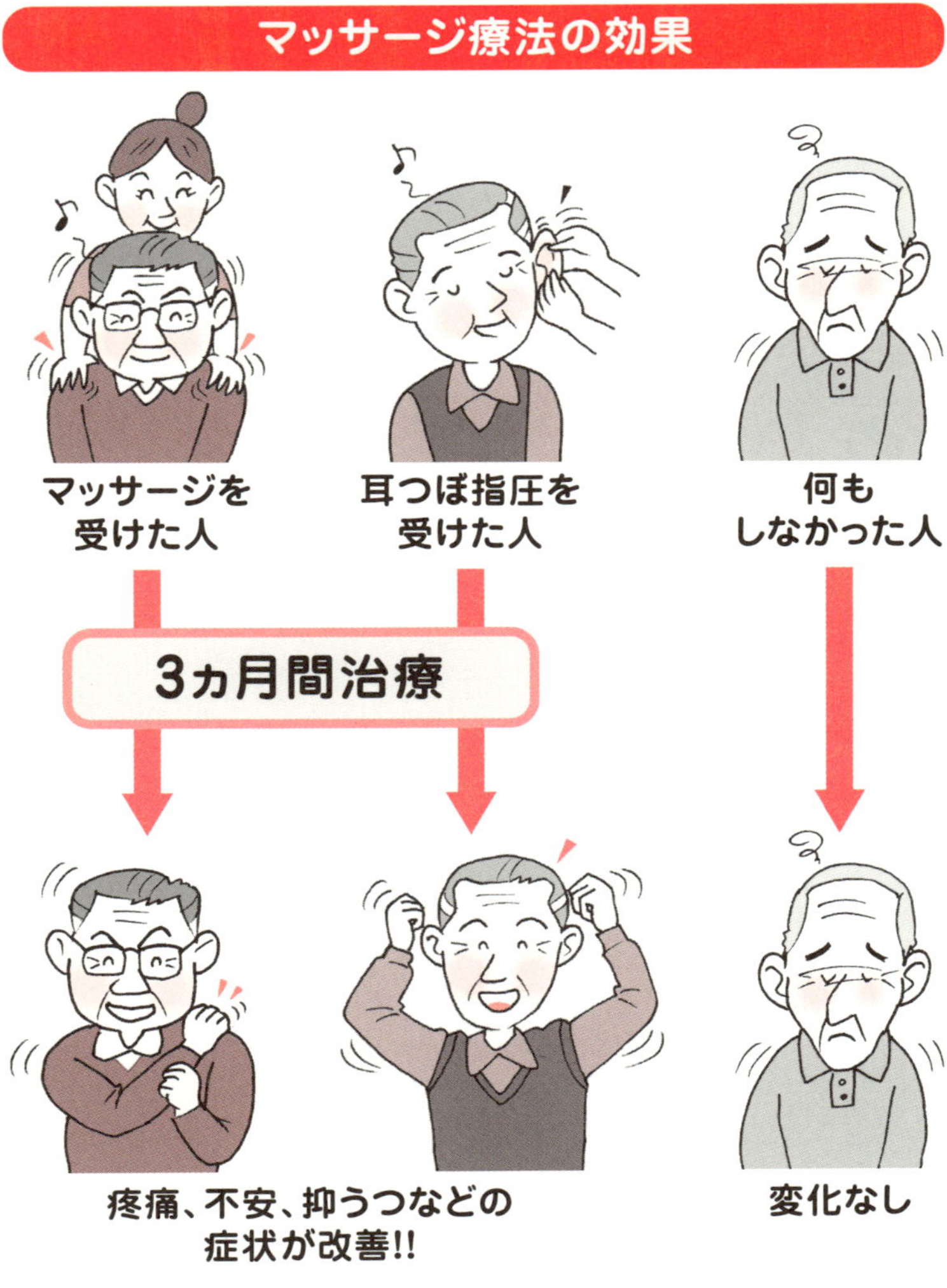
マッサージ療法の効果
マッサージを
受けた人
耳つぼ指圧を
受けた人
何も
しなかった人
3ヵ月間治療
疼痛、不安、抑うつなどの
症状が改善!!
変化なし

法則8 人の手を借りることを割り切る

認知症の人のケアは、本人への自立支援とともに、家族が精神的にも身体的にも健やかであることが大切です。

認知症は、時間の経過とともに症状が進行していきます。認知症の人が家族と離れて独居で暮らしている場合、気付いたときには1人での生活が難しい状態になっていることも少なくありません。家族だけでのケアは、いずれ限界がきます。そのときになって**共倒れしないように、早めに対策を検討しておくことが重要**です。

日本の介護保険制度は、このように家族だけでは対応が難しいケアを、社会全体で支える仕組みになっています。親や配偶者のケアを他人に任せたくない、任せるのは後ろめたいなどの気持ちから、最後まで家族だけでがんばろうとしてしまう人もいるのですが、無理が続けば、お互いが共倒れになってしまうこともあります。日常生活のうちの一部だけでも人の手を借りることで、家族が健やかに過ごせるのであれば、割り切って介護サービスを利用することも検討しましょう。

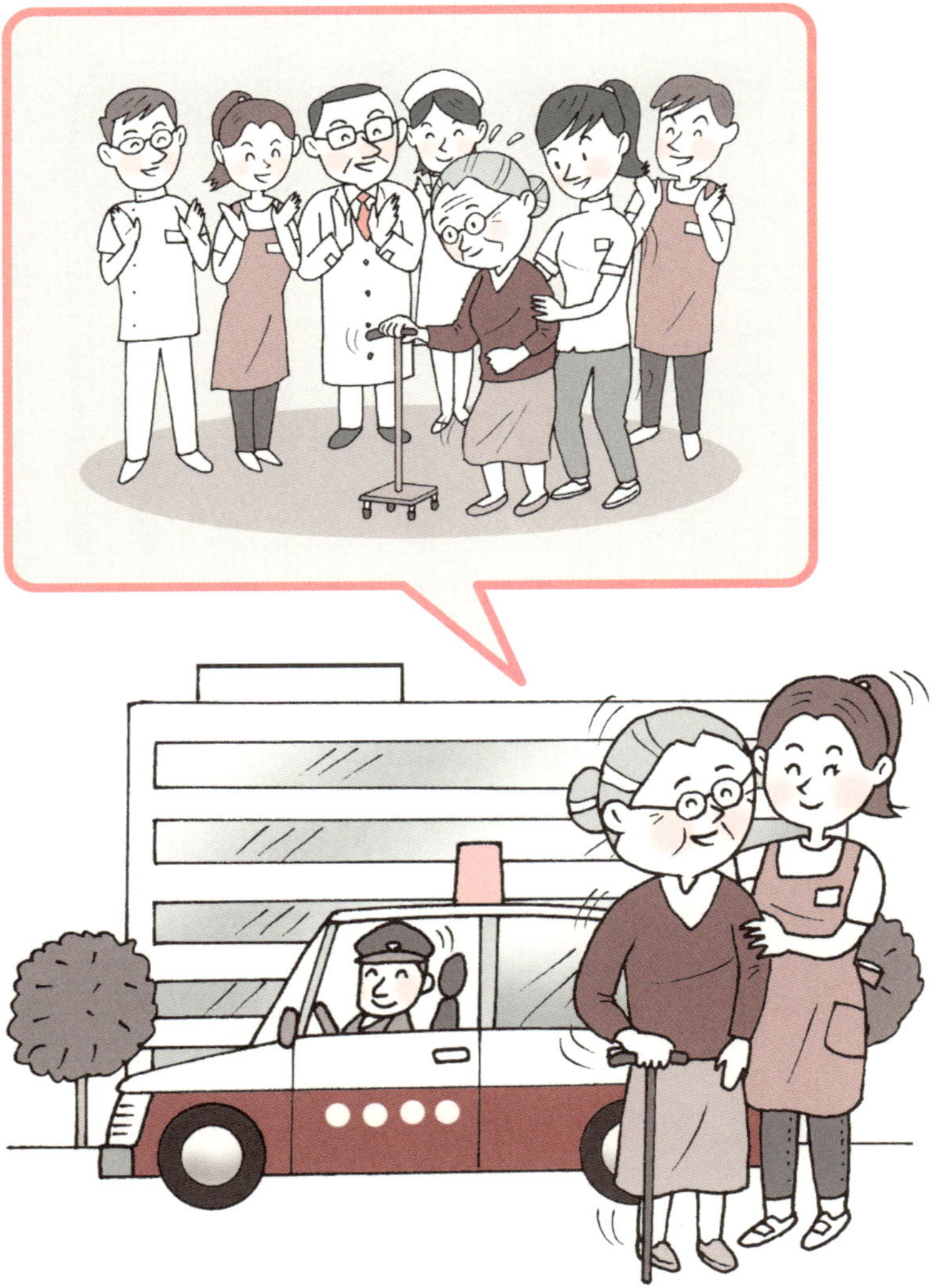

例えば、**介護保険で利用できる介護サービスに「デイサービス」**があります。デイサービスでは、在宅介護を受けている人を対象に体操やレクリエーション、入浴などの各種サービスを提供し、**家族の負担軽減や認知症の人のＡＤＬ（日常生活動作）維持を支援**してくれます。何かしらのレクリエーションが毎日ありますので、認知症の人も慣れてくれば、デイサービスを楽しみにする人もいます。

しかしなかには、住み慣れた家や家族から離れることがストレスとなってしまい、デイサービスに行ったその日に認知症が悪化し、家族の顔すら分からなくなってしまった、というケースもあります。やはり日常生活の一部を施設で過ごすわけですから、その人なりの過ごしやすさや、ケアを担当するスタッフとの相性、レクリエーションの内容が好きかどうかなどの点に配慮する必要があります。空きがあったからとりあえず決める、といった安易な考えではなく、**慎重に利用する施設を選ぶことが大切**です。

施設側にも、慣れるための期間を設けているところがあります。必ず**事前にいくつかの施設で説明を聞いたり見学するなどして、本人が過ごしやすいと感じるかどうか、介護スタッフとの相性はどうか**などを、しっかりと見極めてから決めましょう。

本人が可能な限り自立した生活を送れるよう支援してくれる「介護サービス」

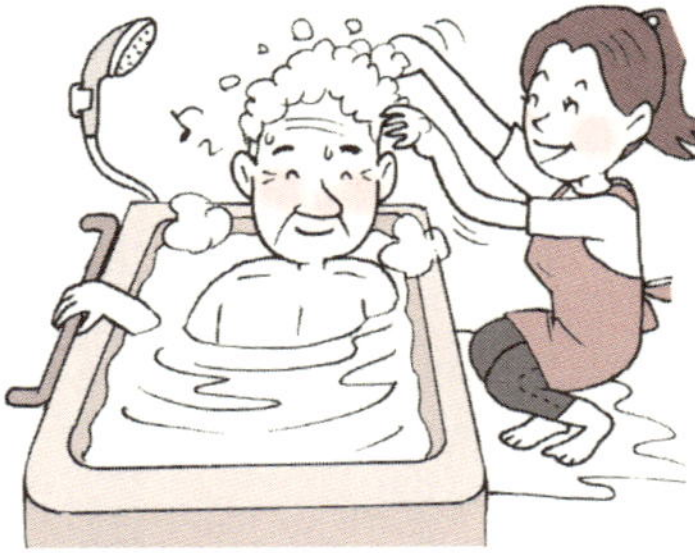

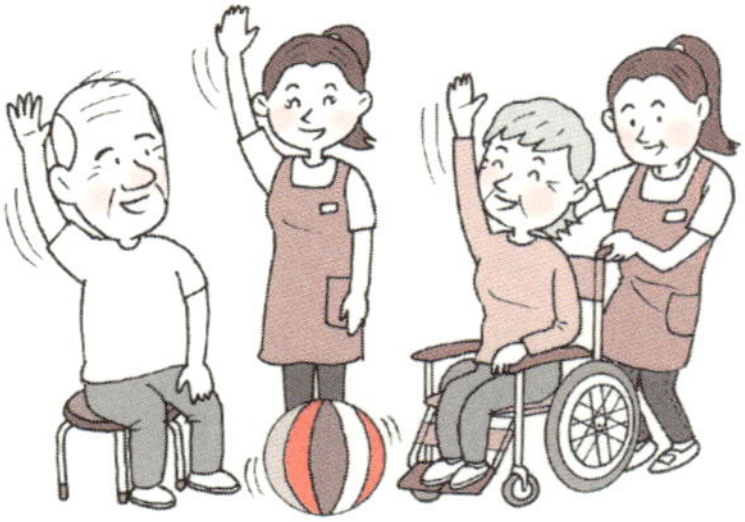

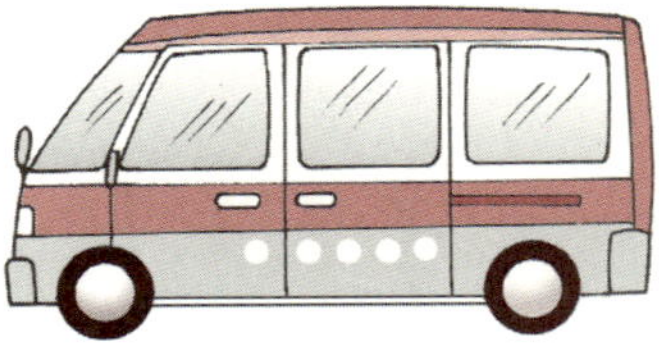

デイサービスの送迎車

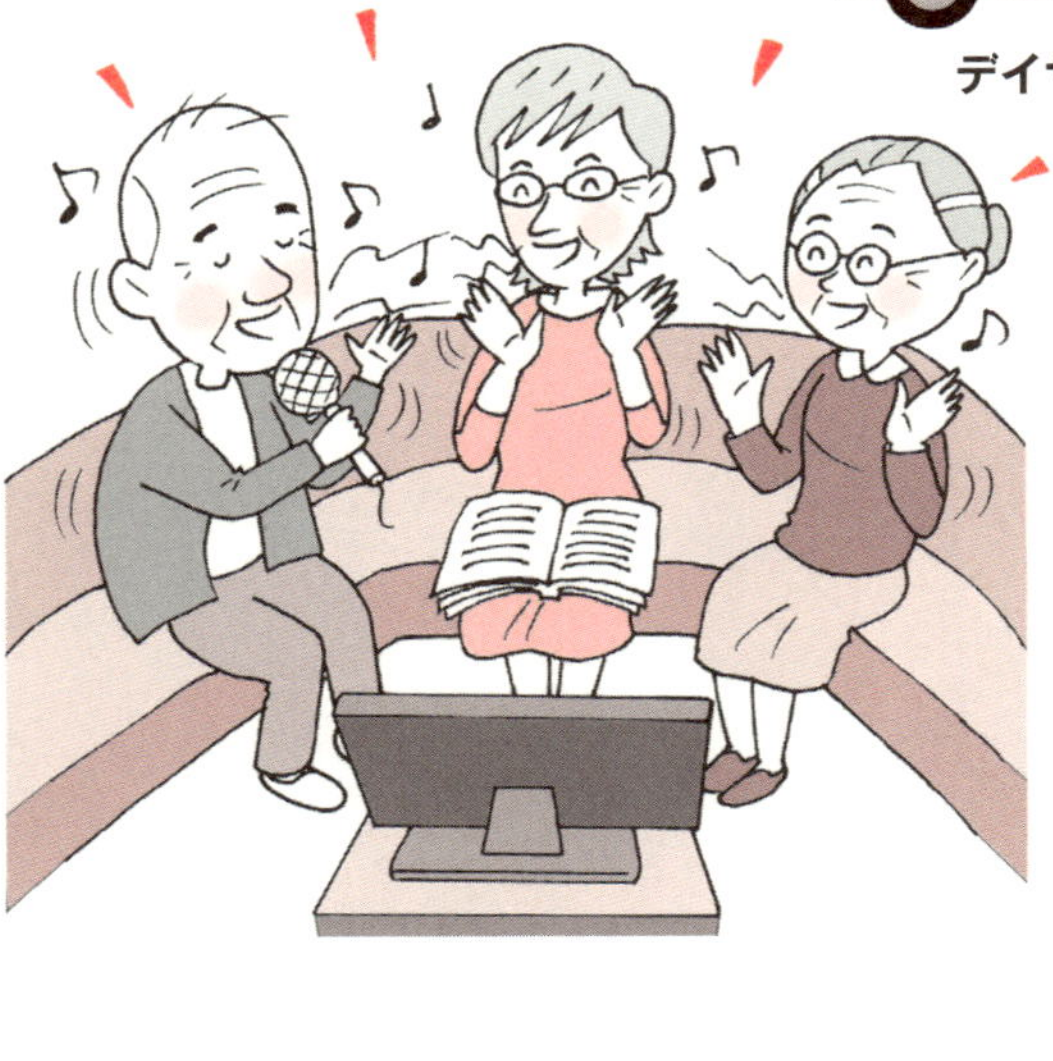

法則8

❶介護保険制度とは？

日本の介護保険制度は、２０００年にスタートしました。40歳以上の国民から納付される保険料によって賄われていますが、納める介護保険料は自治体によって異なります。そして、納めた介護保険料を最終的に運営するのが自治体であること、利用できる額が要介護度によって変わること、介護サービス利用時の自己負担額が所得によって1割～2割であること（２０１５年8月より）などが決められています。

介護保険の加入者は、**65歳以上になると「介護保険被保険者証」が交付**されます。これは**介護認定を受けて介護サービスを受けるときに必要**となります。ただし、40歳以上65歳未満の人で、末期がん、関節リウマチ、脳血管疾患、若年で発症する認知症などの16の特定疾病により介護が必要と判断された場合にも、介護保険被保険者証が交付されます。

自治体によって納める介護保険料に違いが出るのは、その自治体に居住する高齢者の年齢構成によるものです。また厚生労働省の統計では自治体によって、65歳以上74歳未満と、75歳以上では要介護認定率に違いがあります。これによっても変わってくるのです。

日本の介護保険制度の仕組み

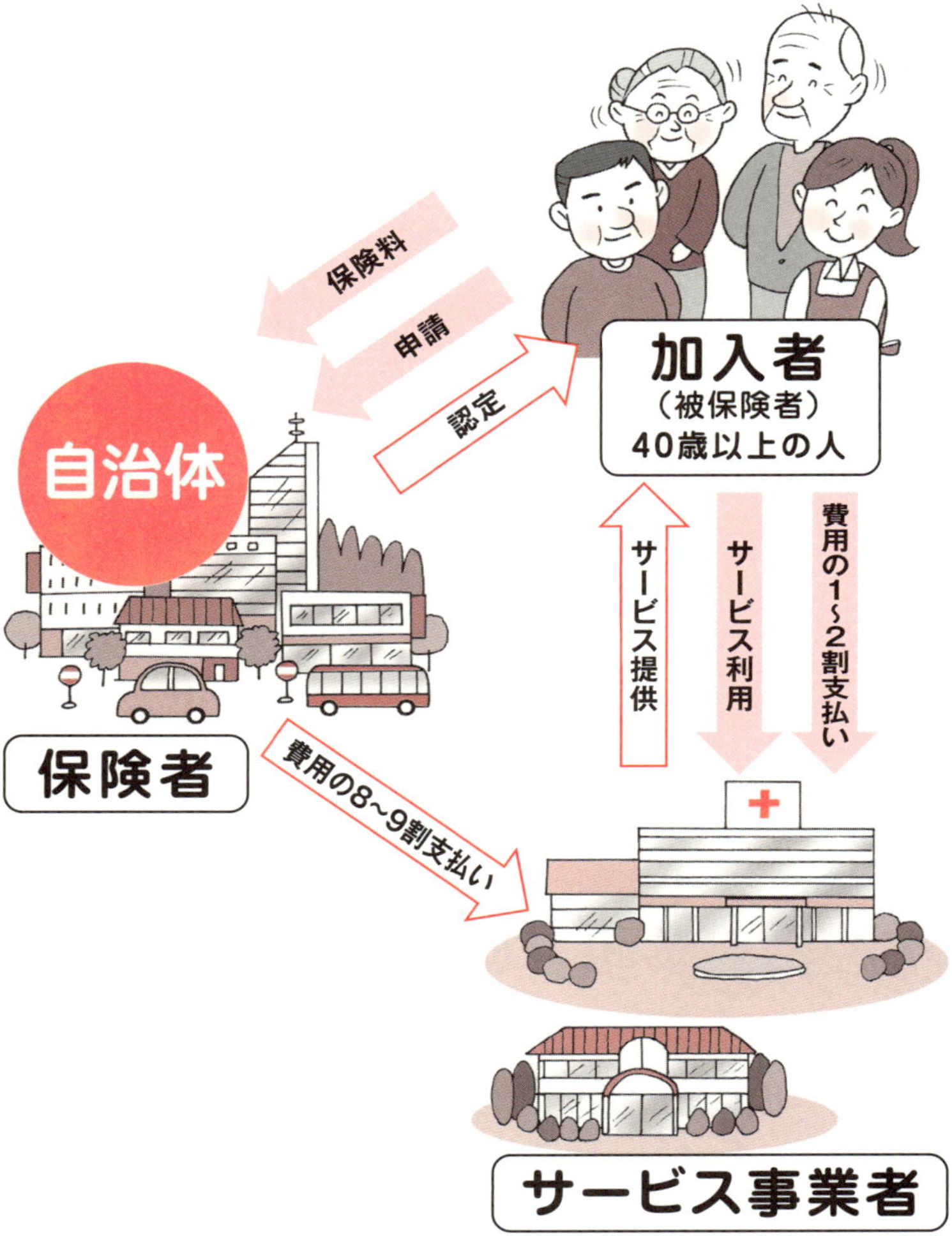

法則8

❷介護保険を受給するには？

介護サービスを利用するまでの流れを、簡単に説明しましょう。

まず、認知症の人が、お住まいの自治体に申請を出します。すると、自治体側では申請書に明記された主治医に対して、「主治医意見書」の作成を依頼します。それと並行して、自治体から派遣された調査員が自宅などに訪問し、認知症の人や家族から聞き取り調査を行います。これらの情報をもとに要介護度の判定が行われます。要介護判定は初めにコンピュータによる一次判定が行われ、その後、自治体が運営する介護認定審査会によって二次判定が行われます（左頁参照）。

要介護度は、要支援1、要支援2、要介護度1、要介護度2、要介護度3、要介護度4、要介護度5という順番で、より介護が必要な状態と判定されます。ただし、**症状の進行度と要介護度は必ずしも一致しません。**例えばアルツハイマー型認知症の人で、身体状況が比較的良好でも徘徊などの症状が強いときは、介護にかかる手間が増えるため要介護度も高くなる傾向にあります。

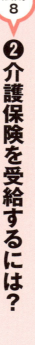

申請からサービス利用までの流れ

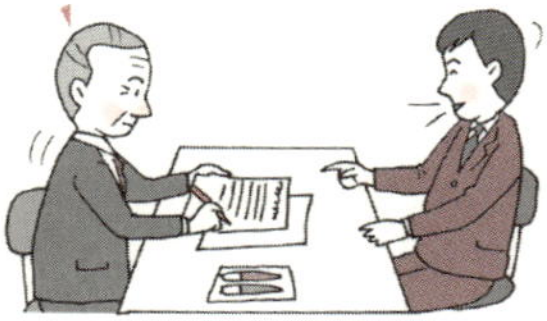

申請

各市区町村の介護保険窓口にある申請書類に記入する

- 65歳以上の方は→介護保険の保険証
- 40歳～64歳の方は→健康保険の保険証を持参すること

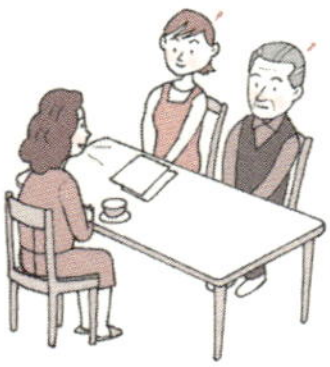

訪問調査

申請者のお住まいに調査員が訪れて行う

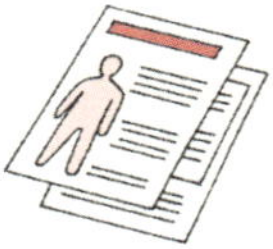

主治医意見書

申請者の状態についての意見書を主治医に依頼

要介護認定（審査・判定）

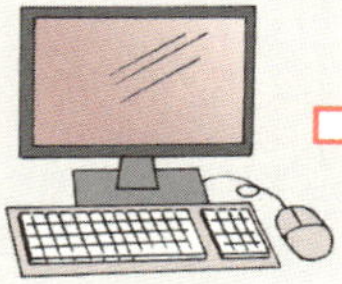

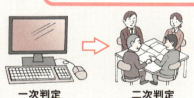

一次判定

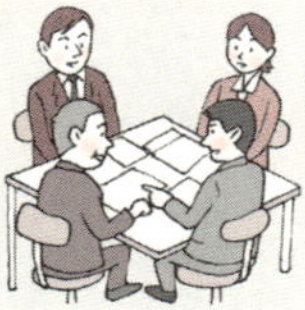

二次判定

認定結果が到着

原則として申請から約30日で結果が出て、申請者のお住まいに郵送される

要支援1・2

介護予防サービスを利用できる。地域包括支援センターにケアプラン作成を依頼。在宅や施設のサービスを受けられる。

要介護1～5

介護サービスを利用できる。居宅介護支援事業所のケアマネジャーにケアプラン作成を依頼。心身の状態に合ったサービスを受けられる。

非該当（自立）

介護保険は給付されないが、**介護予防事業サービス**を受けられる場合もあるため、各市区町村に問い合わせてみる。

ケアプラン作成

作成後、プランに沿ったサービス提供事業者と契約

※要介護・要支援のレベルによって、給付される介護保険の額に差があります。

サービス利用開始

❸介護サービスの活用

利用できる介護サービスには、

●要支援1~2と認定されると利用できるサービス（予防給付）
●要介護1~5と認定されると利用できるサービス（介護給付）

があって、大きく分けると次のようなサービスを受けることができます。

❶介護サービスの利用にかかる相談、ケアプランの作成
❷自宅で受けられる家事援助などのサービス
❸施設などに出かけて日帰りで受けられるデイサービス
❹施設などで生活（宿泊）しながら、短期間から長期間にかけて受けられるサービス
❺訪問・通い・宿泊を組み合わせて受けられるサービス
❻福祉用具の利用にかかるサービス

以上のサービスは、お住まいの地域の自治体が認定している事業者で受けることが一般的ですが、特に気に入った施設があれば、他の自治体でもサービスを受けられます。

❶ケアプラン作成

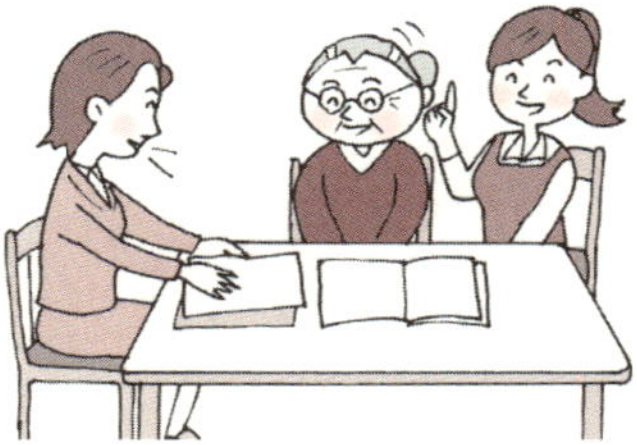

❷家事援助

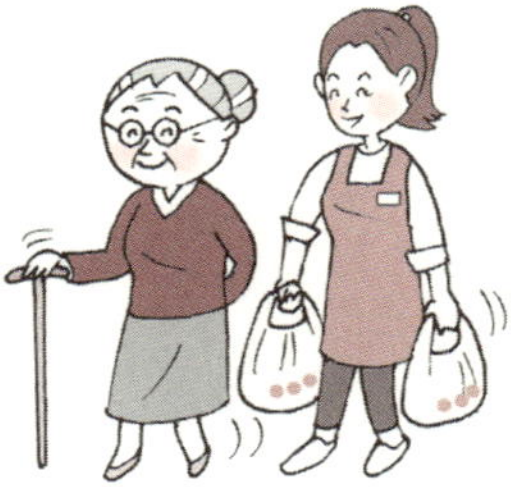

❸デイサービス

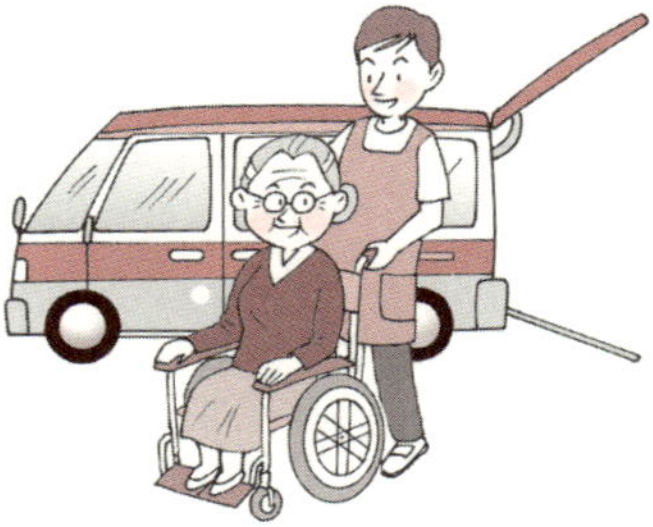

❹短期間から長期間受けられるサービス

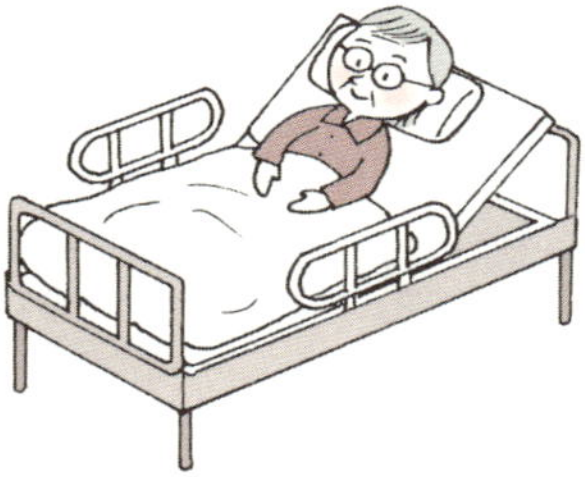

❺訪問・通い・宿泊を組み合わせて

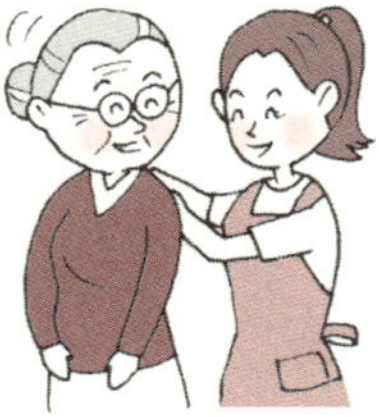

❻福祉用具レンタル

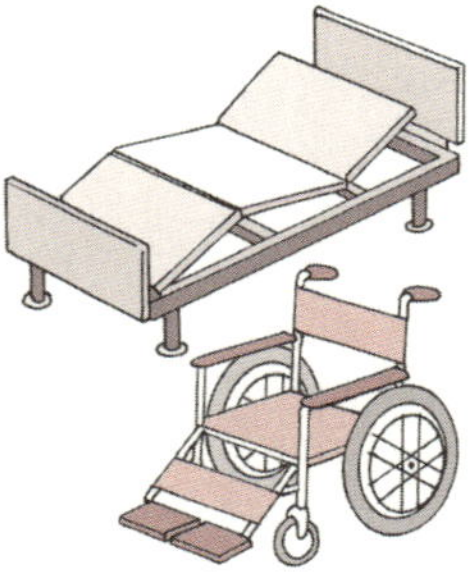

法則8

❹施設を検討する

認知症の人が自宅を離れ、施設で生活するケースも増えています。**そのときに備えて、早めに施設見学しておくことはとても大切**です。

介護保険の**「施設介護サービス」**を提供している施設としては、次の3つがあります。

●**特別養護老人ホーム**（介護保険施設）／社会福祉法人や地方自治体などが運営。常時介護が必要で在宅が困難な人に、終身的に介護・機能訓練などのサービスを提供。

●**介護老人保健施設**（介護保険施設）／医療法人や社会福祉法人などが運営。病状が比較的安定している人に、在宅復帰を目的に看護やリハビリなど医療的なケアと介護サービスを提供。

●**介護療養型医療施設**（介護保険施設）／主に医療法人が運営する医療施設。長期にわたる療養や介護サービスを提供。先の2つの施設よりも介護度の重い人が対象。

これらの公的施設のほとんどは、入居待ちの人で溢れている状態ですが、他にも、民間企業などが運営する**「介護付き有料老人ホーム」**や**「サービス付き高齢者向け住宅」**など

施設を選ぶときに気を付けたいこと

新設施設は要注意

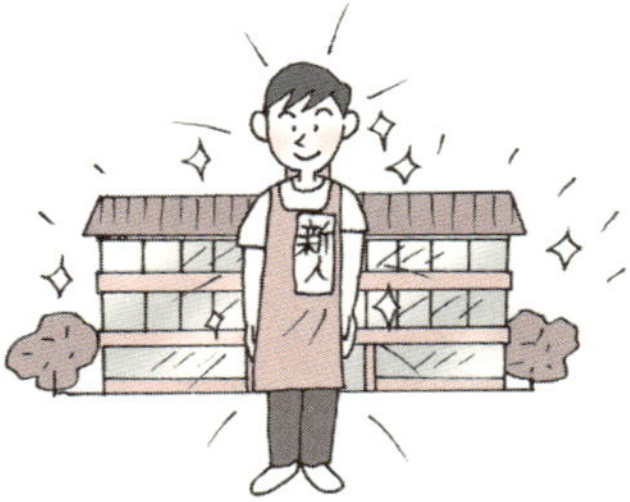

先に紹介した介護保険で入居できる施設の場合、新設施設の方が入居しやすいのですが、職員の経験が浅いこともあるので注意が必要です。

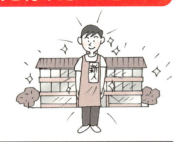

運営会社を確認

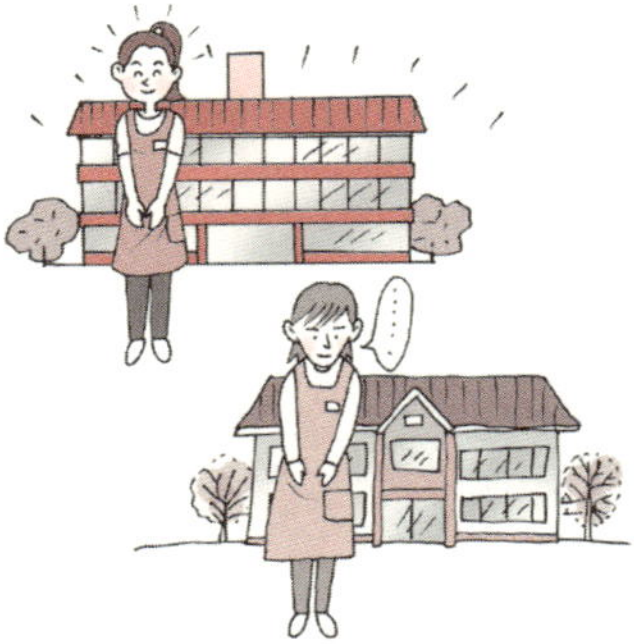

民間企業が運営している施設の場合、信頼できる会社かどうかを知っておくことが大切です。また、運営会社によってケアの質や重視するサービスの内容が異なります。

見学は必須

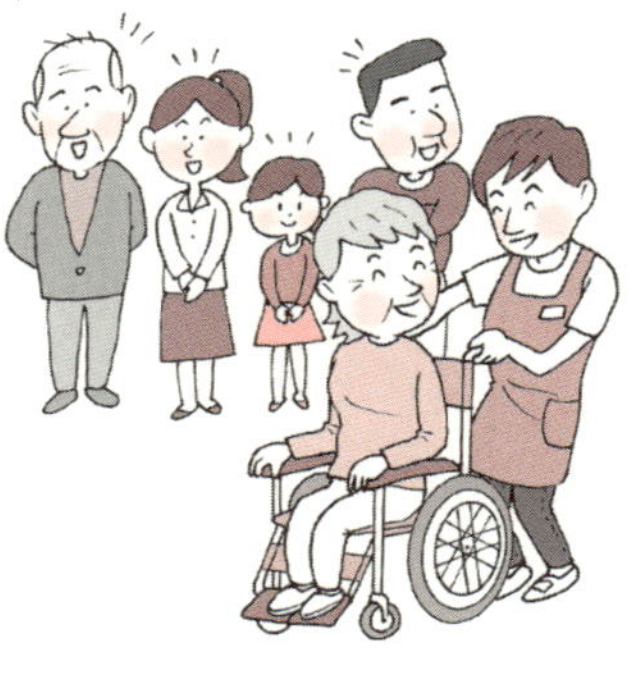

本人に合う施設かどうかは、実際に見てみなければわかりません。可能であればデイケアや宿泊体験をしてみましょう。見学はできるだけ複数名で行き、スタッフの対応、他の入居者の表情、設備など、様々な視点から施設を見ることが大切です。質問事項は予めリストにしておくと聞き漏らさずにすみます。

に入居して、介護保険の**「居宅介護サービス」**を受ける、という選択肢があります。

そして、原則としてお住まいの地域の施設に入居することが利用条件である**「地域密着型サービス」**としては、次の3つのサービス（施設）があります。

●**認知症対応型共同生活介護**（グループホーム）／5～9人の認知症の人が、介護スタッフとともに共同生活を送る。家庭的な環境と地域住民との交流のもとで、日常生活上の支援や機能訓練などのサービスを提供。

●**地域密着型介護老人福祉施設入居者生活介護**／入居定員30人未満の特別養護老人ホームが、常に介護が必要な人の入居を受け入れ、日常生活上の支援や機能訓練、療養上の世話などを提供。

●**地域密着型特定施設入居者生活介護**／指定を受けた入居定員30人未満の有料老人ホームや軽費老人ホームなどが、日常生活上の支援や、機能訓練などを提供。

これら3種類の施設では、入居者が可能な限り自立した日常生活が送れるよう支援や介護サービスを提供しています。

いずれにしても**認知症の人が、その後の生活を長く過ごす場所**になりますので、**本人と家族が納得した上で、家族が通いやすい施設を選ぶことが大切**です。

入居者が可能な限り
自立した生活が送れるよう支援

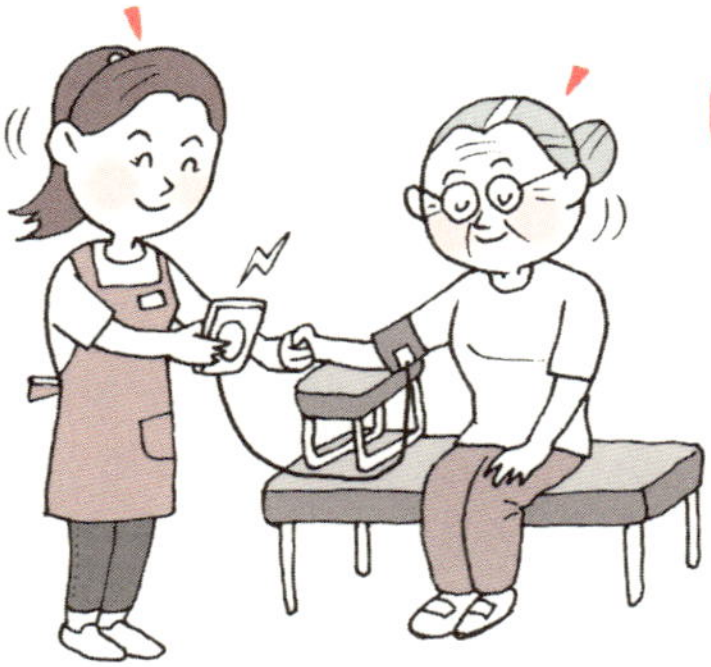

グループホームでの生活

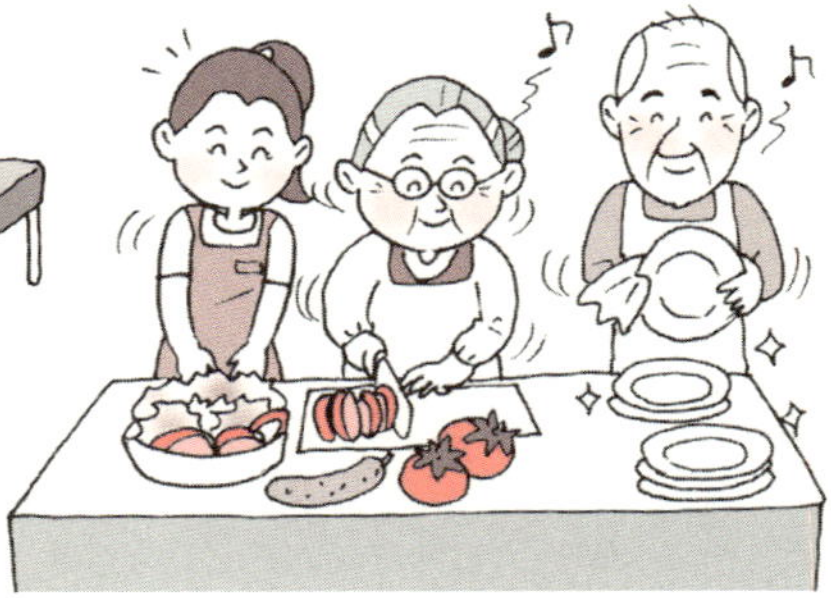

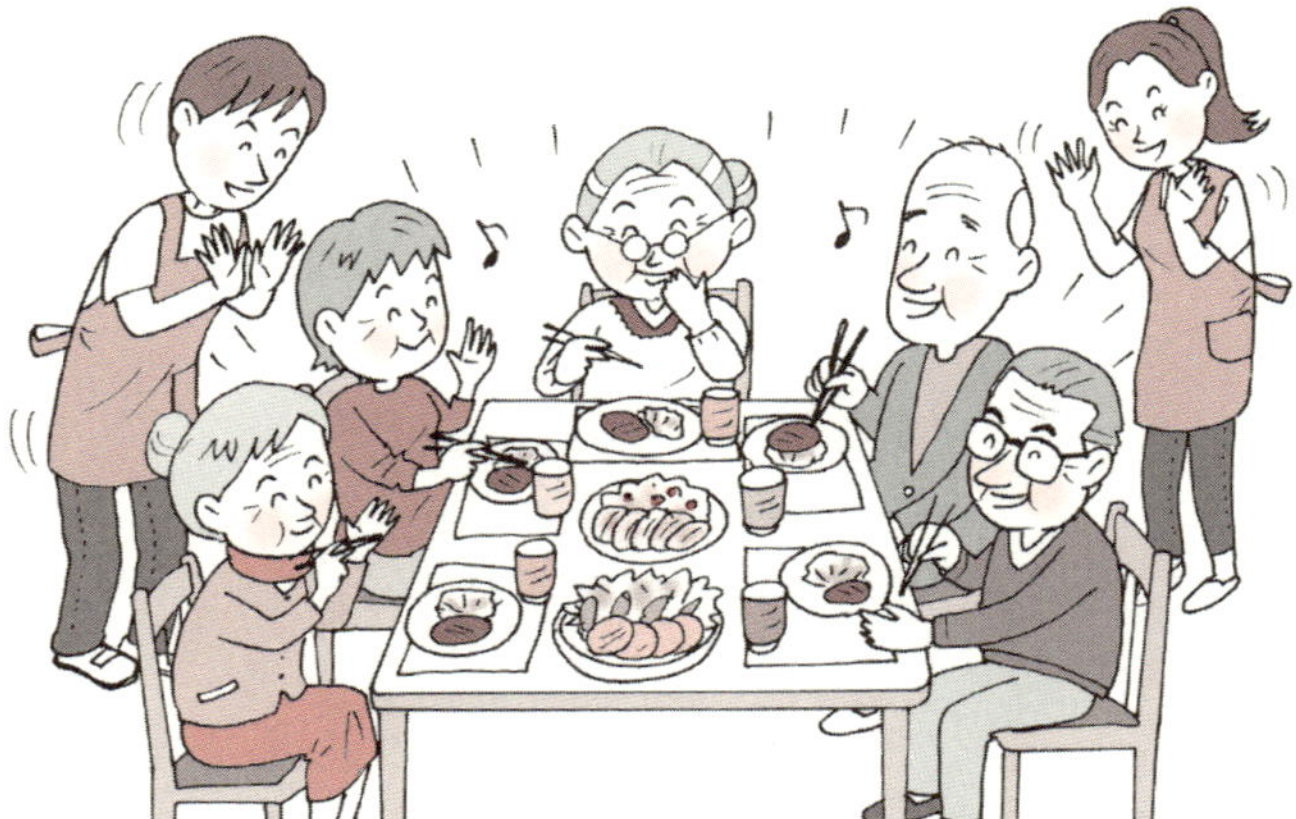

法則8

❺支援ネットワークを利用する

全国には家族会などの様々な支援ネットワークがあります。

家族会には、介護経験者や仲間がたくさんいますから、お互いに悩みを相談し合ったり情報交換したりと、認知症の人だけではなく、その家族にとっても心強いものとなるでしょう。大きな病院や施設には、それぞれの家族会を持っているところもあります。

地域包括支援センターは、地域住民の福祉全般の相談や支援を目的として、各自治体に必ず設置されています。認知症に対しても、本人や家族が地域で安心して生活ができるよう、医療・介護・福祉が連携したネットワークを目指しています。相談は無料で、秘密は守られます。地域包括支援センターが主催となり、月に一度ぐらいの割合で家族会教室やサロンが開かれている地域も多くあります。

インターネットで**全国ネットの家族会**を検索したり、各地域の**社会福祉協議会**や、**地域包括支援センター**などに問い合わせてみたりしましょう。家族だけで抱え込まず、第三者の意見や助けを借りて視野をひろく持つことは、本人と家族が穏やかに暮らしていく支え

相談窓口・認知症に関する団体

高齢者総合相談センター（シルバー110番）	各都道府県に1か所以上 プッシュ回線の電話で#8080を押すと、その地域のシルバー110番に繋がる
認知症介護情報ネットワーク	http://www.dcnet.gr.jp/
社会福祉法人　全国社会福祉協議会	http://www.shakyo.or.jp/
NPO法人　全国高齢者ケア協会	http://www.care-k.net/
公益社団法人 日本認知症グループホーム協会	http://ghkyo.or.jp/top/
一般社団法人　日本認知症ケア学会	http://www.chihoucare.org/

認知症に関する支援サイト

認知症を知り、認知症と生きる イーローゴ・ネット	http://www.e-65.net/
がんばらない介護生活	http://www.gambaranaikaigo.com/
介護・福祉の応援サイト けあサポ	http://www.caresapo.jp/
認知症の人と家族の会	http://www.alzheimer.or.jp/

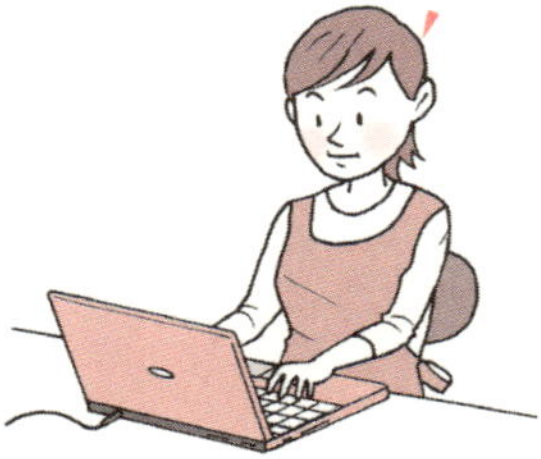

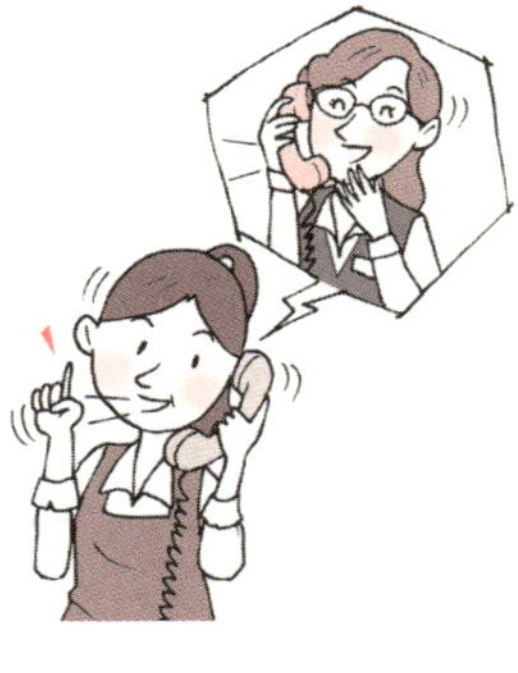

になります。

全国ネットの家族会では、1980年に結成された**「公益社団法人　認知症の人と家族の会」**が日本最大の家族会です。中心は京都の社会福祉会館ですが、全国47都道府県に支部があり、1万人以上の会員がいます。国際アルツハイマー病協会に加盟しており、有名な医師も運営に携わっています。ホームページでは、認知症に関する資料もたくさん見ることができます。電話相談もしていて、研修を受けた介護経験者が受け答えしてくれます。

そして最近では、認知症の人や家族が気軽に憩える**「認知症カフェ」**が、各地で増えてきています。認知症カフェは、家族の会、自治体、社会福祉法人などによって運営されていることが多く、民家やお店、施設などを利用して、飲み物と軽い茶菓子を提供しています。認知症の人は日頃どうしても受動的に過ごすことが多くなりがちですが、認知症カフェでどう過ごすかは自由ですから、落ち着いてゆっくりと過ごせるようです。そして家族にとっては、同じ境遇の人たち同士がお互いに悩みを話し合ったり、情報交換したりできる場となっています。

このように、さまざまな支援ネットワークの力を借りて、家族もストレスや負担を軽減し、健やかなケアをめざしましょう。

認知症の人や家族が気軽に憩える「認知症カフェ」

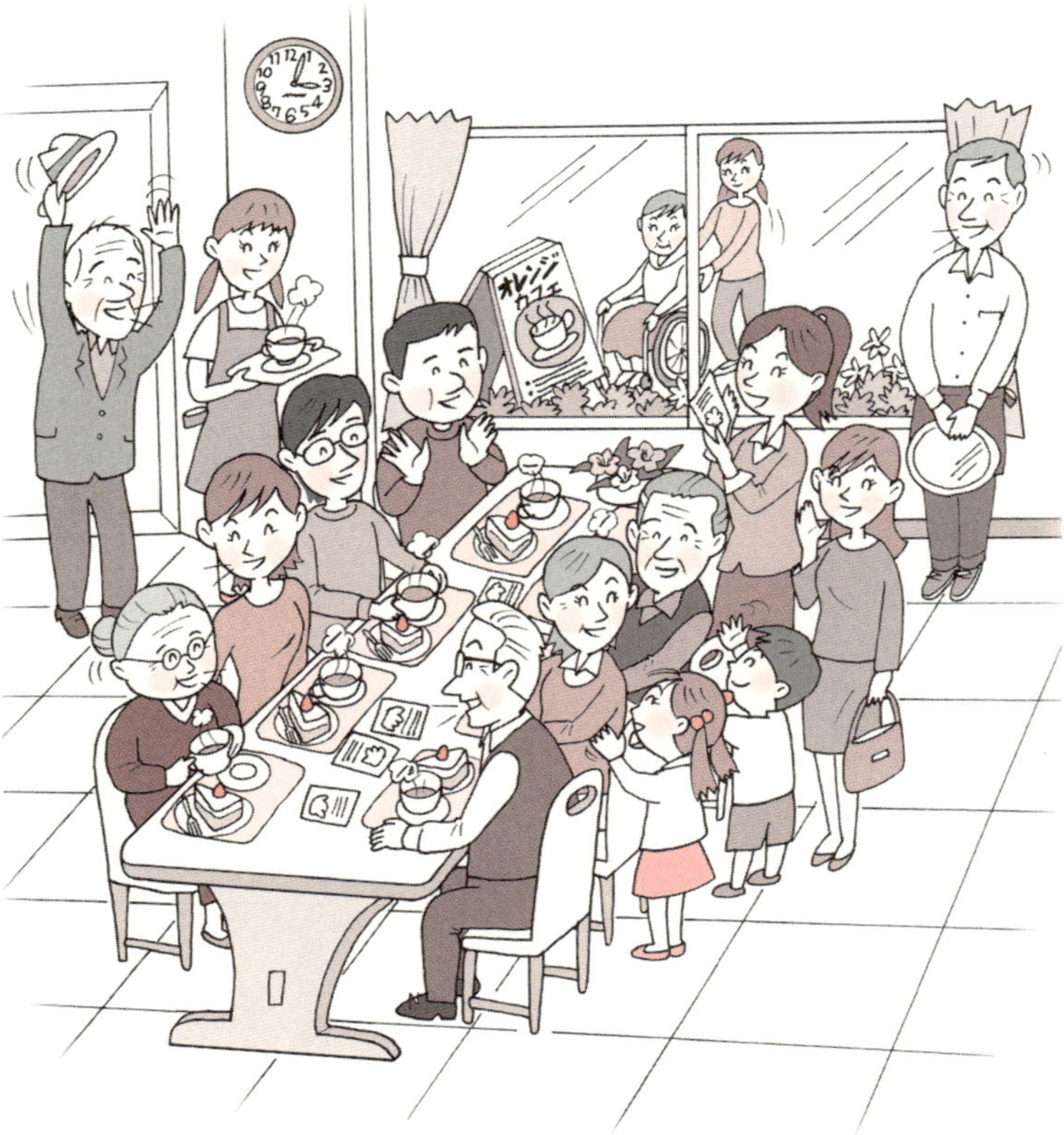

コラム

ますます増える老老介護

日本では、介護が必要な65歳以上の高齢者がいる世帯で、介護を担う同居人も65歳以上である場合を「老老介護」といいます。近年、日本では超高齢化社会に伴って、この老老介護が社会的な問題となっています。

2014年の厚生労働省の発表によると、要介護者がいる全世帯のおよそ半数が老老介護を行っており、その多くは配偶者間で行われていることが分かっています。これは小子高齢化の現れといえるでしょう。そして、介護が必要になった原因のトップは脳卒中ですが、2位は認知症、3位は高齢による衰弱と続きます。

2015年現在、日本の認知症高齢者数はおよそ262万人。これが2025年には、およそ700万人に達するといわれています。つまり、今後ますます「認知症を有する高齢者世帯での老老介護」が増えることが、容易に推測できます。

フランスで行われたある調査によると、認知機能の低下は45歳くらいからすでに始まっているそうです。別の調査では、軽度認知機能障害（MCI）になると、およそ3年間で4人に1人は悪化することも分かっています。つまり、45歳で始まる認知機能の低下は、そのまま放っておけば多くの人が認知症を発症し、やがては家族による介護が必要な生活へと変わっていく危険性があるのです。

それでは、私たちには一体何ができるのでしょうか。まずは今日から認知機能を低下させない生活に気を配ること。そしてたとえ認知症になったとしても、適切な治療やケアを早期に受けることで症状を緩和し、がんばり過ぎない介護とは何かを知っておくこと。正しい情報と地域社会とのつながりを持ち、いざというとき慌てないよう備えておくこと。そして、お互いに助け合う気持ちと社会の仕組みづくりが、これからますます重要になっていくのではないでしょうか。

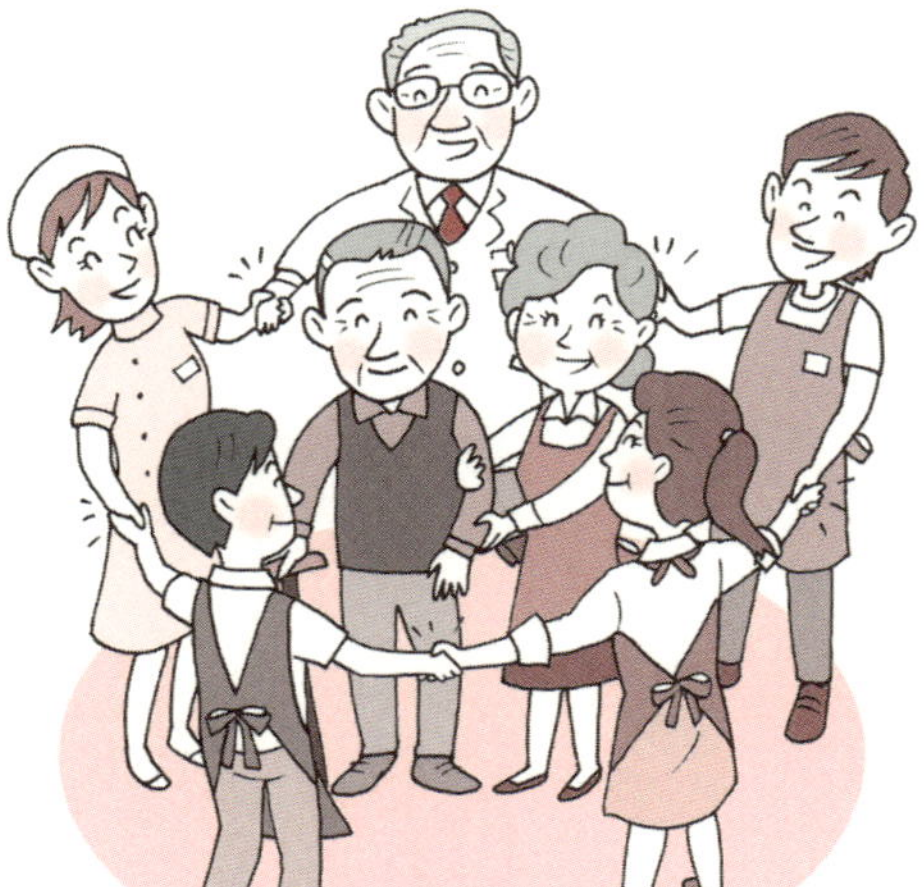

参考文献

『ボケないための幸福脳のつくり方』
森惟明／東京図書出版

『認知症は治せる（奇跡が起こる「コウノメソッド」）』
河野和彦／マキノ出版

『医者を選べば認知症は良くなる！（患者も介護者も救うコウノメソッド）』
河野和彦／東洋経済新報社

『新しい認知症ケア（医療編）』
河野和彦・東田勉／講談社

『新しい認知症ケア（介護編）』
河野和彦・東田勉／講談社

『認知症を予防・改善する学習療法～在宅における実践の可能性
（訪問看護と介護 第19巻 第8号）』
川島隆太・山崎律美・大竹洋司・伊藤眞治／医学書院

『学習療法10年の感動と進化の歩み』
／学習療法研究会　学習療法センター

『痴呆を生きるということ』
小澤勲／岩波書店

『認知症とは何か』
小澤勲／岩波書店

『100歳の美しい脳―アルツハイマー病解明に手をさしのべた修道女たち』
David Snowdon ／ DHC

『目からウロコ！まちがいだらけの認知症ケア』
三好春樹／主婦の友社

『認知症 家族を救う対策集（あきらめてはいけない、改善できる手立てがここに！）』

／主婦の友社

『治さなくてよい認知症』
上田諭／日本評論社

『家族の認知症に気づいて支える本』
斎藤正彦／小学館

『やさしくわかる認知症ケア』
本間昭・六角僚子／ナツメ社

監修者紹介

総合監修

森 惟明

(もり これあき)

高知大学 名誉教授
脳神経外科医

1934年、大阪府生まれ。京都大学医学部卒。京都大学医学部脳神経外科助教授を経て、1981年4月、高知医科大学(現高知大学医学部)へ脳神経外科初代教授として赴任。厚生省(現厚生労働省)「特定疾患難治性水頭症調査研究班」班長等の公職を務めながら、高知県内の脳神経外科拠点病院の整備に奔走。現在も、いくつかの病院の脳神経外科外来で脳梗塞、認知症などの高齢患者の診療に従事している。医学博士。高知大学名誉教授。脳神経外科専門医。

監修

河野 和彦

(こうの かずひこ)

名古屋フォレスト
クリニック 院長

1958年愛知県名古屋市生まれ。1982年近畿大学医学部卒。1982～1984年名古屋第二赤十字病院(全科ローテート)。1984～1988年名古屋大学大学院医学系研究科老年科学博士課程修了(医学博士)。1988～1994年同老年科学医員。1994年同老年科学講師。1995年愛知県厚生連海南病院老年科部長。2003年共和病院(愛知県)老年科部長。2009年名古屋フォレストクリニックを開院。2011年読売新聞「病院の実力」認知症編で、初診者数日本一と報道された。
(p.82 ～ p.103 監修)

監修

**学習療法
センター**

「公文式」で知られるKUMONグループの事業部門の一つとして、2004年に設立。認知症高齢者の脳機能維持・改善のための「学習療法」と、認知症予防のための「脳の健康教室」の研究開発・普及事業を行っている。2014年10月現在、全国約1,600の高齢者施設で学習療法が導入され、約230の市区町村で約430ヵ所の脳の健康教室を開講。2013年から、アメリカでの学習療法の本格展開が始まった。
(p.168 ～ p.183 監修)

編集協力／株式会社クリエイトGC
カバーデザイン・本文DTP／ウルケルデザイン
イラスト／平野秀明

認知症がぐんぐん改善する！
8つの法則

2015年2月20日　初版第1刷発行
2019年1月30日　第2版第5刷発行

総合監修　森惟明
監　　修　河野和彦
監　　修　学習療法センター
発 行 者　穂谷竹俊
発 行 所　株式会社 日東書院本社
〒160-0022
東京都新宿区新宿2丁目15番14号　辰巳ビル
TEL 03-5360-7522（代表）
FAX 03-5360-8951（販売部）
振替 00180-0-705733
URL http://www.TG-NET.co.jp

印 刷 所　図書印刷株式会社
製 本 所　株式会社宮本製本所

ISBN978-4-528-01086-4 C2047